改訂第3版
ステロイドの選び方・使い方ハンドブック
Steroid

山本一彦 Kazuhiko Yamamoto［東京大学名誉教授］◆編集

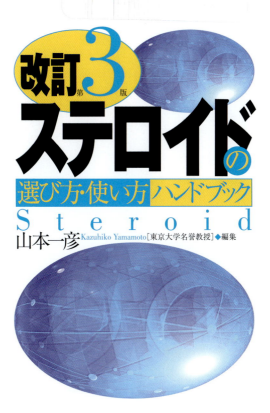

謹告

　本書に記載されている診断法・治療法に関しては，発行時点における最新の情報に基づき，正確を期するよう，執筆者，監修・編者ならびに出版社はそれぞれ最善の努力を払っております．しかし，医学，医療の進歩により，記載された内容が正確かつ完全ではなくなる場合もございます．

　したがって，実際の診断・治療の際，熟知していない医薬品の使用，検査の実施および判読にあたっては，まず医薬品添付文書や機器および試薬の説明書で確認され，また診療技術に関しては十分考慮されたうえで，常に細心の注意を払われるようお願いいたします．

　本書記載の診断法・治療法・医薬品・検査法・疾患への適応などが，その後の医学研究ならびに医療の進歩により本書発行後に変更された場合，その診断法・治療法・医薬品・検査法・疾患への適応などに伴う不測の事故に対して，著者，編者ならびに出版社はその責を負いかねますのでご了承ください．

改訂第3版の序

　本書の前身であります2007年の初版と2011年の改訂版は，ともに多くの方々にお使いいただくことができました．初版の序にも書かせていただいたように，ステロイドは重症症例や難治性病態などランダム化比較試験が行われにくい領域に使われることも多く，その選び方や使い方がそれぞれの国や施設での経験の積み重ねのうえに成り立ってきた面があります．実際には，それぞれの施設で確立された個別の投与のプロトコールは，治療上の整合性はおおむねとれていることは多いのですが，かなり多様であり，そのような状況に甘んじてよいわけではありません．より適切な薬剤の選択と投与法を指向する努力とともに，治療の統一性と再現性の確保をめざすことが，その次の治療法のステップアップにつながる基盤となると考えられます．さらに，研修のローテートに際し，投与法の多様性は若手臨床医自身が戸惑うだけでなく，指導医とのコミュニケーションのギャップにもつながっているとの指摘もあります．したがって少しでも最新のエビデンスや人智を結集して執筆されたガイドラインの情報をとり入れることで，より均てん化された薬剤の選択と投与法の普及が望まれていると考えます．このようなコンセプトをもとに，本改訂第3版が発行となりました．

　本改訂にあたっては，内容を全面的に見直し，新薬や適応拡大薬の追加などをはじめとして，感染症領域，自己炎症性症候群，Bell麻痺，ニューモシスチス肺炎などの疾患のほか，妊婦・授乳婦への投与や相互作用など新規項目の追加も行われました．旧版にも増し，より多くの方々の臨床に役立つことを期待致します．

2018年2月

山本一彦

初版の序

　ステロイド薬の臨床応用は，1948年，重症の歩けなかった関節リウマチ患者にコーチゾンの注射を行い，歩けるようになったという米国メイヨクリニックのHenchによる劇的な報告に始まる．その後に判明した種々の重篤な副作用が示すように，ステロイド薬は光と影の両者を併せ持つ20世紀が生んだ偉大な治療薬であることに間違いはない．そして，ステロイド薬は21世紀になっても，最も重要な薬剤の1つとして使われていくであろう．われわれは主に，抗炎症作用，免疫抑制作用を期待してステロイド薬を用いる．短期間の効果は劇的で，安全性もかなり高い．一方，長期間の使用では，少量でも重篤な副作用を生みやすい．このバランスを如何に考え，調整していくかが臨床上の重要なポイントであろう．

　ステロイド薬は上記のように古くから使われてきたこと，生命予後にかかわるような難治性病態に使われる場合が多く，それらは必ずしも均一な病態ではなく，症例数も多くないことなどから，最近の臨床エビデンスの上位とされるランダム化比較試験がほとんど行われていない領域もある．したがって，それぞれの疾患や病態について，経験的な使われ方をしている場合がかなりある．さらに施設により，その経験や考え方が異なり，使われ方が異なることも散見されている．

　一般的なステロイド薬の使用に際しては，初期投与量と投与薬剤を如何に決定するか，それをどの位の期間投与するか，何を効果判定のメルクマールとするか，どのように減量するか，そして，副作用対策と維持量の考え方，などが主なポイントであろう．

　本書ではそれらを各執筆者にできる限り具体的に解説するようにお願いした．新しい臨床研修システムになって，若手医師が多くの診療科をローテートするようになった．そして上に述べた現状から，実際にステロイド薬を処方する場合に，領域別，疾患別の考え方の相違に戸惑うとの声がある．また上級医も，今までの自分の領域の経験だけでない，他の領域の情報を必要とする症例に遭遇することがある．これらの点で，本書が多くの方々の臨床に役立つことを期待したい．

2007年6月

山本一彦

改訂第3版
ステロイドの選び方・使い方ハンドブック

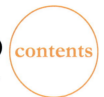

改訂第3版の序 ……………………………………………………………………3
初版の序 ……………………………………………………………………………5

第1部　ステロイドの基礎知識

1. ステロイドの作用機構
田中廣壽, 吉川賢忠　　16

1)ステロイドの作用発現機構　2)GRによる免疫抑制・抗炎症作用
3)GRとステロイドの副作用　4)ステロイドの代謝

2. 各薬剤の特性と違い
田中廣壽　　22

1)経口薬　2)注射薬　3)ステロイドの代謝
4)ほかの核内レセプターとの交差反応性とその臨床的意義

3. ステロイド等価換算
亀田秀人　　27

1)ステロイド等価換算とは何か？　2)どんな場合に用いるか？
3)ステロイド等価換算を用いた製剤変更の留意点は？

4. 薬物相互作用
亀田秀人　　30

1)代謝促進　2)代謝阻害　3)作用の類似　4)作用の相反
5)作用の二次的結果　6)その他

5. ステロイド使用の際の心得
萩野 昇　34

1)「ステロイド」の適切な処方をめざして
2) ステロイドの用量と臨床効果について　3) パルス療法：概略と留意点
4) 中等量～大量投与　5) 少量維持投与
6) 局所投与：副作用を減らして効果を高める

6. 副作用 ─ いかに対応すべきか
大島久二，田中郁子，牛窪真理，小西美沙子，秋谷久美子　44

1) 骨粗鬆症　2) 感染症誘発・増悪　3) 糖尿病・耐糖能異常　4) 消化性潰瘍
5) 動脈硬化・脂質異常症　6) 無菌性骨壊死　7) 白内障・緑内障　8) 精神障害
9) 高血圧　10) ステロイド筋症　11) 副腎不全　12) 軽症なもの

7. 患者への理解を促すために ─ どう伝えるか
大島久二，田中郁子，牛窪真理，小西美沙子，秋谷久美子　55

1) 満月様顔貌　2) 免疫力低下・易感染性　3) 骨粗鬆症　4) 糖尿病
5) 消化性潰瘍　6) 動脈硬化・脂質異常症　7) 無菌性骨壊死
8) 白内障・緑内障　9) 精神障害　10) 高血圧　11) ステロイド筋症
12) 副腎不全　13) ニキビ様発疹・多毛症　14) 月経異常　15) 皮下出血・紫斑
16) 多尿・多汗　17) 浮腫・低カリウム血症

8. 副腎不全とその対処
大島久二，田中郁子，牛窪真理，小西美沙子，秋谷久美子　60

1) 副腎不全の機序　2) 副腎不全の症状　3) 副腎不全の診断
4) 副腎不全の予防と対処

9. 妊婦・授乳婦への投与
金子佳代子，村島温子　64

1) 妊娠・授乳中の薬剤使用と児への影響についての基礎知識
2) 妊娠・授乳中の女性にステロイドを処方する際の注意点

第2部 各疾患別ステロイドの使い方

1. 膠原病
三森経世　72

- 総論 ………………………………………………………………………… 72
- 1. 全身性エリテマトーデス ………………………………………………… 76
- 2. 多発性筋炎・皮膚筋炎 ………………………………………………… 85
- 3. 血管炎症候群 …………………………………………………………… 91
- 4. 関節リウマチ …………………………………………………………… 97
- 5. IgG4関連疾患 ………………………………………………………… 102
- 6. 自己炎症性症候群 …………………………………… 西小森隆太　105

2. 血液疾患
正木康史　113

- 総論 ………………………………………………………………………… 113
- 1. 血液悪性腫瘍 …………………………………………………………… 116
- 2. 特発性血小板減少性紫斑病 …………………………………………… 122
- 3. 自己免疫性溶血性貧血 ………………………………………………… 127
- 4. 血栓性血小板減少性紫斑病 …………………………………………… 132
- 5. 血球貪食症候群 ………………………………………………………… 135

3. 腎疾患
青江麻里，南学正臣，中村元信　140

- 総論 ………………………………………………………………………… 140
- 1. 微小変化型ネフローゼ症候群 ………………………………………… 145
- 2. 巣状分節状糸球体硬化症 ……………………………………………… 153
- 3. IgA腎症 ………………………………………………………………… 157
- 4. 膜性腎症 ………………………………………………………………… 163
- 5. 急速進行性糸球体腎炎（ANCA関連血管炎） ………………………… 168
- 6. 急性間質性腎炎 ………………………………………………………… 172

4. 呼吸器疾患
原田広顕　178

- 総論 ………………………………………………………………………… 178
- 1. 気管支喘息 ……………………………………………………………… 180
- 2. COPD …………………………………………………………………… 189
- 3. 特発性肺線維症 ………………………………………………………… 196
- 4. 膠原病に関連した，亜急性に進行する間質性肺炎 ………………… 201
- 5. 器質化肺炎 ……………………………………………………………… 209

  6. 慢性好酸球性肺炎 212
  7. サルコイドーシス 216
  8. 多発血管炎性肉芽腫症 221

5. 脳神経疾患　　　　　　　　深見祐樹, 小鷹昌明, 結城伸泰　227

  総論 227
  1. ギラン・バレー症候群 229
  2. 慢性炎症性脱髄性多発ニューロパチー 235
  3. 重症筋無力症 240
  4. 多発性硬化症 (NMOを含む) 247
  5. Bell麻痺, Hunt症候群 253

6. 甲状腺疾患　　　　　　　　　　　　平岩哲也, 花房俊昭　257

  総論 257
  1. 亜急性甲状腺炎 258

7. 消化管・肝疾患　　　　　　　　　　永山和宜, 渡辺　守　263

  総論 263
  1. 潰瘍性大腸炎 268
  2. クローン病 276
  3. 自己免疫性肝炎 283

8. 皮膚科疾患　　　　　　　　　　　　　　　　石川　治　290

  総論 290
  1. アトピー性皮膚炎 292
  2. 蕁麻疹 298
  3. 虫刺症 303
  4. 薬疹 307
  5. 自己免疫性水疱症 313
  6. 結節性紅斑 315

9. 眼科疾患　　　　　　　　　　　　　　　　　高村悦子　318

  総論 318
  1. アレルギー性結膜炎 321
  2. サルコイドーシス 325
  3. Vogt-小柳-原田病 329

  4. 視神経炎··333

10. 耳鼻咽喉科疾患　　　　　　　　田中翔太, 増山敬祐　337

 総論··337
 1. アレルギー性鼻炎 ··339
 2. 突発性難聴··345

11. 感染症　　　　　　　　　　　　青柳哲史, 賀来満夫　351

 総論··351
 1. ニューモシスチス肺炎 ··353
 2. 細菌性髄膜炎··358

索引

医薬品索引（医薬品名，医薬品分類名）·································364
事項索引（疾患名，重要語）···367

巻頭カラー

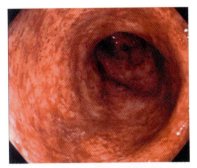

写真1● 潰瘍性大腸炎の直腸所見
(本文273ページ図1参照)

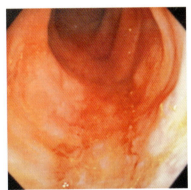

写真2● クローン病のS状結腸に認められた縦走潰瘍
(本文281ページ図2参照)

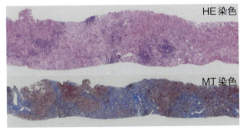
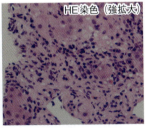

写真3● AIHの生検組織
(本文288ページ図3参照)

執筆者一覧

❖編　集

山本　一彦　東京大学名誉教授

❖執　筆 (掲載順)

山本　一彦	東京大学名誉教授	
田中　廣壽	東京大学医科学研究所附属病院 内科アレルギー免疫科，抗体・ワクチンセンター 免疫病治療学分野	
吉川　賢忠	東京大学医科学研究所附属病院 内科アレルギー免疫科，抗体・ワクチンセンター 免疫病治療学分野	
亀田　秀人	東邦大学医学部 内科学講座膠原病学分野	
萩野　　昇	帝京大学ちば総合医療センター 第三内科学講座（血液・リウマチ）	
大島　久二	国立病院機構東京医療センター リウマチ膠原病内科	
田中　郁子	名古屋膠原病リウマチ痛風クリニック	
牛窪　真理	国立病院機構東京医療センター リウマチ膠原病内科	
小西美沙子	国立病院機構東京医療センター リウマチ膠原病内科	
秋谷久美子	国立病院機構東京医療センター リウマチ膠原病内科	
金子佳代子	国立成育医療研究センター 周産期・母性診療センター母性内科	
村島　温子	国立成育医療研究センター 周産期・母性診療センター，妊娠と薬情報センター	
三森　経世	京都大学大学院医学研究科 内科学講座臨床免疫学	
西小森隆太	京都大学大学院医学研究科 発達小児科学	
正木　康史	金沢医科大学 血液免疫内科学	
青江　麻里	東京大学医学部附属病院 腎臓・内分泌内科	
南学　正臣	東京大学医学部附属病院 腎臓・内分泌内科	
中村　元信	東京大学医学部附属病院 腎臓・内分泌内科	
原田　広顕	東京大学医学部附属病院 アレルギー・リウマチ内科	
深見　祐樹	名古屋大学医学部附属病院 神経内科	

小鷹	昌明	南相馬市立総合病院 神経内科
結城	伸泰	江田記念病院 内科
平岩	哲也	ひらいわクリニック
花房	俊昭	堺市立総合医療センター 院長
永山	和宜	東京共済病院 消化器内科
渡辺	守	東京医科歯科大学 消化器病態学
石川	治	群馬大学大学院医学系研究科 皮膚科学
高村	悦子	東京女子医科大学 眼科
田中	翔太	山梨大学大学院医学工学総合研究部 耳鼻咽喉科・頭頸部外科
増山	敬祐	山梨大学大学院医学工学総合研究部 耳鼻咽喉科・頭頸部外科
青柳	哲史	東北大学大学院医学系研究科 感染制御・検査診断学分野
賀来	満夫	東北大学大学院医学系研究科 感染制御・検査診断学分野

第1部 ステロイドの基礎知識

1. ステロイドの作用機構
2. 各薬剤の特性と違い
3. ステロイド等価換算
4. 薬物相互作用
5. ステロイド使用の際の心得
6. 副作用―いかに対応すべきか
7. 患者への理解を促すために―どう伝えるか
8. 副腎不全とその対処
9. 妊婦・授乳婦への投与

第1部 ステロイドの基礎知識

1. ステロイドの作用機構

田中廣壽, 吉川賢忠

はじめに

炎症免疫領域をはじめ, 臨床各科において副腎皮質ステロイド (以下ステロイド) は現在もなおきわめて重要な位置を占めている. 薬理量の全身投与によって, ステロイドがその予後改善に貢献した疾患は多い. しかし, 臨床応用後60年以上を経過してもなお, その副作用は未解決のままである. その一方で, 近年の分子生物学的研究によりステロイドの作用機構の解明は急速に進展しており, 新たな視点からの薬剤開発も行われている.

1) ステロイドの作用発現機構

ステロイドは細胞膜を通過後, 細胞内部でそのレセプター〔グルココルチコイドレセプター (glucocorticoid receptor:GR)〕と結合後, 作用をあらわす. GRは核内レセプターの1つであり, ほぼすべての細胞に存在する. ステロイドはGRと結合後, 標的遺伝子の発現を主に転写レベルで制御することでその薬理作用を発現すると考えられている. ヒトGR遺伝子は染色体5q31に存在し, 選択的スプライシングによってGRαとGRβの2種類のタンパクをコードしている. GRβの各組織での発現量はGRαに比し圧倒的に低いこと, 選択的スプライシングの制御機構が不明なこと, など, GRβの生物学的意義を明確にするためにはさらに検討が必要である. 以下, 本項では単にGRといった際にはGRαをさす.

GRは, ⅰ) リガンドによって活性が制御される, ⅱ) ドメイン構造をとっている, ⅲ) 特定のDNA配列に対する結合活性を有している, ⅳ) 転写調節活性を有する, などの特徴を有している. GRの遺伝子多型や変異に関する検討も多く, なかでもN363S変異, R23K変異は, おのおの, ステロイド感受性と抵抗性に関与しているとの報告がある (図1). GRはDNAに結合後, 転写共役因子やクロマチン関連因子などと相互作用し, 標的遺伝子の発現を転写レベルで調節する. 特に, ステロイドの代謝に与える影響の多くはかかる転写活性化作用に基づくと考えられてきた. その一

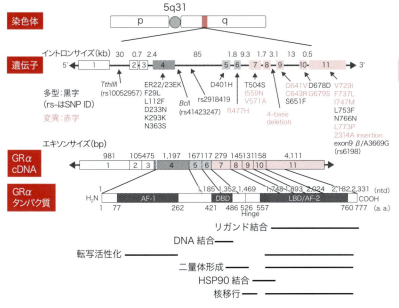

図1 GR遺伝子，cDNA，タンパク質の構造
ステロイドは，核内レセプタースーパーファミリーに属する転写因子グルココルチコイドレセプター（GR）と結合後作用を発現する

方で，後述するNF-κB抑制作用など，DNA結合を介さないメカニズムも注目されている（図2）．

2) GRによる免疫抑制・抗炎症作用

ここで，ステロイドの免疫抑制・抗炎症作用発現機構は従来考えられていたモデルよりきわめて多彩であり，GRの転写活性化作用と抑制作用を巧妙に使い分けていることがわかってきた（図3）．前者は，抗炎症作用を有する内因性タンパクの遺伝子発現亢進による産生の増加を介しており，例えば，ステロイドはannexin 1（lipocortin）の発現を増強し，それ由来のペプチドが好中球表面などに存在するlipoxin A4レセプターと結合して好中球の遊走やメディエーターの産生を阻止する．後者としては，サイトカインや接着分子など炎症をドライブするタンパクの遺伝子の発現抑制

第1部　ステロイドの基礎知識

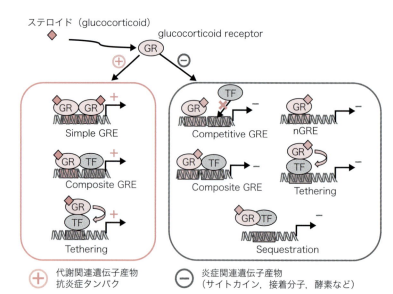

図2 グルココルチコイドレセプター（GR）による転写制御機構
GRによる遺伝子発現制御機構は実に多彩である．DNAに結合して作用をあらわす場合，標的DNA配列を glucocorticoid response element（GRE）と呼ぶ．典型的には回文構造をとり（simple GRE），標的遺伝子発現を正に制御する．しかし，GREも多彩であり，ほかの転写因子（TF）結合配列と相互作用したり（機能によってcomposite, competitiveに分ける），抑制性の作用を表す場合もある（nGRE）．GRはDNA結合を介さないでほかの転写因子のDNA結合や転写活性に介入する場合もある

による産生抑制，などがあげられる．確かに，炎症に関与するサイトカイン，接着分子などをコードする遺伝子の多くは，AP-1，NF-κBなどの転写因子によって正の制御を受けており，ステロイドは転写レベルでこれらの遺伝子の発現を負に制御している．GRによるAP-1抑制機構としては，転写共役因子であるCBP/p300とAP-1との相互作用抑制，Jun N-terminal kinaseのリン酸化抑制，などが提唱されている．ステロイドあるいはGRによるNF-κB抑制機序としては，GRとNF-κBのタンパク-タンパク相互作用，あるいはCBP/p300を含む転写共役因子との競合，IκBα産生増加に加え，GRとprotein kinase Aの触媒サブユニットとの相互作用の可能性も示された．ステロイドがGRの抗NF-κB作用を

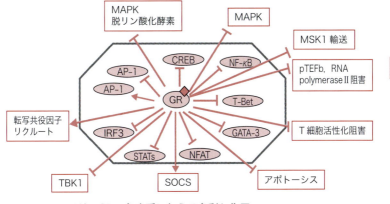

図3 ステロイド—GRの免疫系に与える多彩な作用
ステロイドの抗炎症作用，免疫抑制作用は多面的，多段階的である．GRとほかの転写因子などとの多様な相互作用がその主な分子基盤である

発揮させて炎症性疾患治療に貢献するというproof of principleは確立されている．

3）GRとステロイドの副作用

　生理的に，ステロイドは多くのシステムにおいて重要な働きをしており，生体の恒常性維持を司っている．しかし，各組織におけるステロイドの標的遺伝子は必ずしも明らかではなく，ステロイド作用の意義の解明にはさらなる研究が必要である．ここで，薬理量投与時にはステロイドの生理作用が過剰となるか，生理作用とは異なった作用が現れ，それらが生体に不利益となる場合，副作用とされる（表）．GRが1種類であるとすると，作用と副作用の多彩さは，GRや転写共役因子の各組織における発現動態など，各標的組織側の因子によると考えるのが妥当である．今後，おのおのの組織におけるGRの標的遺伝子や副作用の責任遺伝子の同定などにより，ステロイドの作用副作用発生機構の理解と対策が進展することが望まれる．

4）ステロイドの代謝

　ステロイドの代謝も臓器のステロイド作用を規定する重要な因子である．内因性糖質コルチコイドであるコルチゾールとその不活性体コルチゾンは

表 ステロイドの生理・薬理作用と副作用

	生理・薬理作用	副作用
タンパク・アミノ酸代謝 〜異化	筋タンパク分解 骨基質減少 皮膚萎縮	筋萎縮・筋力低下 骨粗鬆症 皮膚線条
糖代謝 〜糖新生	血糖上昇	耐糖能異常 糖尿病
脂肪代謝 〜脂肪分解	遊離脂肪酸上昇 コレステロール上昇 体脂肪増加	脂質異常症 動脈硬化 中心性肥満
視床下部・下垂体系	下垂体・副腎の抑制	
骨・Ca代謝	腸管Ca吸収低下 尿中Ca排泄増加 骨芽細胞増殖・分化抑制・アポトーシス促進	骨粗鬆症
水・電解質代謝	Na貯留	高血圧
炎症・免疫	アラキドン酸カスケード抑制 (プロスタグランジン,ロイコトリエン) 炎症性サイトカイン産生抑制 接着分子発現抑制 好中球・マクロファージ機能抑制 抗体産生抑制	易感染性 免疫抑制

相互に変換され,11β-hydroxysteroid dehydrogenase (11β-HSD) type 1 が主に活性化を,11β-HSD type 2 が不活性化を担っている(図4).腎尿細管における鉱質コルチコイドレセプターのアルドステロンによる選択的活性化は11β-HSD type 2 によってコルチゾールが代謝されることによる.一方で,脂肪細胞などの11β-HSD type 1 によるコルチゾールの活性化がメタボリックシンドロームに関与している可能性も示唆されている.

このように,GRの働きは,ステロイドとの結合後きわめて精緻に制御され,各組織におけるステロイドの多彩な役割に対応している.それらを各組織あるいは作用選択的に修飾し,作用副作用比をより大きくする薬理学的方法論の開発が理想的ステロイド療法のゴールである.かかるステロイドは現行の疾患治療体系にも多大な影響を与えることは疑いない.実際,

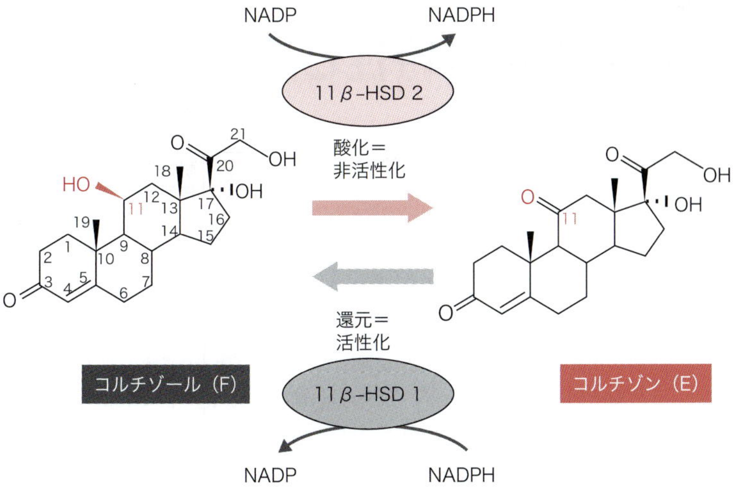

図4 11β-hydroxysteroid dehydrogenaseの機能
ステロイドの標的組織における働きは11β-hydroxysteroid dehydrogenase（11β-HSD）などによるステロイドの代謝によっても規定される

　気管支喘息治療において，局所作用型ステロイドの開発によって全身に与える副作用が軽減された結果，吸入ステロイド療法は第1選択となっている．最近，GRを分子標的として，GR応答性遺伝子発現を組織あるいは遺伝子選択的に制御する低分子化合物の探索も進展している．

第1部 ステロイドの基礎知識

2. 各薬剤の特性と違い

田中廣壽

　1949年，関節リウマチに対するコルチゾンの劇的効果が発表され，'50年には，Kendall, Reichstein, Henchはノーベル生理学・医学賞を受賞した．その後，多くの合成ステロイドが合成・開発されている．**表1, 2**にわが国で利用可能な主なステロイドに関して，その特徴を剤型，作用時間別にまとめた．経口剤などに関しては新しい動きはないが，投与方法を含め局所作用型ステロイドの開発は進んでいる．近年，気管支喘息の治療において吸入ステロイドの位置づけが明確となるとともに，多くの製剤が上市されている．

　基本的には，ステロイドはすべてGRに結合して作用をあらわすが，各種合成ステロイドではステロイド骨格が修飾されており，GRとの親和性はコルチゾール（ヒドロコルチゾン）に比して高い．なお，いずれの合成ステロイドも電解質貯留作用はコルチゾールに比して弱い．ステロイドの適応，薬剤，初回投与量，投与方法は，疾患とその病態，ステロイドに対する反応性，副作用のリスクファクターなどを考慮して決定される．ステロイド投与中は，手術，抜歯，出産などのストレス負荷時には一時的増量を必要とすることがある．

　重篤な副作用としては，感染症，骨粗鬆症，無菌性骨壊死，動脈硬化，下垂体・副腎皮質機能不全，消化性潰瘍，糖尿病，精神障害がある．満月様顔貌などの軽症の副作用の多くは可逆性であり，ステロイドの減量とともに軽快するが，緑内障などでは早期に適切な対応が必要であるとともに，ステロイドによる筋萎縮は高齢者では「運動器不安定症」の一因となることもあり留意する．

1) 経口薬

　全身性疾患の治療に際しては，パルス療法など一部の場合を除いて，一般的には経口薬が選択される．合成ステロイドごとに特徴があり，例えば，**デキサメタゾン，ベタメタゾン**などは電解質貯留作用が特に少ない．

表1 ステロイドの剤型による分類

剤型			主な薬品名
経口剤	錠剤		各種
	散剤		各種
	シロップ剤		リンデロン® シロップ
	配合剤		セレスタミン® 配合錠
坐剤			リンデロン® 坐剤
注射剤	水溶性剤		ソル・コーテフ®,ソル・メドロール®,デカドロン® 注射液
	懸濁剤		リンデロン® 懸濁注,ケナコルト-A,デポ・メドロール® 水懸注
	ターゲット(DDS)製剤		リメタゾン® 静注
外用剤	皮膚外用剤		各種
	噴霧剤	(鼻)	アラミスト®,スカイロン®,ナゾネックス®,フルナーゼ®,リノコート®
		(気管支)	アドエア®,オルベスコ®,キュバール™,パルミコート®,フルタイド®
		(口腔)	サルコート®
	点眼用剤		各種
	口腔用剤		ケナログ®,アフタッチ®
	浸透性外用剤		ファルネゾンゲル®
	注腸		プレドネマ® 注腸,ステロネマ® 注腸

表2 合成ステロイドの特徴

	ステロイド	グルココルチコイド作用	ミネラルコルチコイド作用	1錠中の量(mg)	血漿消失半減期(時間)	生物学的半減期(時間)
短時間作用型	コルチゾール	1	1	10	1.2	8〜12
	コルチゾン	0.7	0.7	25	1.2	8〜12
中時間作用型	プレドニゾロン	4	0.8	1.5	2.5	12〜36
	プレドニゾン	4	0.8	5	3.3	12〜36
	メチルプレドニゾロン	5	0	4	2.8	12〜36
	トリアムシノロン	5	0	4	3	24〜48
長時間作用型	デキサメタゾン	25	0	0.5	3.5	36〜54
	ベタメタゾン	25	0	0.5	3.5	36〜54

食欲増進作用に関しては，トリアムシノロンが弱く，デキサメタゾンが強い．

わが国では，歴史的にプレドニゾロン（PSL）が臨床的にはよく用いられる．各製剤はPSL 1 mg錠を除き，1錠がコルチゾール20 mgと等力価となるようつくられている．例えば，通常用いるPSL 1錠は5 mgである．

最近では生理的コルチゾール分泌量は約10 mg，PSL換算では3 mg前後とされている．ステロイドの薬効評価は用いる指標によって大きく左右されるため，各ステロイドの相対的力価は現時点ではあくまで便宜的なものであることを念頭におく．しかし，一部の場合を除き，等価のステロイドを用いた場合，疾患の治療効果には実用上大きな差はないと考えてよい．生理的ステロイドであるコルチゾールとPSLなどの合成ステロイド最低1種類の使用法にまず習熟することを心掛ける．

全身性炎症性疾患などにおいては，疾患活動性の高い急性期には原則的に連日投与する．投与間隔は病態によっても異なり，例えば，ループス腎炎などでは1日量を朝1回投与するのと分割投与するのでは効果に大差ないとする報告もある．しかし，巨細胞性動脈炎では分割投与の有効性が連日1回あるいは隔日投与の有効性にまさっていた．一般的には，急性期の重篤な病態では2ないし3回以上に分割することが勧められる．病態が改善し，疾患活動性が十分低下したことを確認したうえで減量を開始する．1ないし2週間に10％の速度で減量するのが一般的である．副作用の発現など，急速な減量を必要とする場合はこの限りではない．なお，微量の用量調節にはPSL 1 mg錠や散剤が便利である．小児の経口投与薬としてはシロップがある．

2) 注射薬

静注では一部が抱合型のまま腎から排出されるため，薬剤利用率が経口製剤よりも劣る可能性があり，経口薬と比較して10％程度増量することが勧められている．

パルス療法は，超大量の水溶性ステロイド（メチルプレドニゾロン400～1,000 mgなど）を原則的に3日間点滴静注することを1クールとして数週ごとに数クール反復する治療法である．高齢者，心血管系疾患を有する患者に用いる場合は，水電解質貯留作用などの副作用に注意する必要があ

る．リメタゾン®は1アンプル1 mL中にデキサメタゾンパルミチン酸エステル4 mg（デキサメタゾンとして2.5 mg）を脂肪粒子内に封入した静注用製剤であり，2週間に1度の投与で効果が持続するとされる．

関節内注射には，トリアムシノロンアセトニドなどの難溶性のステロイドエステルを用いることが多い．同一関節に注入する間隔は4週間以上，同一日の注入関節は3カ所以内が望ましい．関節内投与特有の副作用として，結晶誘発性関節炎，感染性関節炎などがある．全身性の副作用，離脱症候群が出現することもある．

3）ステロイドの代謝

ステロイドは血中でコルチコステロイド結合グロブリン，アルブミンなどと結合しており，わずかが遊離分画として存在する．脂溶性のため広範囲の組織に速やかに分布する．生物学的半減期は血漿半減期の2～40倍であり両者は必ずしも一致しない．胎盤通過性は低く，PSLの場合，胎児血中濃度は母体血中濃度の1/10程度である．

コルチゾールが主としてA環の還元とグルクロン酸抱合によって代謝されるのに対し，合成ステロイドの代謝には6β位の水酸化も関与する．近年，6β水酸化酵素CYP3A4の遺伝子発現は核内レセプターであるpregnane X receptor（PXR）/RXRヘテロダイマーによって誘導されることが明らかになった．すなわち，PXRのリガンドは間接的に合成ステロイドの代謝を亢進させる可能性がある．フェノバルビタール，フェニトイン，リファンピシンなどの薬剤投与下におけるデキサメタゾンやPSLの代謝亢進は，これらの薬剤がPXRのリガンドであることからも理解可能である（表3）．ステロイド療法の個別化を念頭に，CYP3A4に加えPXRの遺伝子多型解析などの研究も進展している．

4）ほかの核内レセプターとの交差反応性とその臨床的意義

ステロイドレセプターと結合する薬剤によっては，ほかの核内レセプターとも結合して作用をあらわす可能性もある．例えば，グルココルチコイド拮抗薬であるRU486の妊娠中絶作用，抗アルドステロン薬であるスピロノラクトンの女性化乳房（副作用）は，いずれもがプロゲステロンレセプターとも結合し，おのおの，アンタゴニスト，アゴニストとして作用することによる．

表3 ステロイドの薬物相互作用

相互作用		薬剤	臨床
作用増強			
	(免疫抑制)	免疫抑制薬	易感染性
	(電解質作用)	サイアザイド系利尿薬 フロセミド 甘草 エタクリン酸 アムホテリシンB	低K血症
	(胃粘膜血流低下)	非ステロイド系抗炎症薬	消化性潰瘍
作用拮抗		経口糖尿病薬 抗凝固薬 ワクチン	高血糖 血栓症 弱毒ワクチンによる全身感染
吸収阻害		経口カルシウム ケイ酸アルミニウム	
血中結合タンパク増加		経口避妊薬	ステロイド作用減弱
薬物代謝酵素誘導		フェノバルビタール フェニトイン カルバマゼピン リファンピシン	CYP3A4遺伝子発現亢進によるこれらの薬剤の薬効低下
レセプター結合に拮抗		イミダゾール系抗真菌薬	ステロイド作用減弱

　また，各種ステロイドの電解質作用は主にミネラルコルチコイドレセプターとの結合による．ここで，脳や心臓大血管などでは11β-HSD type 2は発現しておらず，糖質コルチコイドは不活性化されずにミネラルコルチコイドレセプターにも結合する．GRに超選択的なステロイドとしてコルチバゾールが知られているが，わが国では未承認である．今後，ステロイド療法を進歩させるうえでレセプター選択性も重要なキーワードであろう．

文　献

1) 田中廣壽：グルココルチコイドレセプターの作用調節とステロイド治療の将来．ホルモンと臨床，58：23，2010
2) 田中廣壽，他：グルココルチコイド受容体遺伝子．日本臨床，67：358-362，2009
3) 田中廣壽：ステロイドの新展開-2009．炎症と免疫，17：460-463，2009
4) 田中廣壽：ステロイドの作用機序．Modern Physician，29：563-568，2009
5) 「一冊できわめるステロイド診療ガイド」(田中廣壽，他/編)，文光堂，2015

3. ステロイド等価換算

亀田秀人

1）ステロイド等価換算とは何か？

　副腎皮質不全の治療や予防においては，生理的なステロイドであるコルチゾール（ヒドロコルチゾン）やコルチゾンを経口または静注で投与するが，鉱質コルチコイド作用を避けて糖質コルチコイド作用（主に抗炎症・免疫抑制）のみを期待して投与する場合にはプレドニゾロン，あるいはそれ以下の鉱質コルチコイド作用しかもたない薬剤を選択する．この際に生理的な副腎皮質ホルモンや汎用されているプレドニゾロンに比較してどの程度の糖質コルチコイド作用を期待するかによって，選択した薬剤の投与量を決定することになり，その際に有用なのがステロイド等価換算である．

　一定の糖質コルチコイド作用発揮に必要な各薬剤の用量の一覧を表に示す[1]．各薬剤の糖質コルチコイド力価比に反比例するように同価の概算用量が算出されている．実際に多くの製剤で最初につくられた錠剤は1錠中

表　ステロイドの換算表

化合物	血中消失半減期（時間）	生物学的半減期（時間）	鉱質コルチコイド作用力価比	糖質コルチコイド作用力価比	同価の概算用量（mg）	汎用錠剤中の用量（mg）
コルチゾール（ヒドロコルチゾン）	1.2	8〜12	1	1	20	10
コルチゾン	1.2	8〜12	0.8	0.8	25	25
プレドニゾロン	2.5	12〜36	0.8	4	5	5
Prednisone※	3.3	12〜36	0.8	4	5	5
メチルプレドニゾロン	2.8	12〜36	0	5	4	4
トリアムシノロン	3	24〜48	0	5	4	4
デキサメタゾン	3.5	36〜72	0	25	0.75	0.5
ベタメタゾン	3.5	36〜72	0	25	0.75	0.5

※日本未承認

に表が示す概算用量を含むように設計された．なお，この用量が**1日の生理的産生量を少し上回る程度**となっている．

2) どんな場合に用いるか？

多くの炎症性・免疫疾患ではプレドニゾロン（米国や一部の欧州ではPrednisone）が用いられており，投与量の目安もプレドニゾロン（Prednisone）で記載されている．したがって，ほかの製剤を用いる場合には等価換算を行う必要がある．臨床試験や臨床研究などで多くの患者のステロイド平均投与量を記載したり，ステロイドの許容条件を記載したりする際にも，プレドニゾロン（Prednisone）換算量を用いるため，メチルプレドニゾロンやベタメタゾンなどを用いている場合には，ステロイド等価換算を行って記載したり，条件への適合を判断したりする．

メチルプレドニゾロンやベタメタゾンを選択する理由の1つに，鉱質コルチコイド作用の最小化がある．高血圧患者や心不全患者などに投与する場合に，プレドニゾロンのわずかな鉱質コルチコイド作用も回避したいと考える場合である．さらに超大量投与を要する場合（プレドニゾロン換算で100 mg/日以上が目安）には，投与量の増加に伴う鉱質コルチコイド作用の増加を回避するために，鉱質コルチコイド作用が事実上ないと考えられる薬剤が選択される．ステロイドパルス療法にプレドニゾロンではなくメチルプレドニゾロンを用いるのも同様の理由である．

次項で述べられる薬物相互作用も等価の別薬剤に変更する大きな理由となる．慶應義塾大学（当時）の川合はプレドニゾロン治療中にリファンピシンを併用したところステロイド抵抗性であった膠原病重症症候群が再燃し，リファンピシンの中止と再開に伴って改善と増悪を認めたことから，等価のコルチゾールに変更して疾患活動性のコントロールを得た．さらにベッドサイドからベンチへの研究により，こうしたケースではコルチゾールへの変更を行う代わりにプレドニゾロンを約2倍量とすればよいことを（デキサメタゾンでは約5倍にする必要があり，薬剤変更が望ましいことも）見出している[2]．

3) ステロイド等価換算を用いた製剤変更の留意点は？

　薬物動態や代謝にはそもそも個人差が認められるため，等価換算は目安であることにまず留意すべきである．したがって，等価換算による薬剤変更を行った場合には慎重に**経過観察**し，投与量の調節の要否を検討する必要がある．さらに複数の薬剤を併用している場合にはさまざまな相互作用があり，相互作用の程度がステロイド間で異なることも念頭に置く．

　また，各薬剤で生物学的半減期が異なっており，作用時間が**より短い薬剤に変更した場合には，1日投与量のみならず分割投与回数についても十分な検討を要する**．例えばデキサメタゾンであれば1日1回投与で持続的な作用が期待できても，等価のプレドニゾロンに変更した場合には分割投与にしなければ実際には等価とならない可能性がある．一部はこうした理由によるのであろうが，経験的にプレドニゾロンから等価のベタメタゾンなどへの変更により，しばしば満月様顔貌，皮膚萎縮，骨粗鬆症などの副作用が増強すること，さらに使用可能な免疫抑制薬などの選択肢が増えたことから，最近ではステロイド治療抵抗性を理由としたステロイドの等価変更はあまり行われなくなっている．

　さらに各薬剤の特徴や留意事項の異なる点に習熟したうえで変更しなければならない．例えば女性患者が妊娠した場合には，胎盤通過性の高いデキサメタゾンやベタメタゾンから等価のプレドニゾロンなど胎盤で不活化されやすい薬剤に切り替える．逆に胎児への治療を考慮する場合にはデキサメタゾンやベタメタゾンが選択されるのである．

文　献

1) Schimmer BP & Funder JW：副腎皮質刺激ホルモン－副腎皮質ステロイド類および副腎皮質の薬理学．「グッドマン・ギルマン薬理書 第12版　下」（高折修二，他/監訳），pp1550-1587，廣川書店，2013
2) 川合眞一：リファンピシン服用者における各種糖質コルチコイド代謝動態の比較．日内分泌会誌，61：145-161，1985

第1部 ステロイドの基礎知識

4. 薬物相互作用

亀田秀人

はじめに

ステロイドにはさまざまな薬物相互作用が知られている（表）．本項では代謝の促進と阻害，作用の類似による相互増強と作用の相反による効果減弱（副作用である場合にはステロイドの方は問題とならない），ステロイド作用の二次的な結果によるものに大別して述べる．

1）代謝促進

プレドニゾロンやメチルプレドニゾロンは20位の還元経路，デキサメタゾンやベタメタゾンは6β位の水酸化経路がそれぞれ主要経路とされている．6β水酸化は肝チトクロームP450（CYP3A4）が担っており，この酵素はバルビツール酸誘導体（フェノバルビタール），フェニトイン，リファンピシン，カルバマゼピンなどによって酵素誘導される[1]．

CYP3A4による6β水酸化の重要性は生物学的半減期に比例するといわれ，1985年に川合が報告したリファンピシンによる酵素誘導の影響においてもコルチゾールでは少なくデキサメタゾンで最大であったことに合致している[2]．

エフェドリンがステロイドの代謝を促進する機序は不明であり，またエフェドリンはステロイドとの併用で**低カリウム血症を発現しやすい**ことが知られている（表）．また，サリチル酸誘導体（アスピリン）はステロイドにより肝代謝や腎排泄が促進されるため，ステロイドの急激な減量や中止により血中のサリチル酸誘導体濃度が増加し，**サリチル酸中毒**（めまい，耳鳴，悪心・嘔吐，過呼吸，高熱，意識障害などの症状）を生じることがある．

2）代謝阻害

CYP3A4はマクロライド系（エリスロマイシン）やアゾール系の抗菌薬（イトラコナゾール，ミコナゾール），プリスチナマイシン誘導体の抗菌薬（キヌプリスチン・ダルホプリスチン），経口避妊薬を含めたエストロゲン，

表 ステロイドの薬物相互作用

作用機序の分類	薬剤名	被影響薬※	副作用
代謝促進 (酵素誘導)	フェノバルビタール フェニトイン リファンピシン カルバマゼピン	ステロイド	ステロイドの効果減弱
代謝促進 (機序不明)	エフェドリン	ステロイド	ステロイドの効果減弱
腎排泄と 肝代謝促進	アスピリン アスピリンダイアルミネート サザピリン	同左	ステロイド減量による中毒症 (サリチル酸中毒)
代謝阻害 (酵素活性阻害)	エリスロマイシン イトラコナゾール ミコナゾール キヌプリスチン・ダルホプリスチン アプレピタント エストロゲン	ステロイド	ステロイドの副作用増強
	シクロスポリン	相互	上記に加えて,ステロイド大量投与による血中濃度増加で作用増強
作用の類似	アセタゾラミド エフェドリン トリクロルメチアジド フロセミド 注射用アムホテリシンB	相互	低カリウム血症
	アルファカルシドール	相互	高カルシウム尿症,尿路結石
	サザピリン ジクロフェナク	相互	消化管潰瘍
作用の相反	ワルファリン パルナパリン	同左	ステロイドの凝固促進作用による効果減弱
	アカルボース アセトヘキサミド インスリン製剤 クロルプロパミド ブホルミン	同左	ステロイドの血糖増加による効果減弱
	ソマトロピン	同左	ステロイドの成長抑制効果による効果減弱

※ ステロイドの副作用の場合,被影響薬の欄は,作用の類似では「相互」,作用の相反では「同左(ステロイド以外の薬剤)」とした.

(次ページに続く)

(前ページより続き)

作用機序の分類	薬剤名	被影響薬※	副作用
作用の 二次的結果	ジゴキシン	同左	低カリウム血症による作用増強
	生ワクチン 弱毒生ワクチン	同左	免疫抑制による接種ワクチンウイルスの重篤感染症
その他	フェニトイン インジナビル サキナビル リトナビル ベクロニウム臭化物	同左	作用の減弱または増強

※ ステロイドの副作用の場合、被影響薬の欄は、作用の類似では「相互」、作用の相反では「同左（ステロイド以外の薬剤）」とした．
（各薬剤のインタビューフォームを参考に筆者作成）

抗がん薬使用中の制吐薬（アプレピタント），シクロスポリンなど多くの薬剤による阻害を受ける[1]．そのためにステロイドの副作用が増強されることがある．なお，シクロスポリンに関しては逆にシクロスポリンのCYP3A4による代謝も阻害されるために，血中濃度増加による作用増強が**シクロスポリンの副作用発現リスクを高める**ことがある．

3) 作用の類似

アセタゾラミド，フロセミド，アムホテリシンBなど低カリウム血症を副作用として有する薬剤とステロイドの鉱質コルチコイド作用の相加・相乗効果で，**低カリウム血症**の発現リスクが増加する．

ステロイドは消化管からのカルシウム吸収は阻害するが，骨吸収は促進，尿細管でのカルシウム再吸収を阻害することで，高カルシウム尿症から**尿路結石**を惹起する可能性がある．また非ステロイド性抗炎症薬による消化管障害の修復遅延による潰瘍増悪のリスクがある．

免疫抑制薬や生物学的製剤は作用の相加・相乗効果に伴って，**感染症のリスク**を高めることは言うまでもない．

4) 作用の相反

ステロイドの血糖増加作用は**糖尿病治療薬**の有効性を低下させ，凝固促進作用により**抗凝固療法**の効果を減弱する可能性がある．成長期においてはソマトロピンの成長促進効果に拮抗する．

5) 作用の二次的結果

ステロイドによる低カリウム血症はジゴキシンの中毒症状を惹起する可能性がある．また生ワクチンの接種による播種性感染症のリスクがある．

6) その他

デキサメタゾンはCYP3A4の酵素誘導と拮抗阻害によりフェニトインやヒト免疫不全ウイルスプロテアーゼ阻害薬（インジナビル，サキナビル，リトナビル）などとは予見困難な複雑な相互作用を示す．また，ステロイドは非脱分極性筋弛緩薬の作用に拮抗する一方，低カリウム血症は非脱分極性筋弛緩薬の作用を高める．

文　献

1) 吉成浩一：薬物代謝酵素がかかわる薬物相互作用．ファルマシア，50：654-658，2014
2) 川合眞一：リファンピシン服用者における各種糖質コルチコイド代謝動態の比較．日内分泌会誌，61：145-161，1985

第1部 ステロイドの基礎知識

5. ステロイド使用の際の心得

萩野 昇

> **ステロイド使用　7つの心得**
>
> - ほかのすべての薬剤と同様，ステロイドの処方においても，**的確な治療目標の設定・効果と副作用のモニタリングが重要である**
> - 5 mg/日程度のプレドニゾロン維持投与から，1,000 mg/日のメチルプレドニゾロン点滴静注（パルス療法）に至るまで，**臨床用量に大きな幅のある薬剤である**
> - 副作用について，「ある程度予防できるもの」「モニタリングによって早期発見・早期治療が可能なもの」については十分把握しておく必要がある
> - 初期使用量，初期治療の期間，減量のペースは多くの場合経験的に決められており，厳密なエビデンスに欠けることが多い．しかし，これは**決して「いいかげんに処方してよい」という意味ではない**
> - まずは「明らかに不適切な処方行動をとらない」ことを目標としたい
> - そのうえで「必要最小限の使用」"As much as necessary, but as little as possible" を意識して処方計画を立てることができれば合格
> - 局所療法においては，患者に「理解して，使用してもらう」ことが一番大切

はじめに

　ステロイドは，1948年に胆汁酸から作られたコルチゾンが関節リウマチに劇的な効果を発揮して以来，50年以上にわたる歴史をもつ薬剤である．**リウマチ性疾患，神経疾患，腎疾患，呼吸器疾患，感染症，外傷（脊髄損傷）** など，多くの領域で用いられ，めざましい効果を発揮してきた．現在でもステロイドの処方なしでの治療は考えられない疾患は数多い．

しかし，臨床用量の幅が広いこと，副作用のプロファイルが独特であること，多種多様な疾患や状態に対して使用されることから，「ステロイドの適切な処方」を習得することはなかなか難しい．

1)「ステロイド」の適切な処方をめざして

初学者は副作用に気をとられるあまり，必要なシチュエーションで処方しなかったり，処方量が不十分であったりする．逆に，ステロイドの処方に少し慣れてくると，不適切なシチュエーションでの処方が目立つようになる．いずれも「適切な処方」とは言えない．

各種疾患に対するステロイドの「初期使用量」「初期治療の期間」「減量の速度」などは，経験的に決められている．ステロイドの処方に習熟した医師の間でもしばしば意見が異なる．

また，その長い臨床応用の歴史にもかかわらず，ステロイドの作用機序は十分に解明されていない．臨床的にも，有用性についての決着がついていない領域が多い．

そうなってくると，なにが「適切な処方」なのかは明示しがたいように思われる．自信ありげなベテラン医師に聞いても「○mgでは少なすぎるし，△mgでは多すぎる．だから×mg処方しよう」という以上の根拠（？）を聞き出せないこともある．

初学者はまずは「適切な処方」についての衒学的な議論から離れ，「明らかに不適切な処方行動をとらない」ことを目標としたい．

「不適切な処方行動」とは…

1. 不適切な治療対象
2. 不適切な減量や中止
3. 不適切なモニタリング（臨床効果・副作用）

などである．本項の筆者が臨床現場で見聞する「ステロイドの不適切な使用」は，ほとんどが上記のいずれかに分類される．

以下，ステロイドの臨床使用について，心得ておきたいトピックを概観する．

表1 ステロイドの用量と，細胞に及ぼす影響

用量 (目安となるプレドニゾロン量)	使用法	遺伝子を 介した作用 (genomic effect)	遺伝子を 介さない作用 (non-genomic effect)
少量 (7.5 mg/日 以下)	多くのリウマチ性疾患の「維持量」	+ (50％以下)*	±
中等量 (0.5 mg/kg/日 程度)	重篤な臓器障害のない自己免疫疾患・リウマチ性疾患の初期治療に用いる量	++ (50〜100％)*	+
大量 (1 mg/kg/日 程度)	重篤な臓器障害を有する自己免疫性疾患・リウマチ性疾患の初期治療に用いる量	+++ (ほぼ100％)*	++
パルス療法 ((通常)メチルプレドニゾロン 1,000 mg/日を3日間連続点滴)	生命に危険を及ぼす臓器障害がある場合に使用する量	+++ (100％)*	+++

＊数値は核内グルココルチコイドレセプターの飽和度を表す（文献4を参考に作成）

2) ステロイドの用量と臨床効果について

　ステロイドの薬理学については本書「第1部-1 ステロイドの作用機構」を参照．ここでは用量と臨床効果について簡単に述べる．

- ステロイドの臨床的効果は用量依存性であると考えられている
- プレドニゾロン 5 mg/日という，一見少量の投与であっても，臨床的効果は必ずある
- しかし，核内グルココルチコイドレセプター (glucocorticoid receptor：GR) を介した効果 (genomic effect) は，約1 mg/kgのプレドニゾロンでピークに達する
- 1 mg/kgを超える用量のステロイドを使用するときには，GRを介さない効果 (non-genomic effect) を期待して使用する
- GRを介した効果は，ステロイド投与開始後少なくとも30分以上してから発現する．しかしGRを介さない作用は投与後数秒で発現がみられる
- 表1に，臨床用量とステロイドの細胞に対する効果の関連を示す

3) パルス療法：概略と留意点

　パルス療法について，概略と陥りやすい誤りに重点を置き，箇条書きで

示す．

- 通常，メチルプレドニゾロン（ソル・メドロール®）1,000 mg/日を3日間連続で点滴静注することを指す
- 最初，腎臓移植の際に使用され，移植腎の生着率が向上したと報告された
- その後，重篤な臓器病変を有する全身性エリテマトーデス（systemic lupus erythematosus：SLE）や全身性血管炎に対して臨床応用されるようになり，良好な成績が得られた
- 作用の発現が速やかであり，各種臨床パラメーターが（少なくとも短期的には）急速に改善すること，パルス療法を施行中には一見目立った副作用がないかのようにみえることから，実際の臨床現場では厳密な適応とは言いがたい症例にも使用されることがある
- 「患者の全身状態が悪いから」「熱が下がらないから」「（胸部X線写真で）肺が真っ白になったので」**反射的**にステロイドパルスの指示を出す，のは明らかに**不適切**である

> **（不適切な）例**
>
> 46歳 男性，発熱・進行する労作時の呼吸困難を主訴に受診．SpO_2は室内気で85％，胸部X線写真上，両肺野のびまん性透過性低下を認めた．担当医は酸素投与を開始し，**呼吸状態が悪いため反射的にステロイドパルス3日間の指示を出した**．その結果，呼吸状態はいったん改善したものの，広範な肺野陰影が残存していたため，さらにステロイドパルスを3日間追加で施行した．しかし，その後呼吸状態は徐々に悪化し，リザーバーマスク10 L/分での酸素投与が必要になった．
>
> その後の病歴聴取でHIV感染のリスク行為が判明．ウエスタンブロット法でHIV感染が確認された．低酸素血症・肺野のびまん性陰影はニューモシスチス肺炎によるものであった．
>
> ニューモシスチス肺炎治療におけるステロイド使用は不適切ではない（プレドニゾロン80 mg/日から開始し，短期間で漸減していく）が，**パルス療法の適応ではない**．「反射的な」ステロイドパルスによって非特異的に炎症反応が抑えられ，いったん呼吸状態が改善したことが，最終診断に至るまでの時間を長くした．

〔パルス療法の副作用・用量〕

- 一部のステロイドの副作用（大腿骨頭壊死症など）は，ステロイドの最大投与量（すなわちステロイドパルスの施行）と発症頻度に関連があるとされている
- また，超大量投与のため，メチルプレドニゾロンの鉱質コルチコイド（体内へのNa貯留を促す）作用が無視できなくなる．心予備能が低下している患者の場合，心不全発症の引き金となりうる
- 「メチルプレドニゾロン 1,000 mg/日」という量は，前述の腎臓移植の際の使用量を参考に定められた量であり，例えば250 mg/日や500 mg/日と比較して明らかに1,000 mg/日が有効，とした報告はない．しかし，より速やかに炎症を除去するという観点からは，1,000 mg/日を「しっかり」使用し，炎症を完全に沈静化させることが，結果的にその後のステロイド減量をスムーズにする

4) 中等量～大量投与

- 中等量（プレドニゾロン換算で0.5 mg/kg/日程度）とは，重篤な臓器病変を有さない自己免疫疾患の初期治療に用いる量，あるいは炎症性疾患の治療に用いる量である
- 大量（プレドニゾロン換算で1 mg/kg/日程度）とは，重篤な臓器病変を有する結合組織疾患の初期治療に用いる量である
- これらの投与量に関しても，経験的に定められた側面が強い．これは初学者にとって取り付きにくい印象を与えるが，ある程度のコンセンサスを得られた投与量については教科書的に習得可能である（本書の「第2部 各疾患別ステロイドの使い方」を参照）
- **急性炎症性疾患の治療（例：気管支喘息発作）に使用した際には急速な減量が可能であるが，慢性の自己免疫疾患・結合組織疾患の治療の際にはある程度の「初期治療」の期間，ならびにその後の「漸減 (taper, glucocorticoid withdrawal)」が必要となる**（図）
- ステロイドの多彩な副作用が問題になるのはこの投与法においてである
- 副作用のプロファイルは独特だが，50年以上の臨床使用の歴史があり，逆に考えると**新しい副作用に足を引っ張られる可能性が少ない**と

```
         ↑
ステ      ┌──────────────────┬──────────────────┐
ロ        │ 初期治療（寛解導入）│ ステロイド漸減（寛解維持）│
イ        │ の期間：疾患活動性を│ 治療の期間：      │
ド        │ 十分に押さえ込む期間！│ 疾患活動性をモニタリングし │
の        │                  │ ながら，慎重に減量していく．│
用        │                  │ 寛解維持目的での免疫抑制 │
量        │                  │ 薬併用を要することもある．│
          └──────────────────┴──────────────────┘
           ←──────────────→  ←────→ ←────→
```

治療対象の疾患にもよるが，初期治療（寛解導入）は炎症反応を十分に抑制できるまで臓器障害の程度によっては免疫抑制薬を併用する

1〜2週間ごとに10%ずつ減量するのが「定型的」
（より急速な減量法プロトコルを採用している臨床試験もある）

図　「初期治療」とその後の「漸減」

も言える

- 初学者はまず「副作用」を10個列挙できるようになることを目標としたい．さらにそのうち「ある程度予防できるもの」「モニタリングによって早期発見・早期治療が可能なもの」については十分把握しておく必要がある
- 具体的な副作用対策については「第1部-6 副作用」参照
- 投与開始前に，① 治療対象とする原疾患の活動性（何をモニターして治療効果を判定するか），② 予想される副作用（投与前のベースライン）について，評価を行っておく必要がある．一案を**表2**に示す．特に骨密度の評価が（筆者を含めて）おろそかになる傾向があり，注意を要する
- ただし「疾患活動性があまりにも高く，十分評価できずに」長期大量投与に踏み切らざるを得ないシチュエーションもある．その場合も「何を評価できずに投与開始せざるを得なかったか」については明確に理解しておくこと
- 「初期投与」開始直後〜中期は，原疾患の活動性に伴う諸症状が前景に立ち，易感染性を含めたステロイドの副作用は逆に目立たない．減量を考え出すころ，減量を開始したころに問題になる

表2　ステロイド長期使用が必要な場合のベースライン評価

> **a：感染症**
> 「結核家族歴」の聴取，胸部X線写真，ツベルクリン反応 and/or クォンティフェロン®，TB-2G，β-Dグルカン*
>
> **b：耐糖能異常**
> 糖尿病家族歴の聴取，空腹時血糖，HbA1c*
>
> **c：ステロイド誘発性骨粗鬆症**
> 骨密度測定
> FRAX®による骨折リスク評価（http://www.sheffield.ac.uk/FRAX/tool.jsp?lang=jp）
>
> **d：消化管潰瘍**
> 消化管潰瘍既往歴の聴取，便潜血検査，上部消化管内視鏡*
>
> **e：その他**
> 血圧測定，簡易認知機能検査（MiniMental Status Examinationなど）
>
> 〔*印を付した検査は全例でルーチンに行う必要はない〕

- 「漸減」は，原疾患の活動性が抑えられていることを確認しながら，慎重に行う．1つの目安として「投与量の10%を2〜4週間かけて」減量していく．これは最も慎重な減量法で，治療対象としている疾患によって，あるいは各施設の慣習によっても異なる

5）少量維持投与

- ステロイドの中等量〜大量投与をいつまでも続けるわけにはいかず，必要ならばステロイド以外の適切な免疫抑制薬を用いつつステロイドを漸減し，プレドニゾロン 7.5 mg/日以下の「少量維持」にもっていくのが，多くの自己免疫疾患・結合組織疾患治療の目標である
- そのままステロイドを慎重に中止できる疾患（リウマチ性多発筋痛症など）もあるが，中止を契機として再燃する疾患（SLEなど），慎重な減量にもかかわらず症状が増悪する疾患（関節リウマチなど）があり，なかなか「ステロイドの中止」は困難である
- そういった場合行われるのが，プレドニゾロンにして 7.5 mg/日以下の「少量」を「維持投与」することである
- 少量維持投与中の患者について最もよくみかける誤りが，「不適切な減量・中止」である．「一見少量の」ステロイドが重要な臨床的効果

を果たしていることを忘れないようにしたい

> **(不適切な)例**
>
> 関節リウマチに対して抗リウマチ薬とともにプレドニゾロン 5 mg/日を内服中の 74 歳男性．市中肺炎で入院の際，経口摂取困難となったため，内服薬はすべて中止された．点滴でのステロイド補充も行われなかった．抗菌薬投与で肺炎は入院 2 日目には改善傾向を示したが，2 日目午後に血圧低下・ショックをきたした（副腎不全）．

- 体内で 1 日に産生される糖質コルチコイドが，プレドニゾロン約 2 mg（プレドニン®0.4 錠）に相当する
- つまり，長期にわたってプレドニゾロン 5 mg/日の内服を継続している患者は，視床下部～下垂体～副腎皮質系へのネガティブフィードバックによる副腎皮質機能の低下のため，**糖質コルチコイド作用をほとんど内服ステロイドに依存**していることになる
- この患者のプレドニゾロン処方量を 5 mg から 2.5 mg に変更することは，利用可能な糖質コルチコイドを突然 50 ％低下させることにほかならない．関節リウマチなどの疾患で，長期にわたって内服していた 5 mg/日のプレドニゾロンを 2.5 mg/日に減量することは，多くの場合急速すぎ，**離脱症候群**（withdrawal syndrome）を起こすことになる
- 離脱症候群は，発熱・関節痛・嘔吐・低血糖などの症状を伴い，プレドニゾロン 20 mg/日以下で急速に減量した場合に起こりやすい．血中コルチゾール値は症状と相関せず，むしろやや高値である
- **副腎不全**は，少量の維持投与を受けている患者に何らかのストレス（感染症など）がかかったときに生じる．一番多い間違いが，「**感染症が起きたのだから，ステロイドを中止する**」と考えることである．ステロイドが感染症の治癒を遷延させることは確かだが，維持投与のステロイドを中断することによって副腎不全を引き起こすリスクの方がはるかに重要である．このような場合，ステロイドは**むしろ増量が必要**である

6）局所投与：副作用を減らして効果を高める

A. 種類と特徴

- ステロイドの局所投与には，
  - *気管支喘息におけるステロイド吸入
  - *炎症性皮膚疾患におけるステロイド塗布剤（軟膏・クリーム・ローションなど）
  - *関節炎や軟部組織の炎症（テニス肘など）におけるステロイド局所注射

  などがある

- これらはいずれも，比較的少量の投与によって，病変部位で高濃度のステロイド投与を達成することができ，**全身性の副作用を免れることが可能となる投与法**である
- しかし，経口投与とは異なり，ステロイドの吸入や塗布は患者のコンプライアンスを高めるための工夫が必要となる

B. ステロイド吸入

- ステロイド吸入においては，製剤ごとに少しずつ吸入器の形状が異なる（シムビコート®，レルベア®など）ため，処方の際にはおのおのの製剤の利点・欠点を理解しておくこと．処方医が吸入の「お手本」を患者に示せることが望ましい
- ステロイド吸入が「喘息発作の予防薬（コントローラー）」であり，「喘息発作が起きたときの治療薬（レリーバー：短期間作用型β_2作動薬など）」とは異なることも十分に理解してもらう

C. ステロイド塗布剤

- ステロイド塗布剤も，効果判定（通常約2週間）までの間「ちゃんと指示通り塗り続けてもらう」ことが大事である．「チューブから出なければステロイド外用剤は効かない」という格言（？）もある

D. ステロイド局所注射

- ステロイド局所注射は，関節リウマチなどの関節炎・テニス肘などの軟部組織の炎症・手根管症候群などの神経絞扼症候群で効果を発揮する．適切に施行すれば，関節痛などの症状は著明に改善するが，施術者の熟練が必要となる．手技の実際については成書を参照のこと〔「筋

骨格注射スキル」(岸本暢将/監訳, 山本万希子, 萩野 昇/訳), 羊土社, 2008〕

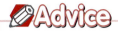

Further reading（興味があればのぞいてみてください）
・Duru N, et al：EULAR evidence-based and consensus-based recommendations on the management of medium to high-dose glucocorticoid therapy in rheumatic diseases. Ann Rheum Dis, 72：1905-1913, 2013
・Buttgereit F：A fresh look at glucocorticoids how to use an old ally more effectively. Bull NYU Hosp Jt Dis, 70 Suppl 1：26-29, 2012

文　献

〔洋書〕
1）Chitkara P & Dennis G：82. Glucocorticoids – Systemic and Injectable.「Rheumatology Secrets 3rd edition」(Sterling GW, ed), pp612-618, Mosby, 2014
2）「Rheumatology 6th edition」(Hochberg MC et al, eds), Mosby, 2015
3）Lin AN & Paget SA："Principles of Glucocorticoid Therapy", A Hodder Arnold Publication, 2002

〔その他文献〕
4）Buttgereit F, et al：Optimised glucocorticoid therapy：the sharpening of an old spear. Lancet, 365：801-803, 2005
5）Rhen T & Cidlowski JA：Antiinflammatory action of glucocorticoids--new mechanisms for old drugs. N Engl J Med, 353：1711-1723, 2005
6）Franchin G & Diamond B：Pulse steroids：how much is enough? Autoimmun Rev, 5：111-113, 2006

第1部 ステロイドの基礎知識

6. 副作用—いかに対応すべきか

大島久二，田中郁子，牛窪真理，小西美沙子，秋谷久美子

はじめに

　ステロイド（副腎皮質ステロイドを指す）には多くの副作用が知られている．近年の分子生物学の進歩と治療薬の開発により，いくつかの副作用の対処法には大きな進歩がみられた[1〜3]．一方，患者へのインフォームドコンセントとして，副作用に関してもこれまで以上にエビデンスに基づいた説明が求められている．本項および次項「第1部–7 患者への理解を促すために」ではこれらの点につき，基本的なことを概説する．

　ステロイドの副作用には，以下に述べる医学的に重篤なものと軽微なものがある（表1）．一方，それらの発現時期，すなわち注意して観察すべき時期がある（表2）．**大量投与時には特に早期に現れる副作用のモニターも重要である．特に高血圧，不整脈，高血糖には注意する．**

1）骨粗鬆症

　ステロイドによる骨粗鬆症は重症であり，特に海綿骨の多い脊椎の圧迫骨折を起こし，疼痛のみならず心肺ならびに消化管機能異常を引き起こす．この程度はステロイド量に依存するが，高齢，既存の脆弱性骨折，骨密度低下も独立した危険因子である．

　わが国では2004年に「ステロイド性骨粗鬆症の管理と治療ガイドライン」が出されたが，その後2014年にアップデートされた（図）[4]．新しいガイドラインでは，ステロイドを3カ月以上使用しているあるいは使用予定の場合に，年齢，既存脆弱性骨折，骨密度を評価し，スコアが3以上であれば積極的薬物治療を行うことを推奨している．例えば，50歳以上でプレドニゾロン5 mg/日以上でスコアは3となる．

　予防・治療薬としては，第1選択薬としてアレンドロネートとリセドロネートのビスホスホネート製剤が推奨されている（表3）[4]．代替薬としては，遺伝子組換えテリパラチド，イバンドロネート，活性型ビタミンD製剤があげられている．ビスホスホネート製剤にみられる顎骨壊死と非定型

表1 ステロイドの副作用と対策

重篤なもの	モニターの仕方	対処法
感染症誘発・増悪	早期発見	適正な抗菌薬の使用
骨粗鬆症	骨塩量測定,骨代謝マーカー	ビス製剤,ビタミンK,ビタミンD
糖尿病	血糖,尿糖,HbA1c	食事制限,インスリン使用
動脈硬化,脂質異常症	血中脂質測定	食事制限,HMG-CoA還元酵素阻害薬
無菌性骨壊死	MRI,単純X線	荷重の軽減(免荷),外科的治療
精神障害	日常観察	抗精神病薬,抗不安薬,抗うつ薬
消化性潰瘍	便潜血,抗潰瘍薬予防投与	胃粘膜保護薬,抗潰瘍薬
高血圧	血圧測定	塩分制限,降圧薬
副腎不全	ショック,倦怠感,好酸球増多	ステロイド補充,服薬指導
白内障,緑内障	定期的眼圧測定・眼科診察	点眼薬,外科的処置
ステロイド筋症	筋力テスト,尿中クレアチン・クレアチニン比	ステロイド減量
軽症なもの		
ニキビ様発疹,多毛症,満月様顔貌,食欲亢進,体重増加,月経異常,皮下出血,紫斑,多尿,多汗,不眠,浮腫,低カリウム血症		

表2 副作用発現時期

数時間から(大量投与)	数日から(中等量以上)	1〜2カ月(中等量以上)	3カ月以上(少量でも)
高血糖	高血圧	感染症(細菌)	感染症(ウイルス・結核)
不整脈	不整脈	無菌性骨壊死	満月様顔貌
	高血糖	骨粗鬆症	二次性副腎不全
	精神障害	満月様顔貌	骨粗鬆症
	浮腫	脂質異常症	脂質異常症・動脈硬化
		精神障害	白内障・緑内障
		緑内障	消化性潰瘍
		ステロイド筋症	高血糖
		消化性潰瘍	
		高血糖	

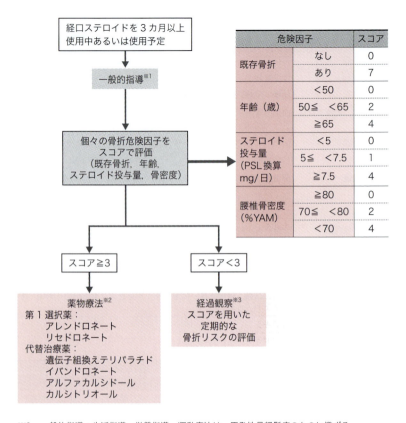

※1 一般的指導：生活指導，栄養指導，運動療法は，原発性骨粗鬆症のものに準ずる
※2 薬物治療：アレンドロン酸，リセドロン酸を第1選択薬とする
　　テリパラチド，活性型ビタミンD_3製剤を第2選択薬とする（表）
※3 経過観察：骨密度測定と胸腰椎X線撮影を定期的（6カ月～1年ごと）に行う

図　ステロイド性骨粗鬆症の管理と治療ガイドライン：2014年改訂版
文献4より引用（※1～3は筆者による）

大腿骨骨折については，ベネフィットがリスクを上回るとされているが，必要に応じて歯科でのチェックも望まれる．

　一般的に，骨形成促進薬であるテリパラチドは骨密度増加効果が高いの

表3 「ステロイド性骨粗鬆症の管理と治療ガイドライン：2014年改訂版」による薬物療法の推奨度

製剤	薬剤名	推奨度	剤形・容量
ビスホスホネート製剤	アレンドロネート	A	5 mg/日，35 mg/週　経口，900μg/4週　点滴
	リセドロネート	A	2.5 mg/日，17.5 mg/週，75 mg/月　経口
	エチドロネート	C	200 mg，400 mg，2週間/3カ月，間欠投与経口
	ミノドロン酸	C	1 mg/日，50 mg/4週　経口
	イバンドロネート	B	1 mg/月，静注
活性型ビタミンD_3製剤	アルファカルシドール	B	0.25μg，0.5μg，1μg/日　経口
	カルシトリオール	B	0.25μg，0.5μg/日　経口
	エルデカルシトール	C	0.5μg，0.75μg/日　経口
ヒト副甲状腺ホルモン(1-34)	遺伝子組換えテリパラチド	B	20μg1日1回　皮下注
	テリパラチド酢酸塩	C	56.5μg/週1回　皮下注
ビタミンK_2製剤	メナテトレノン	C	45 mg/日　経口
SERM	ラロキシフェン	C	60 mg/日　経口
	バゼドキシフェン	C	20 mg/日　経口
ヒト型抗RANKLモノクローナル抗体	デノスマブ	C	60 mg/6カ月，皮下注

［推奨度］
A：第1選択薬として推奨する薬剤
B：第1選択薬が禁忌などで使用できない，早期不耐容である，あるいは第1選択薬の効果が不十分であるときの代替薬として使用する
C：現在のところ推奨するだけの有効性に関するデータが不足している
（文献4より引用）

で，重症の骨粗鬆症例に適していると思われる．しかし，ビスホスホネート製剤投与直後であるとテリパラチドの効果が低いので，重症例では，まずテリパラチド治療から開始すべきである．

一方，18歳以下の症例では，エビデンスの不足で本ガイドラインの対象外となっている．また，妊娠を希望する女性については，ほかの薬物療法の可能性を考慮するなど慎重な投与が勧められており，実際の臨床現場では症例ごとに考慮する必要がある．

> **処方例** ステロイド性骨粗鬆症の予防と治療
>
> ① リセドロネート（ベネット®）35 mg錠　1回1錠　月1回　朝空腹時
>
> 〈①が副作用などで服用できない場合〉
>
> ＊②，③のいずれかを用いる．
>
> ② テリパラチド（フォルテオ®）1日1回　20 mg注射（自己注射可能）　2年間まで
>
> ③ アルファカルシドール（ワンアルファ®）0.5～1μg錠　1回1錠　1日1回　朝食後

Point：活性化ビタミンD_3投与時には，血清と尿中Ca値をモニターし，血清Ca値が基準値以上あるいは尿中Ca/尿中クレアチニン比が0.4以上となる場合にはビタミンD_3を減量する．

2) 感染症誘発・増悪

ステロイド治療時には感染症の発症が増加すると言われているが，対照研究では**プレドニゾロンで20 mg/日以上のとき，約2倍の頻度となるといわれている**[5,6]．また，細菌感染はステロイド治療開始比較的早期（月の単位）に起こることが多く，結核，帯状疱疹などのウイルス感染，真菌感染は長期治療時に起こりやすい．さらにステロイド治療時には発熱，炎症反応が抑制されているため，感染症の症状がマスクされやすい．**したがって，だるさ，倦怠感などの全身症状，あるいは咳などの局所症状が軽度であってもX線検査や血液検査を積極的に行い，早期診断に心がけることが必要である**．治療は各感染症に準じる．

3) 糖尿病・耐糖能異常

潜在的にすでに耐糖能低下のある場合に起こりやすい．すでに糖尿病がある場合には，それが増悪する．**血糖値の上昇は，ステロイド服用開始後数時間で顕著になることもあるため，大量投与する場合には早め（翌日）には血糖値を検査すべきである**．対処としてはインスリン分泌に応じた糖尿病の治療に準じ，経口糖尿病薬あるいはインスリンを用いる．ステロイド増量あるいは減量とともに耐糖能異常の程度も変わるため，そのときに応じた血糖のコントロールと低血糖の予防が必要である．

4）消化性潰瘍

古くからステロイドの副作用として知られているが，詳細に検討すると，特に非ステロイド系抗炎症薬（NSAIDs）（ロキソニン®など）と併用した場合に多くみられるようである[7]．したがって，上腹部痛などの症状や胃・十二指腸潰瘍の既往がなくても胃粘膜保護薬（セルベックス®など）などと併用するのが一般的である．また，痛みがはっきりしなくても上部または下部消化管の積極的な検索が必要とされる．

NSAIDsと併用で，消化管潰瘍の既往があれば，積極的にランソプラゾール（タケプロン®）などのプロトンポンプ阻害薬を使用する．

処方例　胃粘膜保護薬

＊①，②のいずれかを用いる．
①テプレノン（セルベックス®）　50 mgカプセル　1回1カプセル　1日3回　朝昼夕食後
②ランソプラゾール（タケプロン®）　15 mgカプセル　1回1カプセル　1日1回　朝食後

5）動脈硬化・脂質異常症

ステロイド使用時にみられる脂質異常症に対して，HMG-CoA還元酵素阻害薬（リポバス®など）が有用である．しかし，これにより心血管系イベントが減少するか否かはエビデンスがない．むしろ全身性エリテマトーデスでは，ステロイド服用より原病の活動性と動脈硬化が関連していたという報告もある[7, 8]．現状では，HMG-CoA還元酵素阻害薬を使用して経過をみるのが妥当と思われる．

処方例　HMG-CoA還元酵素阻害薬

シンバスタチン（リポバス®）　5 mg錠　1回1錠　1日1回　夕食後

6）無菌性骨壊死

主に大腿骨骨頭にみられる．**ステロイド大量投与数カ月以内に発生**しやすいが，自覚症状（痛み）や単純X線での変化などの発症は遅れる．発生直後にMRIで異常所見がみられる．治療は，安静・荷重軽減と安定期の

外科手術となる．現在予防法はなく，早期に診断して荷重軽減を試みる．

7) 白内障・緑内障

発症頻度は明らかではないが，自覚症状が現れにくいためステロイド治療開始後は半年～1年には一度眼科診察を受けるとよい．治療は通常の白内障・緑内障に準じる．

8) 精神障害

ステロイド投与時にはさまざまな精神症状をきたすことがある．軽度のものは気分の変化（多くは多幸感），不眠，神経質，集中困難，うつ症状などで，その頻度は報告により大きく異なるが全体の数％～25％の患者にみられるとされている．症状としての特徴はなく，かえって多彩な症状を呈するのがステロイドによる軽度の精神障害といえよう．

一方，妄想などの統合失調症様症状やせん妄をはじめとする意識障害も報告されているが，これは精神症状を引き起こしうる原疾患（全身性エリテマトーデスやベーチェット病など）が引き起こした精神症状との鑑別が必ずしも十分ではなく，そのほかの疾患でステロイドを用いた場合にはほとんどみられない．

このように，ステロイド投与時に意識障害・統合失調様の精神症状を認めた場合には**原疾患によるものかどうかの鑑別が重要**になる．ステロイドによる精神障害では髄液一般検査での異常は通常認めないが，確実な鑑別法は残念ながらない．ただし，ステロイドによる精神病で致死的なものはまずないと考えられるので，抗精神病薬などの対症療法とともに，まず原疾患の活動性を疑ってその治療を考えるのが妥当と思われる．

一般的には，短期の大量療法早期には多幸感，不眠が多く，長期投与時にはうつ状態が多くなるようである．投与量が多くなるほどこれらの発現頻度は増加し，**プレドニゾロンで1日40 mg以上の大量投与時には観察を怠らないようにする**．ステロイド減量により精神障害は軽快するので，これにより最終的に診断する．一方，患者の遺伝的素因や病前性格は近年ではステロイドによる精神障害とは関連ないとの見解が主流であるが，病前性格はステロイドによる精神症状の内容と関連していることが多くみられる．

診断後の治療の原則はステロイド減量であるが，急激な中止はかえって

原病を悪化させるため，数日ごとに1割程度減量すると同時にほかの薬剤・治療（免疫抑制薬や血漿交換療法など）を用いる．対症的には各精神症状に合わせた抗精神病薬，抗不安薬などを用いる．

9）高血圧

ステロイドによる高血圧発症には，ステロイドによるアルドステロン作用とそれ以外の作用が関わると考えられている．

生理的に副腎皮質から分泌されるコルチゾールには，鉱質コルチコイドとしてのアルドステロン作用がある．そのため，合成コルチゾールであるヒドロコルチゾン使用時にはNa貯留効果がみられ，その結果水分貯留をきたし高血圧症がみられる．喘息治療に用いるような数回の治療では明らかになることは少ない．

一方，慢性疾患の治療によく用いられるプレドニゾロン（プレドニン®）では，コルチゾールの40%程度のNa貯留作用があるとされ，これによる高血圧が発症する．もともと高血圧のある人や家族歴のある人では顕著になりやすい．

なお，Na貯留作用のないステロイドであるデキサメタゾン（デカドロン®）でも起こり，その原因は動脈の緊張性などが考えられているが明らかとはなっていない．

以上から，高血圧がある，あるいは家族歴がある人では，塩分制限とともに，通常の降圧薬で対処する．

処方例　高血圧に対して

＊①～③のいずれかを用いる．
①カンデサルタン シレキセチル（プロブレス®）4 mg錠　1回1～2錠　1日1回　朝食後
②アムロジピンベシル酸塩（ノルバスク®）2.5 mg錠　1回1～2錠　1日1回　朝食後
③トリクロルメチアジド（フルイトラン®）2 mg錠　1回1錠　1日1回　朝食後（浮腫がある場合）

10）ステロイド筋症

ステロイド使用時は、原病による安静のため筋力は低下しがちである。また、ステロイドがもつ異化作用により筋肉組織が減少する。ときに筋組織減少が著しい例がみられるが、予測することは現時点ではできない。筋組織量は、診察所見でもある程度わかるが、定量的にはMRIで判定できる。MRIでは、筋組織減少に伴って脂肪組織で置換されてきている様子もわかる。筋電図では筋原性変化を示すが、筋炎と異なり筋原性酵素である血清中クレアチニンキナーゼ（CK）やアルドラーゼは上昇しない。

治療には特別な方法はなく、ステロイドを減量していくしかないが、減量してプレドニゾロンで10 mg以下になると回復しうる。

11）副腎不全

「第1部-8 副腎不全とその対処」で詳細に解説する。

12）軽症なもの

医学的に軽症なものとして以下のものがある。しかし、患者にとっては意義の大きいものもあり、それらの説明については次項「第1部-7 患者への理解を促すために」で解説する。

A．ニキビ様発疹・多毛症

顔面を中心としてニキビ様発疹が増加することがある。比較的若年者でみられるが、美容的観点以外は重傷となることはまずない。対処は通常のニキビに準ずる。多毛の原因は明らかでないが、いわゆる「うぶ毛」が体中で多くなる。しかし、堅い毛にはならず、ステロイド減量により改善する。

> **処方例　ニキビ（痤瘡）様発疹に対して**
> ＊①，②のいずれかを用いる．
> ①クリンダマイシン（ダラシン®Tゲル）　1日2回塗布
> ②ナジフロキサシン（アクアチム®ローション）　1日2回塗布

B．満月様顔貌・食欲亢進・体重増加

生理的なステロイドであるコルチゾールが増加した病態がクッシング症

候群であるが，このときと同様の上記症状がみられる．満月様顔貌は，脂肪組織のステロイドに対する感受性の違いによると説明されているが，褐色脂肪組織の多い顔面，肩に脂肪がつきやすい．また，原病による食欲低下と体重減少がステロイドにより改善するとともに，ステロイドにより食欲が亢進して体重も増加する．これにより脂質異常症もよりきたしやすくなるので，カロリー制限を設ける．

C. 月経異常

ステロイドにより視床下部・下垂体機能が低下し，月経異常が起こることがある．元来月経不順のある人に起きやすい．ステロイド減量により回復することが多いが，回復しないときはホルモン測定の後，必要であれば婦人科専門医と協議して女性ホルモン治療などを行う．

D. 皮下出血・紫斑

ステロイドによる異化作用で皮下組織量が減少し，毛細血管を保護する弾力となる組織が少なくなる．その結果，皮膚直下の毛細血管が特に打撲なしでも破綻して皮下出血をきたして紫斑となる．この場合，体内あるいは皮下深層の血管の出血はない．特に高齢者でもともと皮下組織が脆弱な人によくみられる．

対処法はないが，美容観点以外の重傷例は通常なく，プレドニゾロンで5 mg以下になると新しい出血は少なくなる．

E. 多尿・多汗

原因は明らかでないが，ときに多尿と多汗がみられる．著明な症状とはならず，脱水となることもない．経過を観察する．

F. 不眠

軽度の精神障害ともいえるが，軽い躁状態となり，不眠となることがある．特にプレドニゾロンで1日40 mg以上の大量投与でみられることがあるが，通常の抗不眠薬で対処でき，ステロイド減量で改善する．

> **処方例 不眠に対して**
> ゾルピデム酒石酸塩（マイスリー®）5または10 mg錠　1回1錠
> 1日1回　就寝前

G. 浮腫・低カリウム血症

高血圧の項で述べたが,ステロイドがもつアルドステロン作用のため,Na貯留による浮腫と,低カリウム血症を認めることがある.特にむくみは軽度のアルドステロン作用のあるプレドニゾロン(プレドニン®)の大量投与時にあらわれやすい.

対処は塩分制限食と,症状が強い場合には抗アルドステロン製剤を用いる.

> **処方例** 浮腫のみの場合
>
> スピロノラクトン(アルダクトン®A) 25 mg錠 1回1錠 1日1回朝食後

文献

1) 大島久二,他:生物学的製剤使用時のNSAIDs/ステロイドの使い方.月刊リウマチ科,56:20-31, 2016
2) 大島久二:ステロイドの基礎と臨床.日本内科学会雑誌,89:374-380, 2000
3) Rhen T & Cidlowski JA:Antiinflammatory action of glucocorticoids--new mechanisms for old drugs. N Engl J Med, 353:1711-1723, 2005
4) Suzuki Y, et al:Guidelines on the management and treatment of glucocorticoid-induced osteoporosis of the Japanese Society for Bone and Mineral Research:2014 update. J Bone Miner Metab, 32:337-350, 2014
5) Stuck AE, et al:Risk of infectious complications in patients taking glucocorticosteroids. Rev Infect Dis, 11:954-963, 1989
6) 大島久二,田中郁子:副腎皮質ステロイド薬の臨床.中部リウマチ,36:1-6, 2005
7) Asanuma Y, et al:Premature coronary-artery atherosclerosis in systemic lupus erythematosus. N Engl J Med, 349:2407-2415, 2003
8) Roman MJ, et al:Prevalence and correlates of accelerated atherosclerosis in systemic lupus erythematosus. N Engl J Med, 349:2399-2406, 2003

7. 患者への理解を促すために
―どう伝えるか

大島久二，田中郁子，牛窪真理，小西美沙子，秋谷久美子

はじめに

近年の社会的情勢からは，副作用についてはすべてを患者に説明することが求められる．しかし，むやみに服用を拒否しないように，効果と副作用の医学的弊害の有無とのバランスを述べ，副作用に対しては十分な予防と早期発見をすることを説明する．また，病気が軽快してステロイド服用量が減少すれば副作用も少なくなり，**プレドニゾロンで1日5 mg以下になればほとんどの副作用はみられなくなる**ことを理解して服用してもらうようにする．表に患者に説明する要点をまとめた．以下にそれらの詳細を述べる．

1) 満月様顔貌

ステロイド服用者は女性が多く，高齢者でも満月様顔貌は最も気にかける副作用である．一般的にプレドニゾロンで10 mgが患者本人にとって気になるかどうかの境である．これはほぼすべてのステロイド服用者でみられ，服用量が多くなるほど，また長期になるほど満月様顔貌の程度が高度となることもあらかじめ話す．ステロイド服用により食欲が亢進することがあるので，スナック菓子などカロリーの高い間食は避けてもらう．しかし，医学的には全く弊害はなく，また**ステロイドを減量して1日10 mg以下になればほぼ元に戻ること**を説明するのが重要である．また，原病による「るいそう」も回復してややふっくらした顔貌になることも述べる．

2) 免疫力低下・易感染性

ステロイドにより免疫が低下し，感染症にかかりやすくなることは，あらかじめ説明する．実際にはプレドニゾロン1日20 mg以上の場合で，風邪を含めた感染症が同程度のヒトに対して約2倍の頻度となる．**1日10 mg以下であれば長期でも，また2週間以内の使用であれば大量でも易感染性はないことを説明する**．さらに，常に早期発見を心がけて早期に治療する，ということも述べる．一方，感染防御のために外出もできないということはなく，風邪のシーズンには人混みを避けるという程度でよいことを話す．

表　ステロイドを服用するときの注意点

		説明の要点
服用の一般的注意	ステロイド治療の必要性	① ステロイドが原病に対して一番確実な治療法であること． ② 副作用もあるが，早期発見と予防に最大限努める治療方針であること．
	ステロイド服用継続の必要性	① ステロイドは自分の副腎でもつくっている「生きていくのに必須のホルモン」であること． ② ステロイド服用時は自分の副腎が休んでいるので，突然服用を中止したり減量すると生命に危険が及ぶことがあるため，絶対にしないこと．
副作用	満月様顔貌	① 医学的には問題ないこと． ② 服用量がプレドニゾロンで10 mg以下になれば回復すること．
	免疫力低下・易感染性	① プレドニゾロンで1日20 mg以上だと約2倍の感染頻度となること． ② ステロイド服用時の感染症は早期発見と早期治療により対処すること．
	骨粗鬆症	① 骨密度により有効な予防薬を服用すること．
	糖尿病	① 糖尿病が出たら，適切な食事療法と糖尿病治療を行っていくこと．
	消化性潰瘍	① 非ステロイド系抗炎症薬を服用する機会が多いときには，胃粘膜保護薬などで予防すること．
	動脈硬化・脂質異常症	① 原病を抑えることが動脈硬化予防に一番であること． ② 脂質異常症が認められたら，抗脂質異常症薬を服用すること．
	無菌性骨壊死	① ごく稀に起こることがある． ② 早期発見・早期治療により対処すること．
	白内障・緑内障	① もともと軽度の白内障があったり，眼圧が高い場合には注意する． ② 定期的に眼科で診察を受け，必要であれば適切な予防・治療を受ける．
	精神障害	① 軽い症状がほとんどである． ② 必要であれば適切な治療で重症になることはまずない．
	高血圧	① 元来高血圧のある人では，より血圧が高くなりやすい． ② 塩分制限を守り，適切な治療を受ける．
	ステロイド筋症	① 原病による安静でも筋力低下が起こりやすい． ② 原病の回復とステロイド量の減量で，遅れて回復してくる．
	副腎不全	① 原病が悪化したり生命に危険が及ぶことがあるので，自己判断で中止，減量しないこと．
	ニキビ様発疹・多毛症	① 重症にはならない． ② 皮膚を清潔に保つ．
	月経異常	① 月経不順のある人で起こることがある． ② ほとんどはステロイド量の減量で回復する．

（次ページに続く）

(前ページより続き)

		説明の要点
副作用	皮下出血・紫斑	① 高齢者では起こりやすい. ② 皮下のみであり，脳血管などの深部血管では起こらない.
	多尿・多汗	① ごく軽いものでありひどくならない.
	浮腫・ 低カリウム血症	① 軽いものである. ② 検査でKの低下がみられたら適切な治療を受ける.

3) 骨粗鬆症

3カ月以上服用が予定される場合には，その予防薬が必要となる場合があるので，骨密度の検査とX線による検査を受ける必要性を説明する．予防薬（ビス製剤）により，骨粗鬆症による骨折の7割近くは予防できるようになってきていることを述べる．100％は予防できないが，骨折が起こっても予防薬服用によりさらに進行してしまうことは予防できる．

4) 糖尿病

すでに糖尿病がある場合はステロイド服用によりほぼ必ず糖尿病は悪化するが，食事療法と糖尿病の薬（経口薬またはインスリン）で対処することができることを説明する．これらにより，糖尿病で心配される合併症（眼，腎，神経）もみられなくなるので，食事療法と服薬（またはインスリン）を守ってもらう．

5) 消化性潰瘍

ステロイド単独では潰瘍は起こらないが，**非ステロイド系抗炎症薬を服用する場合には念のため胃粘膜保護薬などを予防的に服用してもらうこと**を説明する．また，もし胃の不快感や痛みまたは黒色便があれば話してもらい，内視鏡検査などを受けてもらうことを事前に話しておくとよい．

6) 動脈硬化・脂質異常症

ステロイド服用により食欲が亢進することも相まり，コレステロール値が上がることが多いが，近年の薬剤（HMG-CoA還元酵素阻害薬）により改善することを説明する．また，ステロイド服用でみられるコレステロー

ルの上昇は，一般人でみられるような動脈硬化に直接つながる可能性はむしろ高くなく，病気を抑えることがまず一番と考えられていることを述べる．

7) 無菌性骨壊死

主に大腿骨骨頭にみられるため，股関節の痛み，違和感があったらすぐに話してもらうようにする．現時点ではその予防法はないが，発症頻度は高くない（明らかでないが5％以下と考えられている）ことを話す．

8) 白内障・緑内障

高齢者や元来眼圧が高い人では，定期的に眼科で検査を受けることを了解してもらう．程度に応じて点眼などの治療を受けるように説明する．近年白内障は手術で改善し，また定期診察を受けていればステロイドによる緑内障で失明に至ることはほとんどないことを説明する．

9) 精神障害

いわゆる「精神病」になってしまうわけではないことをまず説明する．軽い症状が多く，薬剤で対処できることも述べる．また，ステロイド減量時には改善してくることも加えて説明する．

10) 高血圧

元来高血圧のある人では血圧がさらに高くなることがあるので，塩分制限を守ってもらい，血圧のチェックを受けてもらう．また，内服の降圧薬で対処できることも説明する．

11) ステロイド筋症

歩けなくなるほどの重症には通常ならないことを説明する．また，原病の治療に伴った安静により一時的に筋力は低下するので，それとは異なることを理解してもらう．原病が軽快してステロイド量が少なくなれば改善していくものであることも述べる．

12) 副腎不全

　ステロイドはもともと自分の副腎から分泌されているホルモンであり，これを治療薬として服用していると自分の副腎が休んでしまっていると説明する．そのため，ステロイド服用を勝手に中止すると自分の副腎から十分のステロイドが分泌されず，生命に危険が及ぶこともあることを説明し，自己中止または自己判断での減量を行わないように理解してもらう．

13) ニキビ様発疹・多毛症

　若い人では，ステロイド大量時に起こりやすいが，重症にはならずステロイド減量により回復することを説明する．皮膚を清潔に保つ．

14) 月経異常

　もともと月経不順のある人では起きやすい．ステロイド服用により起きた月経異常は，ステロイド減量により回復することを説明する．もし回復しなければ婦人科での対処があることを述べる．

15) 皮下出血・紫斑

　高齢者ではプレドニゾロンで1日10 mgくらいから起きやすく，数カ月以上の服用で起きてくることが多いことを話す．特に女性では気にする人が多い．しかし，血管そのものが出血しやすくなっているのではなく，周りの支持組織が少なくなっているためであり，皮膚の見えるところだけに起こっており脳出血など内臓の出血が起きやすいのではないことを理解してもらう．

16) 多尿・多汗

　程度も軽いことと，医学的にも問題ないことを話し，安心してもらう．

17) 浮腫・低カリウム血症

　程度も軽く，定期検査もしているので重症とはならないことを話す．塩分を多く摂っていると浮腫も起こりやすいので注意してもらう．検査で低カリウムが見つかれば補充もできることを話す．

8. 副腎不全とその対処

大島久二，田中郁子，牛窪真理，小西美沙子，秋谷久美子

1）副腎不全の機序

　ステロイド療法は，生理的に分泌される副腎皮質ホルモンであるコルチゾールを大量に服用していることと同等といえる．コルチゾールは，生命を維持するのに必須のホルモンでもある．生理的なコルチゾール分泌は，プレドニゾロンで1日約3 mg前後（2〜5 mg）とされている．さらに，コルチゾールは早朝に主に分泌されている．したがって，この量以上のステロイドを服用する，あるいは昼や夜にステロイドを服用した場合には，生理的副腎皮質機能が低下する可能性がある．

　副腎皮質ホルモンは，視床下部および下垂体のホルモンと正（刺激）と負（抑制）のフィードバック機能により調節されている（視床下部・下垂体・副腎皮質系）（図）．視床下部のCRF（corticotropin releasing factor）により下垂体のACTH（adrenocorticotropin）が放出され，そのACTHが副腎皮質を刺激して，コルチゾールが分泌されている．分泌されて体内を循環しているコルチゾールは，主に視床下部に作用してCRF分泌を抑制してACTHを減少させ，副腎皮質の刺激を減少させる．また，コルチゾールは直接下垂体と副腎皮質に作用して，ACTHとコルチゾール分泌を減少させる．このような調節機構がある生体に，外から治療薬であるステロイドが入ってきた場合には，CRF，ACTHが減少し，コルチゾール分泌も減少する．これが持続すると，副腎皮質が萎縮して機能を発揮できなくなる．外部からステロイドが補充されている状態では，副腎皮質からのコルチゾール分泌がなくなっても生命維持に問題は起こらないが，突然ステロイド服用が止まってしまったときに，十分副腎皮質からのコルチゾール分泌が起こらない場合に副腎不全となる．特に，生理的にはストレス時にはコルチゾール分泌が増加し，ストレスに対処していると考えられており，ストレス時に十分にコルチゾールが分泌されなくても副腎不全となる．

　典型的には，プレドニゾロン1日10 mgを半年服用すると副腎不全の状態となる．生理的には完全に内因性コルチゾールを分泌できなくなること

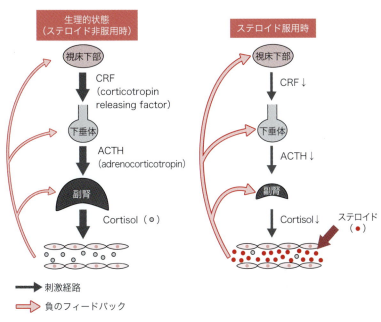

図 視床下部・下垂体・副腎のフィードバック機構

は稀であるが，**ストレス時に十分にコルチゾールを分泌できずにショック状態になる副腎不全に最も注意する必要がある**．

2) 副腎不全の症状

　副腎不全の症状は，原発性副腎不全であるアジソン病と同じであるが，突然ステロイド服用を中止した場合には，急性の副腎不全が起こる．急性の副腎不全の症状は，昏睡など重篤な意識障害やけいれんとともに血圧低下のショック症状を呈する．このときには**補液や昇圧薬に反応せず，ステロイドを補充しないと改善がみられない**．一方，数週以上かけて起こる慢性の副腎不全の症状には特徴的なものがみられず多彩である．だるさ・倦怠感などの全身症状，食欲不振・嘔気・便秘などの消化器症状，やる気のなさ・うつ症状などの精神症状がみられる．

3) 副腎不全の診断

　検査所見では特徴的なものはない．血清のACTHやコルチゾールの測定は，もともとそれらのホルモンが早朝に分泌され日中の値は低値であること，分泌がパルス様であり正常でも低値のことがあること，服用したステロイドを分離して測定できないことが多いことから，副腎不全の診断には不十分である．**ときに好酸球数が増加する**ことがあるので，ステロイド服用時にかかわらず好酸球増加を認めた場合には副腎不全を疑うことができる．いずれにしても急性・慢性の副腎不全ともに，ステロイド服用とその中止（プレドニゾンで1日5 mg以下の少量であればその減量）という履歴を見つけることが最も診断に重要である．

4) 副腎不全の予防と対処

　臨床的にステロイド服用時にみられる副腎不全には，**A．突然の中止**，**B．手術時**，**C．少量服用時の減量**で注意しなければならない．

A．突然の中止

　自己判断による中止，あるいは不慮の事故・病気による意識障害で服薬できなくなるときがある．ストレスがなければ倦怠感程度の副腎不全の症状のみのこともあるが，症例によったり，病気や事故のストレスがあると不可逆性の血圧低下・意識障害をきたす．この場合にはステロイドを服用していたという履歴を早急に確認し，多めのステロイドとしてNa貯留作用のあるヒドロコルチゾンなどを用いる．

> **処方例　ステロイドを突然中止した場合**
>
> ヒドロコルチゾン（ソル・コーテフ®）　100〜200 mg　6時間ごと　静注

B．手術の術前・術中・術後副腎不全予防

　あらかじめ手術で経口できないことがわかっている場合には，手術侵襲の大きさにより経静脈的にステロイドを補充する．ステロイド補充を行わなくても問題のないことも多いが，副腎不全の存在がすでに一般に知られていること，手術成績自体にはステロイド補充は問題とならないことから，ステロイド補充を行うことが安全と考えられる．通常用いられる処方は以下の通りであるが，手術の侵襲に応じて適宜増減する．手術時間が長く

なった場合には，下記の間隔でくり返す．

　手術翌日は，小手術であればそれまで服用していた量を経口で再開する．大手術であれば，朝1回経静脈的に手術日と同量を補充する．以後経口が可能であれば，それまで服用していた量を再開する．経口が不可能であれば，それまで服用していたステロイドを同量〜1.5倍量の補充を経静脈的に朝行う．

処方例　手術時のステロイド補充

〈小手術（術前に）〉
　ヒドロコルチゾン（ソル・コーテフ®）　100 mg　静注
〈大手術（心血管系手術など）〉
　ヒドロコルチゾン（ソル・コーテフ®）　100 mg　静注　4〜6時間ごと
　経口できるまで静注．数日で減量してもとの服用量に戻す
〈高血圧のある症例〉
　デキサメタゾン（デカドロン®）　小手術では2 mg，大手術では
　2 mgを術中8時間ごと　静注

C. 1日5 mg以下への減量

　前述したように，近年，生理的ステロイド分泌量は，プレドニゾンで1日3 mg前後といわれている．しかし臨床的には5 mg前後に減量するときに全身倦怠感など副腎不全を疑わせる症状が出現することが多い．この場合には，プレドニゾン1 mg錠を用いて0.5〜1 mgずつ2〜4週ごとに徐々に減量する．このとき，生理的分泌パターンに合わせ，朝に多く服用させることが多い．もちろん原疾患の増悪にも注意を払うことが重要であるが，あくまでステロイド治療が必要な原疾患を再燃させないことが最終的なステロイド服用量を最小限にとどめることにつながる．

まとめ

　以上，第1部6，7，8においてステロイド使用時の副作用と副腎不全についての注意点とインフォームドコンセントについて述べた．あくまでステロイド治療がやむを得ず必要であるということと，副作用の予防と対処を十分に行うという患者と医療側との相互理解を得て，ステロイド治療を行うことが重要である．

第1部 ステロイドの基礎知識

9. 妊婦・授乳婦への投与

金子佳代子，村島温子

はじめに

　ステロイドは膠原病や関節リウマチなどの自己免疫疾患のみならず，気管支喘息の発作時や炎症性腸疾患などに幅広く使用される薬剤である．本項では，妊娠・授乳中にステロイドを使用する際の留意点について解説する．

1）妊娠・授乳中の薬剤使用と児への影響についての基礎知識

　妊娠を希望する女性や妊婦・授乳婦は，ステロイドに限らず薬剤全般に対する強い不安感をもっていることが多いため，どんな薬であっても，その処方時には患者に対する丁寧かつ冷静・客観的な説明が必要である．以下に，妊娠・授乳中の薬剤使用と児への影響についての基礎知識を概説する．

A．催奇形性

　催奇形性とは，妊娠中に薬剤を服用することで胎児に先天異常が発生することである．図に，胎児の各臓器の発生時期と，薬剤による催奇形性との関係を示す[1]．妊娠週数は，最終月経初日より計算するため，胎生週数に1足した週数となる．胎生1〜2週（妊娠2〜3週）は受精から胚盤形成までが行われる時期であり，「All or None」の時期とよばれる．この時期に催奇形性のある薬剤を内服した場合，その影響が小さければ完全に修復されて後遺症が残らずに妊娠が継続されるが，影響が大きければ死滅して流産となる．

　胎生3〜8週（妊娠4〜9週）は，胎芽期とよばれ胎児の器官形成が行われる時期である．**この時期に中枢神経や心臓など重要な臓器が形成されるため**，この時期に催奇形性のある薬剤に曝露されると生命にかかわるような重大な奇形が起こりうる．このため，この時期の薬剤内服は極力避けるべきとされる．

　しかし，仮に器官形成期に催奇形性のある薬剤を使用しても，必ずしも先天奇形が起こるわけではない．妊娠中の薬剤使用に伴う催奇形性発生率

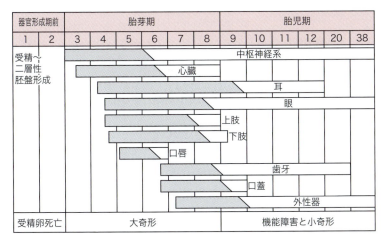

図 各臓器の発生時期と催奇形性

数字は受精後の週数(胎生週数)を表す.妊娠週数は最終月経初日より計算するため,胎生週数＋1が妊娠週数となる.▭は大奇形が発生する時期(文献1より引用)

はサリドマイドで25％以上,ワルファリン,D-ペニシラミンで10～25％,メトトレキサートをはじめとする抗腫瘍薬や抗てんかん薬で10％未満と報告されている.また,先天異常の多くは染色体異常や遺伝子異常,妊娠中の感染症が原因であるため,薬剤の関与がなくても約3％の確率で先天異常が起こりうる.

B. 胎児毒性

胎児毒性とは,薬剤が胎盤を介して胎児に移行することにより,胎児に直接作用して毒性をもたらすことである.胎児毒性が問題となるのは,主に器官形成が終わった**胎生10週以降**といわれており,妊娠後期のNSAIDs内服による胎児の早期動脈管閉鎖が有名である.

C. 薬剤の母乳への移行率

一部の薬剤では母乳中の薬物濃度測定が可能であるため,乳児が1日に母乳を介して摂取する薬物用量をその薬剤の乳児での治療量で比した,相対的乳児投与量(relative infant dose:RID)を用いて母乳による曝露量を推測することが可能である.一般的に,**RID 10％以下であれば乳児への影響は少ない**と考えられている.その他,薬剤の母乳移行を高める因子として血中タンパクとの低い結合性,イオン化特性(塩基性),高い疎水

性（親油性），乳腺トランスポーターの存在が知られている．また母乳を介した乳児の薬物摂取率は，薬剤分子量と経口吸収率に影響される．

2) 妊娠・授乳中の女性にステロイドを処方する際の注意点
A. 妊娠中
●妊娠初期曝露に伴う催奇形性について

膠原病などの自己免疫疾患やステロイドの離脱が困難な気管支喘息，炎症性腸疾患，慢性腎炎症候群などの女性では，しばしばステロイドを使用したまま妊娠する．この場合，妊娠初期のステロイド曝露による催奇形性の可能性が問題となることがある．

ステロイドの催奇形性に関する研究は複数あるが，おのおののステロイドに分けて解析したものはなく，ステロイド全体のリスクとして検討された研究がほとんどである．また，投与量との関連を検討した報告はない．以下に今までの主な報告を記す．

Czeizelら[2]は，1997年のpopulation-basedのケース・コントロール研究において，妊娠中のステロイド使用と児の先天異常発生には関連を認めないことを報告した．しかし一方で，大奇形の発生リスク全体としては増加しないものの，妊娠初期のステロイド使用は児の**口唇口蓋裂**の発生リスクを3.4倍に増加させるとのメタアナリシスが報告されている[3]．その後，これを否定するような内容の前向きコホート研究が示されたものの[4]，ステロイドは動物実験でも口唇口蓋裂を発生させることが明らかであり，ほかの複数のケース・コントロール研究でもその発生リスクが示されていることから，現時点では，**妊娠初期のステロイド投与は児の口唇口蓋裂リスクを少ないながら増加させる**と考えて対応する方が無難である．

しかし，口唇口蓋裂自体がまれな先天異常であり，リスクが2〜3倍に上昇したとしても，**結果的な発症率は決して高くないことをきちんと伝えるべきである**．過度の不安を妊婦とその家族に与えないよう配慮していただきたい．例えば当科で実際に説明を行う際には，「先天異常全体で考えるとリスクは低いものの，口唇口蓋裂の発生頻度は数倍高くなる可能性があります．言い換えると，日本の一般集団での口唇口蓋裂の発生は1/500人〜1/700人なので，それが3/500人〜3/700人程度になるということです」と話している．

●妊娠中期以降の曝露に伴う胎児毒性について

現在明らかとなっているステロイドの胎児毒性は、**胎児発育不全**である。薬剤による胎児毒性を考える際には、各薬剤における胎盤通過性の違いが参考になる。妊娠中の各ステロイドの胎盤移行性とその取り扱いを表1に示す。

ヒドロコルチゾンやプレドニゾロンは胎盤の11β-デヒドロゲナーゼにより代謝されるため、胎盤を介した移行が非常に少なく胎児への影響も少ないと考えられる。全身性エリテマトーデスなどの膠原病においては、原疾患のコントロール不良の方がむしろ流早産や胎児発育不全の大きな原因となるため、ステロイドによる胎児毒性よりも、治療により得られるメリットの方が大きいと説明している。一方、メチルプレドニゾロンは中等量（30～70％）が胎児に移行する。

胎盤完成以降に、胎児治療や早産児の肺成熟促進目的でステロイドを母体に投与する場合には、胎児移行性の高いデキサメタゾンやベタメタゾンが用いられる。フッ化ステロイドの薬理特性はこれまで同様に考えられてきたが、Leeら[6]は、ベタメタゾンの方がデキサメタゾンよりも児の中枢神経発達への影響が少ないことを報告している。

B. 授乳中

表2に主なステロイドのRIDを示す。プレドニゾロンやメチルプレドニゾロンのRIDはそれぞれ1.8～5.3％、0.46％であり、乳児への影響は少ないと考えられる。

表1 各ステロイドの胎児への移行率と妊娠中の取り扱い

一般名	主な商品名	ステロイド作用の力価	胎児への移行性	添付文書情報
ヒドロコルチゾン	コートリル®	1	わずか	有益性投与
プレドニゾロン	プレドニゾロン プレドニン®	4	10％	有益性投与
メチルプレドニゾロン	メドロール®	5	30～70％	有益性投与
デキサメタゾン	デカドロン®	25	100％	有益性投与
ベタメタゾン	リンデロン®	25	30～50％	有益性投与

文献5より改変して転載

表2 各ステロイドのRIDと,授乳中の取り扱い

一般名	主な商品名	RID	授乳中の取り扱い
ヒドロコルチゾン	コートリル®	不明	添付文書では中止すべきと記載されているが,プレドニゾロンと同様の薬剤のため安全と考えられている.
プレドニゾロン	プレドニゾロン プレドニン®	1.8〜5.3%	添付文書では中止すべきと記載されているが,乳汁分泌量は少なく安全と考えられる.
メチルプレドニゾロン	メドロール®	0.46%	添付文書では中止すべきと記載されているが,乳汁分泌量は少なく安全と考えられる.
デキサメタゾン	デカドロン®	不明	高用量で長期間使用されないかぎり乳児への影響は少ないと考えられる.
ベタメタゾン	リンデロン®	不明	高用量で長期間使用されないかぎり乳児への影響は少ないと考えられる.

RID:相対的乳児投与量

　また,児の副腎不全をきたすプレドニゾロン量は約0.3 mg/kg(3 kgの児では0.9 mg)と推定されるが,高用量(80 mg/日)のプレドニゾロン服用中の母の母乳を介した,児のプレドニゾロン摂取量について検討した研究において,児の摂取量は母の0.1%以下(0.08 mg/日)に過ぎないことが示されている[7]. したがって,**ステロイドパルス療法のような非常な高用量でなければ,授乳を介した薬剤の影響は少ない**と考えられる.

おわりに

　本項では,妊娠を希望する女性および妊婦・授乳婦に対するステロイド投与の注意点について解説した. 自己免疫疾患や喘息などを患う女性が無事に妊娠期を過ごし,元気なお子さんを出産するためには,何よりも基礎疾患のコントロールが重要である.

　たしかに,リスクについて十分な説明を行うことは必要である. しかし,それにより患者が過度に不安になり,肝心の基礎疾患の治療がおろそかになるような事態は避けなければならない. ステロイドのメリット・デメリットを患者自身に十分に理解してもらい,患者自身が妊娠中の投薬治療に積極的かつ主体的に参加できるような説明を心がけていただきたい.

文 献

1) 渡邉央美:妊婦のための薬剤情報について．チャイルドヘルス，9:833-838, 2006
2) Czeizel AE & Rockenbauer M:Population-based case-control study of teratogenic potential of corticosteroids. Teratology, 56:335-340, 1997
3) Park-Wyllie L, et al:Birth defects after maternal exposure to corticosteroids:prospective cohort study and meta-analysis of epidemiological studies. Teratology, 62:385-392, 2000
4) Gur C, et al:Pregnancy outcome after first trimester exposure to corticosteroids:a prospective controlled study. Reprod Toxicol, 18:93-101, 2004
5) 村島温子:薬物治療コンサルテーション．「妊娠と授乳 第2版」(伊藤真也，村島温子/編)，p214，南山堂，2014
6) Lee BH, et al:Neurodevelopmental outcomes of extremely low birth weight infants exposed prenatally to dexamethasone versus betamethasone. Pediatrics, 121:289-296, 2008
7) Ost L, et al:Prednisolone excretion in human milk. J Pediatr, 106:1008-1011, 1985

第2部
各疾患別ステロイドの使い方

1. 膠原病
2. 血液疾患
3. 腎疾患
4. 呼吸器疾患
5. 脳神経疾患
6. 甲状腺疾患
7. 消化管・肝疾患
8. 皮膚科疾患
9. 眼科疾患
10. 耳鼻咽喉科疾患
11. 感染症

第2部 各疾患別ステロイドの使い方

1. 膠原病

三森経世

総論

◆膠原病の病態

　膠原病（collagen disease）は，1942年に病理学者Paul Klemperer（1887-1964）によって提唱された疾患概念である．全身の多臓器を障害する原因不明の全身炎症性疾患の総称であり，組織学的には結合組織のフィブリノイド変性が認められ，さまざまな自己抗体などの自己免疫異常を特徴とする．Klempererの考えは以後さまざまな批判にさらされたり，新しい知識が加わったりしながらも，その基本的概念は現在に至るまで踏襲されている．

　Klempererが最初に膠原病として分類した6疾患（全身性エリテマトーデス，強皮症，多発性筋炎および皮膚筋炎，結節性動脈周囲炎，関節リウマチ，リウマチ熱）は古典的膠原病と呼ばれる．その後，シェーグレン症候群，混合性結合組織病，高安動脈炎，アレルギー性肉芽腫性血管炎，ウェゲナー肉芽腫症，側頭動脈炎，リウマチ性多発筋痛症，成人スティル病，強直性脊椎炎，ベーチェット病，サルコイドーシス，再発性多発軟骨炎などの疾患も膠原病のカテゴリー（膠原病類縁疾患）と考えられるようになった．

　膠原病には多種多様な疾患が含まれ，それぞれの疾患の病像・病態も多彩である．しかし，膠原病では多彩な自己抗体産生にみられるように，**免疫応答の異常が共通する病態の基盤**である．一定の遺伝的要因（HLAや種々の疾患感受性遺伝子）をもつ患者に，トリガーとして何らかの環境因子（ウイルス感染など）が加わって免疫応答が起きると，通常ならば収束に向かうべき免疫応答が標的を自己に変えて永続化するようになる．このような免疫異常は自己抗原に対する免疫応答のトレランスが破綻するために起き，アポトーシスの異常，T細胞，B細胞，抗原呈示細胞，サイトカイン，細胞接着分子などのさまざまなレベルでの異常が見出されている．自己抗体の産生は膠原病の発症機序と深く関与していると考えられ，少なく

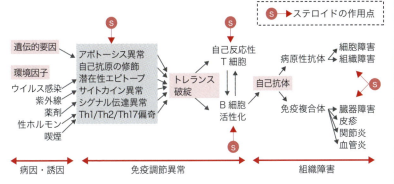

図 膠原病の病態生理とステロイドの作用点

とも一部の自己抗体は膠原病の病態形成にも重要な役割を果たしている（図）．

◆膠原病におけるステロイドの薬理作用

ステロイドの薬理作用は多岐にわたり，**糖質代謝，脂質代謝，タンパク代謝，侵襲への防御作用**など生命維持に必要な生理作用（糖質コルチコイド作用）のほかに，薬理量では**抗炎症作用，免疫抑制作用，血液凝固促進作用，中枢神経作用**など，多くの作用を発揮する．

ステロイドは標的細胞の細胞膜を拡散によって通過し，細胞質に存在するグルココルチコイドレセプター（glucocorticoid receptor：GR）と結合する．ステロイドが結合すると，レセプターはそれまで結合していた熱ショックタンパク（hsp90，hsp70，hsp56）を解離して活性化され，核へ移行する．

ステロイド・GR複合体は2つの異なる機序によって作用を発揮する．第1の機序はステロイド・GR複合体が二量体を形成し，遺伝子の調節領域における特定の塩基配列（glucocorticoid responsible element：GRE）と結合することによって，**当該遺伝子の転写を促進あるいは抑制するもの**である．抗炎症タンパクであるリポコルチンや糖新生酵素の合成促進，下垂体の副腎皮質刺激ホルモンの合成抑制などはこの機序によると考えられる．第2の機序は炎症性サイトカインや細胞接着因子の発現を活性化するAP-1やNF-κBなどの転写因子にステロイド・GR複合体が結合し，**転写因子の活性を抑制する**ものである．炎症と免疫の活性化に関与するIL-1, IL-2,

IL-6，IL-8，TNF-α，GM-CSF，IL-2レセプターなどの炎症性サイトカインとそのレセプター，ICAM-1，ELAM-1などの細胞接着分子はこのような機序によって産生が抑制される．また一方で，IL-4，IL-10，TGFβなどの**抗炎症性サイトカインの産生をステロイドは促進**する．

膠原病の治療におけるステロイドの役割は，これらの作用のうち**抗炎症作用と免疫抑制作用を期待**するものである．かかる薬理作用はリポコルチンのホスホリパーゼA2阻害によるアラキドン酸カスケードの抑制，炎症性サイトカインや細胞接着分子発現の抑制，免疫担当細胞および炎症担当細胞の分化・増殖の抑制，炎症細胞からの炎症メディエーターの放出の抑制によって発揮されると考えられる（図）．

◆膠原病のステロイド適応疾患

ほとんどすべての膠原病および膠原病類縁疾患はステロイドの適応があり，ステロイドを第1選択薬とする疾患も多い（表1）．しかし疾患によっ

表1 ステロイドを適応とする膠原病疾患

疾患	ステロイド適応性[*1]	ステロイド必要量[*2]
全身性エリテマトーデス	◎	中〜大量
強皮症	△	少量
多発性筋炎・皮膚筋炎	◎	大量
混合性結合組織病	◎	少〜大量
関節リウマチ	△	少量
シェーグレン症候群	△	少〜中等量
血管炎症候群	◎	大量
高安動脈炎	◎	中等量
リウマチ性多発筋痛症	◎	少量
成人スティル病	◎	大量
ベーチェット病	△	少〜大量
サルコイドーシス	△	少〜大量
再発性多発軟骨炎	◎	中〜大量

[*1]◎：ステロイドを第1選択，△：限られた適応あり
[*2]少量：プレドニゾロン20 mg/日以下，中等量：プレドニゾロン30〜40 mg/日，大量：プレドニゾロン50〜60 mg/日以上

て，用いられるステロイドの投与量が異なり，**同一疾患でも病態・障害臓器・重症度などによってステロイド必要量が異なる**．また，強皮症のように，炎症症状が強い場合などの一部の病態を除いてステロイドが無効の疾患もある．

◆ 膠原病でステロイドを使用する際に確認しておくべき事項
1）ステロイド療法の基本方針
　ステロイド療法は原因療法ではないことに注意すべきである．ステロイドは病態・症状を改善するが，疾患を治癒させるものではない．

　ステロイドの投与量は，投与の長期性とその副作用を考えると，必要かつ十分な量にとどめるのが理想である．投与量の決定には，診断と病態，障害臓器の重症度，活動性の評価が必要である．活動性が高い時期にはステロイドを増量し，活動性が低下すれば漸減して維持量に近づける．

2）ステロイドの種類と効力比
　多くの合成ステロイドは，電解質作用を除くと，半減期や代謝経路などに若干の違いはあるものの，いずれも本質的な差はない．各薬剤の作用時間，抗炎症作用および電解質作用の強さによって使用するステロイド製剤を決め，相当量を決定する．

　プレドニゾロン（prednisolone：PSL）は経験的に使いやすく，また豊富な剤型があり微妙な投与量の調節が可能なことから，膠原病では最も汎用されている．

3）ステロイドを使用する際の注意
　ステロイドは妊娠中にも使用可能な薬剤である．特にPSLは胎盤で代謝されて胎児への移行が少ないため，妊娠時には最も望ましい．

　リファンピシン（リファジン®），フェノバルビタール（フェノバール®），フェニトイン（アレビアチン®）などの薬剤はステロイドの代謝速度を速めるため，**併用時にはステロイドの効果が減弱**される．PSLの場合には50％増量する．

1. 全身性エリテマトーデス

免疫異常からみた疾患の特徴とステロイドが効くメカニズム

　全身性エリテマトーデス（systemic lupus erythematosus：SLE）は免疫異常を基盤として発症し，多臓器を障害する全身性炎症性疾患であり，膠原病の代表的疾患であるとともに，多彩な自己免疫現象を特徴とする代表的な全身性自己免疫疾患でもある．

　SLE の発症には遺伝的素因，免疫学的要因，環境要因が複雑に関与していることが推測される．これらの要因をトリガーとしてトレランスの破綻が起きると種々の免疫調節異常をきたし，自己抗体が産生され，組織障害へと発展する〔総論の図（p73）参照〕．

　SLE にはさまざまな免疫機構の異常が認められ，自己反応性 T 細胞が出現する一方で免疫応答を抑制する制御性 T 細胞は減少し，B 細胞が活性化されている．また I 型インターフェロンをはじめとする種々のサイトカイン，細胞接着分子，T 細胞のシグナル伝達異常が SLE で認められる．しかし，いずれの異常が第一義的な原因であるかについて明確な成績はない．近年の抗 CD20 抗体による B 細胞除去療法が難治性 SLE の治療に成果を上げていることから，B 細胞の中心的役割が想定されている．

　SLE に出現するさまざまな**自己抗体**は，SLE の病態形成に重要な役割を果たす．クームス抗体，抗血小板抗体，抗白血球抗体，抗リンパ球抗体は血球表面抗原に結合し，補体活性化や ADCC（antibody-dependent cell-mediated cytotoxicity：抗体依存性細胞障害）を介して血球減少症を引き起こす．他方，抗 DNA 抗体によるループス腎炎のように，自己抗原抗体免疫複合物の組織沈着と補体活性化を介しても組織障害が引き起こされる．

　ステロイドはこれらいずれの免疫機能の抑制にもかかわると考えられる．**薬理量のステロイドは，活性化したリンパ球にアポトーシスを誘導し，炎症性サイトカインや細胞接着分子の産生を抑制し，自己抗体産生を抑制することによって SLE の病態を抑える．**

●治療方針

　SLEにみられるさまざまな免疫異常とその結果生ずる多彩な臓器炎症症状に対して，広範な免疫抑制作用と強力な抗炎症作用を有するステロイドがSLE治療の第1選択薬となる．

　ステロイド投与量は，**SLEの病態，障害臓器，活動性に応じて，必要かつ十分な量にとどめる**のが理想である．障害臓器と重症度によってステロイド必要量は異なる．また，**活動性が高ければステロイドを増量し，活動性が低下すればステロイドを漸減して維持量に近づけるのがステロイド治療の原則**である．

ステロイド治療に踏み切るタイミング

　自覚症状・他覚的所見がなく，検査値異常のみにとどまる場合は慎重な経過観察を行う．軽度の関節痛や筋痛のみの場合には非ステロイド系抗炎症薬（NSAIDs）を用いることもあるが漫然と続けるべきでなく，効果が乏しい場合には躊躇なくステロイド治療に切り替える．

　皮疹のみを認める場合にはステロイド外用薬のみで経過をみる場合もある．疾患活動性が高く，発熱などの全身症状，重要臓器障害を認める場合には直ちにステロイド治療を開始する．

処方のポイント

　SLEの生命予後は障害される臓器によって決まり，**障害臓器の種類と障害の重症度によって有効なステロイド量が異なる**．特に**腎症**はもっとも重要な生命予後決定因子であり，腎組織型によって予後が左右されるので，可能な限り腎生検を行って組織型（表2）と活動性（表3）を検討すべきである．

　ステロイドには多くの種類の合成ステロイドがあるが，力価と半減期や代謝経路などに違いはあるものの，効果と副作用にはいずれも本質的な差はないものと考えられる．これらのなかで，プレドニゾロン（PSL）は経験的に使いやすく，また豊富な剤型（5 mg錠，1 mg錠，散剤）があり微妙な投与量の調節が可能なことから，現在最もよく用いられる．**PSLは半減期が比較的短いので，投与量が多い場合（中等量以上）には原則として1日3回均等投与**とする．

全身性エリテマトーデス

表2　ループス腎炎の組織学的分類（ISN/RPS分類）

Class Ⅰ	微小メサンギウムループス腎炎
Class Ⅱ	メサンギウム増殖性ループス腎炎
Class Ⅲ	巣状ループス腎炎
Ⅲ（A）	活動性病変：巣状増殖性ループス腎炎
Ⅲ（A/C）	活動性および慢性病変：巣状増殖性および硬化性ループス腎炎
Ⅲ（C）	糸球体瘢痕を伴う慢性非活動性病変：巣状硬化性ループス腎炎
Class Ⅳ	びまん性ループス腎炎
Ⅳ-S（A）	活動性病変：びまん分節型増殖性ループス腎炎
Ⅳ-G（A）	活動性病変：びまん全球型増殖性ループス腎炎
Ⅳ-S（A/C）	活動性および慢性病変：びまん分節型増殖性および硬化性ループス腎炎
Ⅳ-G（A/C）	活動性および慢性病変：びまん全球型増殖性および硬化性ループス腎炎
Ⅳ-S（C）	瘢痕を伴う慢性非活動性病変：びまん分節型硬化性ループス腎炎
Ⅳ-G（C）	瘢痕を伴う慢性非活動性病変：びまん全球型硬化性ループス腎炎
Class Ⅴ	膜性ループス腎炎
Class Ⅵ	進行性硬化性ループス腎炎

文献3より引用

表3　ループス腎炎組織像における活動性および慢性化指標（Austin）

	活動性指数 （activity index）	慢性化指数 （chronicity index）
糸球体病変	1. 細胞増殖 2. フィブリノイド壊死，核崩壊 3. 細胞性半月体 4. 硝子血栓，ワイヤーループ 5. 白血球浸潤	1. 糸球体硬化 2. 線維性半月体
尿細管間質病変	1. 単核細胞浸潤	1. 間質線維化 2. 尿細管萎縮

文献4より引用

❶ 軽症SLE

重要臓器障害がなく，症状が微熱，関節炎，皮疹にとどまる場合，ステロイド少量（PSL 20 mg以下）で有効なことが多い．

処方例　少量ステロイド療法

プレドニン® 　5 mg錠　1回2錠　1日1回　朝食後
プレドニン® 　5 mg錠　1回1錠　1日2回　昼夕食後

Point：炎症症状は2～3日以内に改善するが，検査値の改善は臨床症状より遅れることが多い．症状が軽快しても初期量として最低2週間は

続けるべきである．その後2週ごとに10％ずつ漸減し，症状が再燃しない必要最小量を維持量として継続する．

❷ 中等症SLE

38℃以上の発熱，漿膜炎（胸膜炎および心外膜炎），ループス膀胱炎，持続性タンパク尿を認める腎症（Ⅲ，Ⅳ型を除く）など．ステロイド中等量（PSL 30～40 mg）を用いる．

処方例 中等量ステロイド療法

プレドニン® 　　　5 mg錠　1回2錠
セルベックス® 　50 mgカプセル　1回1カプセル
　　　　　　　　　1日3回　朝昼夕食後

Point：ただし，この量で効果がみられない場合にはさらに増量する（50％増量，または1 mg/kgまで）．初期量を2週間継続し，症状・検査所見の改善を確認して1～2週ごとに10％ずつ漸減する．

❸ 重症SLE

重要臓器障害があり，生命に危険を及ぼし得る場合．重症腎炎（ⅢおよびⅣ型，ネフローゼ症候群，進行性腎不全），中枢神経症状，血小板減少症（出血傾向を伴う），溶血性貧血，急性間質性肺炎，大量心嚢液貯留を伴う心外膜炎，全身性血管炎など．ステロイド大量〔PSL 50～60 mg（1 mg/kg以上）〕を初期量として用いる．

処方例 ステロイド大量療法

プレドニン® 　　　5 mg錠　1回4錠
セルベックス® 　50 mgカプセル　1回1カプセル
　　　　　　　　　1日3回　朝昼夕食後

Point：これらの重症臓器障害の場合にはステロイドの効果発現まで時間がかかることが多く，検査所見の改善よりも遅れることも少なくない．したがって初期量として最低2週間（最長1カ月）の継続が必要である．改善傾向が認められれば，1週ごとに10％ずつ漸減をはかる．投与量が多いときは比較的速やかな減量が可能だが，投与量が少量になるほど減量のスピードは落としたほうがよい．30 mg以下に減量されれば減量速度を2週間ごとに10％とし，20 mg以下になれば4週ごとに10％ずつ

の減量として，維持量を模索する．再燃を阻止しうる最小必要量（通常 PSL 5〜15 mg）を維持量とする．

急速進行性腎炎，全身痙攣や意識障害を伴う重症の中枢神経症状（lupus crisis）にはステロイドパルス療法を行う．

➡️ 効果がみられなかったら

発熱は投与48時間以内に消退する．ほかの**臓器病変，検査所見の多くは2〜4週間で改善傾向**を示す．これを踏まえステロイドの期待される効果がみられない場合の対処は状況により異なるが，ステロイド投与量をさらに増量する，ステロイドパルス療法を行う，ステロイドの種類を変更する，免疫抑制薬を併用する，などの選択がある．詳細を以下に述べる．

❶ ステロイド投与量を増量する

ステロイド量が比較的少ない場合には，症状を抑えうる量に達していないと考えられるので，**現行量の50％増量か，またはPSL換算で1 mg/kgまで増量する**．

❷ ステロイドパルス療法

通常のステロイド大量療法（PSL換算1 mg/kg以上）で無効な場合には，ステロイドパルス療法を行う（**メチルプレドニゾロン1,000 mg点滴静注3日間連続**）．

処方例　ステロイドパルス療法

ソル・メドロール® 　1,000 mg＋生理食塩液　100 mL
1時間かけて点滴静注，3日間を1クール

Point：パルス翌日からはPSL 1 mg/kgを維持量とするが，減量途中でパルス療法をはさむ場合には必ずしもパルス後のPSL投与量を増量する必要はない．必要により2週間以上の間隔をあけてくり返す．重篤な病態で生命に危険がある場合や，通常のステロイド大量療法では効果が期待できない場合，速やかな効果を期待する場合には最初からステロイドパルス療法を行う．
ステロイドパルス療法は即効性があり高い効果が期待できるが，感染症誘発などの副作用発現率も高く，すべての患者に用いるのではなく適応を選ぶべきである．

❸ ステロイドの種類を変更する

PSLの代謝が亢進して半減期が短縮していることがあり,PSLの効果が現れにくい場合があるとされる.PSLと代謝経路の異なる等価量のほかの合成ステロイド〔ベタメタゾン(リンデロン®)など〕に変更すると,効果が現れる場合がある.

処方例　PSL 60 mgで効果がない場合

リンデロン®　0.5 mg錠　1回8錠　1日2回　朝夕食後

Point:ベタメタゾンの糖質コルチコイドとしての力価はPSLの7～8倍なので7.5分の1の投与量とし,長い半減期を考慮して分2投与とする.

❹ 免疫抑制薬を併用する

ステロイド単独療法には限界があり,重篤な病態,長期予後,再燃防止には必ずしもステロイドのみでは対応が困難である場合が少なくない.難治性病態,ステロイド無効の場合,重篤な副作用のためにステロイドを増量できない場合にはすみやかに免疫抑制薬を併用する.

近年は難治性病態が想定される場合(ループス腎炎ⅢまたはⅣ型,中枢神経症状,肺胞出血など)では最初からステロイドとともに併用されることも多い.また,ヒドロキシクロロキン(プラケニル®)は慢性皮膚ループスなどの難治性皮疹,全身倦怠感や筋骨格症状を伴うSLEが適応となる.

処方例　ステロイド大量投与が無効の場合

以下の①～④のいずれかをステロイドに併用する.
① エンドキサン®注　1回500 mg/m²＋生理食塩液　500 mL　2時間かけて点滴静注,月1回を6カ月継続
② セルセプト®　250 mg　カプセル　1回2～4カプセル　1日2回　朝夕食後
③ プログラフ®　1 mg　カプセル　1回2～3カプセル　1日1回　夕食後.
　(血中トラフ値5～10 ng/mLとなるよう投与量を調節する.)
④ プラケニル®　200 mg錠　1回1～2錠(理想体重1 kgあたり6.5 mgを超えない量)　1日1回　朝食後
　(理想体重31～46 kg:1錠/日,46～62 kg:1錠と2錠を1日おき,62 kg以上:2錠/日)

全身性エリテマトーデス

　ステロイドと従来の免疫抑制薬の併用が無効の難治性病態に，リツキシマブ（抗CD20抗体）によるB細胞除去療法の効果が報告されている[5]．

> **処方例** ステロイドと従来の免疫抑制薬の併用が無効の場合
> リツキサン® 　500 mg，100 mg注　1回375 mg/m² 　生理食塩液または5％ブドウ糖液で10倍に希釈溶解し，2時間かけて点滴静注，週1回を計4回まで継続（保険適用外）

❺ アフェレーシス療法

　急速進行性腎炎，CNSループス，肺胞出血，血栓性血小板減少性紫斑病では血漿交換療法が適応となる．しかし効果は一過性で，リバウンド現象も認められるので，反復施行とステロイドや免疫抑制薬の併用が必要である．病態によっては二重膜濾過法や免疫吸着カラムが利用される．

▶副作用が出たら

　ステロイドの使用にあたっては，常に重篤な副作用の発現に注意を払う必要がある．ステロイドには多くの作用点がありさまざまな薬理作用をもつため，期待される薬理作用以外の効果はすべて望ましくないものであり，副作用となる．

　中等量以上のステロイドを用いると，**満月様顔貌**の出現は必発である．むしろ満月様顔貌が現れないと効果も低いことが多い．若い女性は特に気にする副作用だが，**減量により必ず元の容姿に戻る**ことを伝えて安心させるのがよい．

　また，**重篤な副作用が出現した場合でも，ステロイドを急激に減量したり中止してはならない**．原病の悪化やステロイド離脱症候群をきたす場合がある．まず副作用の対処を行うことが重要である．以下に要点をまとめる．

- 感染症誘発：重篤な感染症に罹患している場合にはステロイドは禁忌．しかし，有効で強力な抗菌薬を併用していればステロイドを中止せずに切り抜けることは可能である．大量投与時，感染症リスクが高い場合（リンパ球＜500/μL）にはST合剤予防投与を行う
- 消化性潰瘍：ステロイド潰瘍の発現頻度は従来考えられていたほど高くはなく，H₂ブロッカーなどの予防投与は必ずしも必要ではない．しか

し，消化性潰瘍合併時にステロイドを使用しなければならない場合にはプロトンポンプ阻害薬を併用する
- **骨粗鬆症**：ステロイドは少量でも投与期間が長期に及ぶと骨密度の減少をきたす．高齢者や閉経後女性では特に出現しやすく，骨折のリスクも高い．カルシウム補充（1日800 mg以上），活性型ビタミンD製剤，またはビスホスホネート製剤の併用を行う
- **糖尿病の誘発**：定期的な血糖値，HbA1Cおよび尿糖のチェックが必要．糖尿病が発現したときは食事療法，インスリン療法が必要となる．

ケーススタディ

症例 19歳女性．1年前の夏よりときどき38℃の発熱が出現．この頃から顔面の紅斑に気付き屋外に出ていると増悪した．1カ月前から運動時に膝関節痛，筋肉痛を訴えるようになり，手指の関節が腫れて痛み出し，やがて毎日夜間の発熱を認めるようになった．近医を受診して赤沈亢進とタンパク尿を指摘され，紹介により受診した．

顔面紅斑，光線過敏症，多発関節炎，白血球減少，タンパク尿よりSLEを疑い，諸検査施行したところ，抗核抗体1,280倍陽性（均質型），抗DNA抗体172 U/mL，血清C3 45 mg/mL，C4 4.1 mg/mL，CH50 15.0 U/mLと異常を認め，SLEの診断を確定した．赤沈値111 mm/時，CRP 0.5 mg/dLであった．腎生検を施行し，ISN/RPS分類Ⅱ型と診断された．

治療 プレドニゾロン40 mg/日を開始したところ，発熱は速やかに消失し，関節炎，顔面紅斑，タンパク尿も徐々に改善消失した．初期投与量を2週間継続した後に，ステロイドを1週ごとに10％ずつ減量開始し，27 mgまで減量した時点で退院，外来フォローとした．

解説 特徴的な症状と検査所見がそろっていればSLEの診断は容易である．発熱がある場合に感染症の鑑別が問題となるが，SLEでは本例のように赤沈値は亢進しても，CRPは低値を示すことが多い．活動性の高いSLEであるため，ステロイドを第1選択薬として用いた．PSL 40 mgという初期投与量は重要臓器障害であるループス腎炎を考慮したものであるが，尿タンパク量が少なく腎生検組織像がⅡ型と軽症であったため，中等量にとどめた．もし組織像がⅡ型以上であればfull dose（1 mg/kg）のPSL投与を行うべきであり，Ⅲ，Ⅳ型であれば免疫抑制薬の併用も考慮する．

●全身性エリテマトーデス

　ステロイド大量療法は入院のうえで行うのが原則である．どこまで入院させておくべきかについては緒論あるが，PSL 30 mg以上では感染症リスクが増えるため，30 mgを切るまでは入院加療が望ましい．

2. 多発性筋炎・皮膚筋炎

免疫異常からみた疾患の特徴とステロイドが効くメカニズム

　多発性筋炎（polymyositis：PM）および皮膚筋炎（dermatomyositis：DM）は，骨格筋を障害する原因不明の炎症性疾患であり，多彩な全身の臓器病変を合併することが多く，また種々の自己免疫異常を伴う．PM/DMは単一疾患ではなく種々の病型・病態があり，病型分類（**表4**）は治療反応性，予後の推定から重要である．

　PM/DMには多彩な筋炎特異的自己抗体が検出される．長い間抗Jo-1抗体が唯一の測定可能な自己抗体であったが，近年わが国で抗ARS（aminoacyl-tRNA synthetases）抗体，抗MDA5抗体，抗Mi-2抗体，抗TIF-1γ抗体の保険適応が認められた．抗ARS抗体は間質性肺炎を高頻度に合併するPM/DM（抗ARS抗体症候群とよばれる），抗MDA5抗体は急速進行性間質性肺炎を高頻度に合併するDMおよび無筋症性DM（clinically amyopathic DM：CADM），抗Mi-2抗体は治療反応性良好なDM，抗TIF-1γ抗体は悪性腫瘍合併DMに特異的に検出される．筋炎特異的自己抗体はそれぞれ特徴的な病型・病態と関連し，診断・病態把握・治療方針決定に有用である．

　PMでは筋線維の壊死が基本で，活性化されたCD8$^+$T細胞とマクロファージが筋線維内に浸潤し，病変近傍の筋細胞にはHLAクラスI抗原が発現している．これに対し，DMでは筋束周辺の筋線維の萎縮が特徴で，CD4$^+$T細胞とB細胞の浸潤が主に血管周囲にみられ，血管壁には補体成分の沈着が証明される．PMでは筋線維を標的とする細胞障害性CD8$^+$T細胞が主要な役割を果たし，DMでは免疫複合体や補体による血管障害が主要な病態であることを示唆する．いずれの病態においても炎症筋組織と浸潤細胞には種々のケモカインとそのレセプター，細胞接着分子の発現が亢進している．

　ステロイドはこれらリンパ球の活性化を抑制し，アポトーシスを誘導し，

表4 特発性炎症性ミオパチーの病型分類(Olsen & Wortmann)と臨床的・病理学的特徴

病型	臨床的・病理学的特徴
Ⅰ 多発性筋炎 (polymyositis)	慢性間質性肺炎の合併多い 筋線維の壊死,CD8$^+$T細胞浸潤
Ⅱ 皮膚筋炎 (dermatomyositis)	定型的皮膚症状を伴う 筋線維束周囲の萎縮,CD4$^+$T/B細胞浸潤
Ⅲ 無筋症性皮膚筋炎 (amyopathic dermatomyositis)	定型的皮膚症状のみで筋症状がないか軽微 治療抵抗性の急性間質性肺炎の合併がある
Ⅳ 小児の皮膚筋炎 (childhood dermatomyositis)	血管炎,皮下石灰沈着を合併
Ⅴ 悪性腫瘍に合併する筋炎 (myopathy associated with malignancy)	予後不良,治療反応性不良
Ⅵ ほかの膠原病に合併する筋炎 (overlap myositis)	SLE,強皮症などに合併 治療反応性良
Ⅶ 封入体筋炎 (inclusion body myopathy)	高齢者,非対称性,進行性・治療抵抗性, 筋細胞内空胞,線維状封入体が存在

文献9を参考に作成

炎症性サイトカイン,ケモカイン,細胞接着分子,自己抗体の産生を抑制することによって効果を発揮するものと考えられる.

●治療方針

　PM/DMの治療は,①炎症の沈静化,②筋力の回復と保持,③合併症の対策,④QOL(Quality of life)の向上を目標とし,一般療法(急性期のベッド上安静など)と理学療法(回復期のリハビリ)を基盤として,ステロイドを中心とする薬物療法が治療の基本となる.PM/DMの病型分類,筋外症状(特に間質性肺炎の有無),自己抗体は治療方針を立てるうえで重要である.

ステロイド治療に踏み切るタイミング

　筋痛や筋力低下などの自他覚症状があり血清筋原性酵素上昇が認められれば,鑑別診断を行い,速やかに筋電図検査と筋生検を行ってPM/DMの診断を確定し,ステロイド治療に踏み切る必要がある.

処方のポイント

❶ 筋炎に対する治療

第1選択薬はステロイドである．PSL 1 mg/kgを初期量として2〜4週間投与し，クレアチンキナーゼ（CK）値と筋力の回復をモニターしながら，1〜2週ごとに10%ずつ減量する．

> **処方例　ステロイド大量療法（基本的治療法）**
>
> プレドニン®　　　5 mg錠　1回4錠
> セルベックス®　　50 mgカプセル　1回1カプセル
> 　　　　　　　　　1日3回　朝昼夕食後

Point：CK値の明らかな改善傾向が認められれば減量を開始してよく，CKの正常化や筋力低下の回復を待つ必要はない．CK値の改善は一般に筋力の回復に先行する．CK値が正常化してもPSLを急速に減量すると再燃することが多いので，慎重を要する．PSLが15〜20 mg以下では筋炎が再燃することがあるため，減量はさらに慎重に行い（4週ごとに1 mg），5〜10 mgを維持量とする．

➡ 効果がみられなかったら

効果がみられない場合は診断を振り返り，筋症状をきたすほかの疾患をもう一度鑑別診断すべきである．特に，遺伝性神経筋疾患，内分泌・代謝疾患（甲状腺機能低下症），電解質異常（低カリウム血症），感染性筋炎，薬剤性筋疾患（脂質異常症治療薬，ステロイド筋症）には留意する必要がある．

PM/DMの約80%は初回のステロイド治療に反応する．PSL 1 mg/kg以上を4週間以上投与を続けても反応性が乏しい場合をステロイド抵抗性筋炎と呼んでいる．封入体筋炎，悪性腫瘍合併例，抗SRP（signal recognition particle）抗体陽性例，抗ARS抗体陽性例はステロイド抵抗性の危険因子であり，また発症から治療開始までの期間が長いほど治療には反応しにくい．

❶ ステロイドパルス療法

通常のステロイド経口投与に反応しない難治例にはステロイドパルス療法（**メチルプレドニゾロン1,000 mgの3日間点滴静注投与**）が行われる．**後療法としてPSL 40〜60 mg経口投与を継続**する．

多発性筋炎・皮膚筋炎

❷ 免疫抑制薬

ステロイドが無効の場合，ステロイド単独では再燃をくり返す場合，または重篤な副作用のためステロイド大量投与が困難な場合には，免疫抑制薬の併用を行う．

PM/DMに用いられる免疫抑制薬として，メトトレキサート（メソトレキセート®），シクロホスファミド（エンドキサン®），アザチオプリン（イムラン®，アザニン®），シクロスポリン（ネオーラル®），タクロリムス（プログラフ®）がある．各薬剤の有効性の違いに関して明確な比較成績はないため，おのおのの特徴，副作用，使用経験などを考慮して用いることになるが，PM/DMではメトトレキサートの使用例が多い．

> **処方例　ステロイド抵抗性筋炎の治療法**
>
> ＊ステロイドに加え①〜④のいずれかを併用．
> ①メソトレキセート®　2.5 mg錠　1回2〜3錠　1日2回　朝夕食後
> 　曜日を決めて週1回（保険適用外）
> ②ネオーラル®　50 mgカプセル　1回1〜3カプセル
> 　1日2回　朝夕食後（保険適用外）
> ③プログラフ®1 mgカプセル　1回3カプセル　1日1回　夕食後
> ④イムラン®　50 mg錠　1回1〜2錠　1日1回　朝食後
> ⑤エンドキサン®　50 mg錠　1回1〜2錠　1日1回　朝食後

❸ 免疫グロブリン大量療法

ステロイド抵抗性筋炎の治療法として，免疫グロブリン大量静注療法（IV-Ig）を試みてもよい．

> **処方例　ステロイド抵抗性筋炎の治療法**
>
> ヴェノグロブリン®IH　400 mg/kg　点滴静注，5日連続

Point：IV-Igの効果は数カ月持続するが，その後は徐々にCK値が上昇する．副作用も少なく有効な治療法と考えられるが，長期有効性は確認されていない．

❷ 間質性肺炎に対する治療

PM/DMに合併する間質性肺炎は重要な予後因子であり，独自にその治

療を考えなければならない場合がある．病型，特に自己抗体によって治療反応性・臨床経過・生命予後が大きく異なる．

抗ARS抗体陽性の間質性肺炎では，治療反応性は比較的よいが再燃をくり返すことが多い．抗MDA5抗体陽性DMおよびCADMの間質性肺炎はしばしば急速に進行し生命予後が悪いため，当初より強力な治療を必要とする．

❶ 抗ARS抗体陽性PM/DMの間質性肺炎に対する治療

> **処方例　抗ARS抗体陽性PM/DMの間質性肺炎に対する治療**
>
> ＊①と②で開始し，効果不十分および再燃例では②を③に切り替える．
> ①プレドニン®　5 mg錠　1 mg/kg/日　1日3回　毎食後
> ②プログラフ®　0.5・1 mgカプセル　3 mgを2回に分けて投与　朝夕食後（トラフ値が10 ng/mL前後となるように増減）
> ③エンドキサン®注　1回500〜1,000 mg＋生理食塩液500 mL　2時間以上かけて点滴静注，4週間に1回　計6回行う〔制吐薬およびメスナ（ウロミテキサン®）を併用〕

Point：ステロイド初期量は2週間継続し，その後1週間に10％ずつ漸減する．抗ARS抗体陽性間質性肺炎は初期のステロイド大量療法のみでも奏効することが多いが，再燃が多いため，初期からステロイドに加えて免疫抑制薬を併用するほうが長期予後はよいと考えられる．しかし，それでも再燃する例があり，最終的にIVCY（intravenous cyclophosphamide：シクロホスファミド大量間欠静注療法）を必要とする場合も少なくない．

❷ 抗MDA5抗体陽性DMまたはCADMの間質性肺炎に対する治療

> **処方例　抗MDA5抗体陽性DMまたはCADMの間質性肺炎に対する治療**
>
> ＊早期より①〜③を併用．
> ①プレドニン®　5 mg錠　1 mg/kg/日　1日3回　毎食後
> ②プログラフ®　0.5・1 mgカプセル　3 mgを2回に分けて投与　朝夕食後（トラフ値が10 ng/mL前後となるように増減）
> ③エンドキサン®注　1回500〜1,000 mg＋生理食塩液500 mL　2時間以上かけて点滴静注，2週間に1回　計6回行い，維持療法として4週ごとに半年間使用〔制吐薬およびメスナ（ウロミテキサン®）を併用〕

Point：抗MDA5抗体陽性間質性肺炎は急速に進行する難治性病態であるため，早期から強力な免疫抑制療法が必要であり，最初から①〜③を併用する．

ステロイドの減量直後に再燃を認める場合が多いので，減量には細心の注意を払う必要がある．ステロイド初期量は4週間継続し，その後2週ごとに10％ずつ減量する．

強力な免疫抑制療法のため，感染症の定期的モニタリング〔サイトメガロウイルス（C10/C11），真菌症（β-Dグルカン）など〕と予防投与（ST合剤など）を十分に行うべきである．

3. 血管炎症候群

血管炎症候群の分類とステロイドの適応

　血管炎症候群は全身の血管の炎症によって引き起こされる多彩な病態の総称であり，多種多様な疾患・病態を構成する．

　近年の Chapel-Hill 分類（2012年改訂）[17]では，障害血管の大きさと抗好中球細胞質抗体（Anti-neutrophil cytoplasmic antibody：ANCA）の出現によって血管炎症候群の分類が試みられ（**表5**），高安動脈炎（Takayasu arteritis：TA），巨細胞性動脈炎（Giant cell arteritis：GCA），結節性多発動脈炎（Polyarteritis nodosa：PAN），川崎病，顕微鏡的多発血管炎（Microscopic polyangiitis：MPA），多発血管炎性肉芽腫症〔Granulomatosis with polyangiitis（Wegener's）：GPA〕，好酸球性多発血管炎性肉芽腫症〔Eosinophilic granulomatosis with polyangiitis（Churg-Strauss）：EGPA〕，抗GBM抗体病〔Anti-glomerular basement membrane（antiGBM）disease〕，クリオグロブリン血症性血管炎（Cryoglobulinemic vasculitis：CV），IgA血管炎（IgA vasculitis：IgAV）（Henoch-Schönlein），低補体血症性蕁麻疹様血管炎（Hypocomplementemic urticarial vasculitis：HUV）（anti-C1q vasculitis），が含まれる．血管炎症候群は，疾患によって好発年齢層，臨床症状，血清マーカー，病理組織像，生命予後が大きく異なる（**表6**）．

　血管炎の治療は，診断と分類，病期，臓器病変の部位と重症度によって決定される．疾患によって治療反応性と生命予後が異なるので，まず生検組織診断により血管炎の診断と病期の決定が必要である．**PAN, MPA, EGPA, GCAはステロイド大量療法が第1選択**となる．**GPAはステロイド大量療法に加えてシクロホスファミドの併用**を必要とする．**TA, IgAV, CVはステロイド中等量が有効**である．

表5 Chapel Hill Consensus Conference 2012（CHCC2012）の分類と疾患名

分類	疾患名
大型血管炎	高安動脈炎 巨細胞性動脈炎
中型血管炎	結節性多発動脈炎 川崎病
小型血管炎 　ANCA関連血管炎 　免疫複合体性小型血管炎	顕微鏡的多発血管炎 多発血管炎性肉芽腫症（Wegener's） 好酸球性多発血管炎性肉芽腫症（Churg-Strauss） 抗糸球体基底膜病，抗GBM抗体病 クリオグロブリン血症性血管炎 IgA血管炎（Henoch-Schönlein） 低補体血症性蕁麻疹様血管炎（抗C1q血管炎）
種々の血管を侵す血管炎	Behçet病 Cogan症候群
単一臓器の血管炎	皮膚白血球破砕性血管炎 皮膚動脈炎 原発性中枢神経系血管炎 孤発性大動脈炎 その他
全身性疾患に続発する血管炎	ループス血管炎 リウマトイド血管炎 サルコイド血管炎 その他
誘因の推定される続発性血管炎	C型肝炎ウイルス関連クリオグロブリン血症性血管炎 B型肝炎ウイルス関連血管炎 梅毒関連大動脈炎 薬剤関連免疫複合体性血管炎 薬剤関連ANCA関連血管炎 癌関連血管炎 その他

文献18を参考に作成

ステロイド治療に踏み切るタイミング

　まず血管炎の診断を的確に行うことが肝要である．

　血管炎症候群に共通してみられる症状・検査所見として，全身症状（発熱，体重減少，易疲労感），皮膚症状（紅斑，紫斑，潰瘍，青色網状皮斑），多発性単神経炎，臓器虚血症状（心筋梗塞，脳梗塞），腹部症状（下血，急性腹症），腎症状（急速に進行する腎不全），高血圧，筋痛・関節痛，肺病

表6 主要な血管炎症候群の臨床的特徴の比較

	TA	GCA	PAN	MPA	EGPA	GPA	IgAV
好発年齢	20〜30歳代	60〜80歳代	40〜50歳代	50〜70歳代	40〜50歳代	30〜40歳代	小児
臨床像	微熱,しびれ感・冷感,血圧左右差,めまい	頭痛,咀嚼時痛,筋痛,側頭動脈怒張,視力障害	発熱,紫斑・皮下結節,末梢神経障害,腹痛・下血,腎障害	腎障害,間質性肺炎,肺出血	アレルギー症状,末梢神経障害,好酸球性肺炎	副鼻腔炎,鞍鼻,肺空洞形成,腎障害	紫斑,関節痛,腹痛・下血,腎障害
検査所見	炎症反応高値,大動脈分岐部の狭窄像	炎症反応高値	炎症反応高値	MPO-ANCA	好酸球増多 MPO-ANCA	PR3-ANCA	IgA高値
病理組織像	巨細胞性動脈炎	巨細胞性動脈炎	血管全層炎(中型動脈)	血管全層炎(小動脈)	好酸球浸潤,肉芽腫形成	壊死性肉芽腫	白血球破砕性血管炎
ステロイド量	中等量	大量	大量	大量	大量	大量	少〜中等量
免疫抑制薬	時に	時に	しばしば	しばしば	時に	必須	まれ

TA:高安動脈炎,GCA:巨細胞性動脈炎,PAN:結節性多発動脈炎,MPA:顕微鏡的多発血管炎,EGPA:好酸球性多発血管炎性肉芽腫症,GPA:多発血管炎性肉芽腫症,IgAV:IgA血管炎

変(間質性肺炎,肺出血,胸膜炎),炎症反応高値,白血球・血小板増多,正球性貧血,免疫複合体が認められる.また,疾患によってはANCA〔PR3-ANCA(GPA)およびMPO-ANCA(MPAおよびEGPA)〕が認められ(ANCA関連血管炎と呼ばれる),診断に有用である.

これらの症状・検査所見を認め血管炎が疑われたら,障害組織(皮膚,筋,腎臓など)の生検による組織診断や血管造影(高安動脈炎の場合)を行い,速やかにステロイド治療に踏み切る必要がある.しかし,病態によっては生検不能や生検が間に合わない場合があり,臨床像から血管炎を推定し治療に踏み切らざるを得ないことがある.**重要臓器障害の非可逆変化阻止のためには,早期に治療を開始することがきわめて重要**である.

処方のポイント

多くの血管炎症候群において,急性活動期の第1選択薬はステロイド大量投与である.疾患・病態によっては早期からこれに免疫抑制薬を併用す

る．また，血管閉塞症状が強ければ血管拡張療法を併用する．

1) 結節性多発動脈炎の治療

全身性血管炎，特にPAN，MPA，EGPA，GCAでは**ステロイド大量療法（PSL 1 mg/kg以上またはメチルプレドニゾロンパルス療法）**が第1選択である．

> **処方例** 結節性多発動脈炎に対するステロイド大量療法
>
> *①を基本とする．①が無効か生命を脅かす重篤な臓器病変がある場合は②で開始し，①を維持する．
> ①プレドニン®　5 mg錠　1回4錠　1日3回　朝昼夕食後
> ②ソル・メドロール®　1,000 mg
> 　生理食塩液100 mL，1時間かけて点滴静注，3日間を1クール

Point：初期量として最低2週間（最長1カ月）の継続が必要である．改善傾向が認められれば，1週ごとに10％ずつ漸減をはかる．30 mg以下に減量されればさらに減量速度を2週間ごとに10％とし，20 mg以下になれば4週ごとに10％ずつの減量として，維持量を模索する．

2) 高安動脈炎の治療

高安動脈炎は比較的ステロイド反応性が高く，中等量のステロイドを第1選択とする．内臓病変がなく皮膚などに局限する血管炎（皮膚型PAN）も中等量で有効なことが多い．近年，抗IL-6受容体抗体トシリズマブ（アクテムラ®）が保険適応となった．

> **処方例** 高安動脈炎に対する中等量ステロイド療法
>
> プレドニン®　　　5 mg錠　1回2錠
> セルベックス®　　50 mgカプセル　1回1カプセル
> 　　　　　　　　1日3回　朝昼夕食後

Point：初期量を2〜4週間継続し，症状・検査所見の改善を確認して1〜2週ごとに10％ずつ漸減する．最終的にPSLで5〜10 mgの維持量を目指す．

3) 多発血管炎性肉芽腫症（GPA）の治療

GPAはステロイド単独療法では効果が低く再燃率が高いため，免疫抑制

薬であるシクロホスファミド（エンドキサン® P，経口投与が原則）の併用を必須とする．

> **処方例　GPAに対するステロイド大量・シクロホスファミド併用療法**
> ＊①と②を併用する．
> ①プレドニン®　　　5 mg錠　1回4錠　1日3回　朝昼夕食後
> ②エンドキサン®　　50 mg錠　1回1〜2錠　1日1回　朝食後

Point：ステロイドは2週間継続し，1〜2週ごとに10％ずつ減量する．エンドキサン®は症状寛解後投与量を減量して1年間は継続する．

➡ 効果がみられなかったら

❶ 免疫抑制薬の併用

ステロイド大量療法が無効の場合，または減量中の再燃時，副作用のためにステロイド増量できない場合は，免疫抑制薬を併用する．重篤な臓器障害（進行性腎炎や間質性肺炎など）がある場合には早期からの併用が勧められる．

> **処方例　ステロイド大量投与が無効の場合**
> ＊ステロイドに加え①または②を併用．
> ①エンドキサン®　　　50 mg錠　　　　　1回1〜2錠　1日1回　朝食後
> ②エンドキサン®　　　500 mg/m²　月1回点滴静注
> ＋ソリタ®T3号　　　 500 mL
> ＋カイトリル®　　　　1 A　静注

Point：②は月1回の頻度で半年間継続し，その後1〜2年間は2〜3カ月に1回とする．
IVCYは，経口投与に比して効果が速やかで重篤な副作用が少ないとされ，重症血管炎で積極的に用いられる．

❷ リツキシマブの併用

ステロイドおよび通常の免疫抑制薬に抵抗がある，または再燃をくり返す難治性ANCA関連血管炎（GCAおよびMPA）では，モノクローナル抗CD20抗体〔リツキシマブ（リツキサン®）〕が適応となる．

● 血管炎症候群

> **処方例** 難治性 ANCA 関連血管炎に対する治療
>
> リツキサン®　500 mg・100 mg 注　375 mg/m²
> 生理食塩液 500 mL，2 時間以上かけて点滴静注，週 1 回　4 回まで

Point：リツキシマブの寛解導入率はシクロホスファミドと同等とされている．半年ごとに 1〜2 回の点滴による寛解維持療法が行われる場合が多い．

❸ 血管閉塞病変の治療

血管閉塞症状（皮膚潰瘍，末梢神経炎によるしびれ感など）が強く，ステロイドの効果が十分でない場合には血管拡張療法を行う．瘢痕期に血管閉塞症状が残った場合は，ステロイドは漸減しながら血管拡張療法を主体とする．

> **処方例** 血管拡張療法（慢性期）
>
> ＊ステロイドに加え，①〜⑤を適宜併用するか，重症の場合は⑥または⑦を用いる．
> ①バファリン　81 mg 錠　1 回 1 錠　1 日 1 回　朝食後
> ②ドルナー®　20 μg 錠　1 回 2 錠　1 日 3 回　朝昼夕食後
> ③プロレナール®　5 μg 錠　1 回 2 錠　1 日 3 回　朝昼夕食後
> ④プレタール®　100 mg 錠　1 回 1 錠　1 日 2 回　朝夕食後
> ⑤アンプラーグ®　100 mg 錠　1 回 1 錠　1 日 3 回　朝昼夕食後
> ⑥パルクス®（5 μg）　1 回 1〜2 A　静注 1 日 1 回
> ⑦プロスタンディン®（20 μg）　1 回 2 A 点滴静注　1 日 2〜3 回
> 　（または 4〜6 A を持続点滴静注）

➡ **副作用が出たら**

「1 全身性エリテマトーデス」の項を参照．

4. 関節リウマチ

関節リウマチの治療とステロイドの位置づけ

　関節リウマチ（rheumatoid arthritis：RA）は全身の滑膜関節の慢性・持続性・破壊性の多発関節炎を特徴とし，しばしば多彩な臓器病変（関節外症状）の合併を認める全身炎症性疾患であり，リウマトイド因子や抗シトルリン化タンパク抗体などの自己免疫異常を認める自己免疫疾患である．

　RAの薬物療法としては，非ステロイド系抗炎症薬（nonsteroidal anti-inflammatory drugs：NSAIDs），ステロイド，疾患修飾性抗リウマチ薬（disease modifying antirheumatic drugs：DMARDs），生物学的製剤の4種類の薬剤が用いられる．近年効果の高いDMARDs・生物学的製剤が開発され適用が進んだこと，RAの骨破壊は発症の比較的早期に起こり早期治療により関節破壊を阻止する可能性があることなどから，現在のRAの薬物療法の中心はDMARDsと生物学的製剤であり，強力なDMARDsを早期から使用し，NSAIDsおよびステロイドは補助的に用いることが推奨されている．

　ステロイドはたとえ大量に用いてもRAを根治させることはできず，中止により再燃する．少量のステロイドは骨破壊を遅延させるとの報告はあるものの，**いったん投与すると依存性が生じ，長期投与による副作用が問題となるため，安易なステロイド使用は控えるべき**である．しかし，NSAIDsおよびDMARDsの使用によってもRAのコントロールが不良の場合，副作用などでDMARDsを使用できない場合，仕事や社会的活動などのQOLレベルを維持するために必要な場合には少量のステロイドの使用が考慮される[19～21]．

　RAの関節外症状はNSAIDsやDMARDsに抵抗性を示すことが多く，重要臓器障害は生命予後やQOLに大きくかかわる可能性があるため，ステロイドの絶対的適応である．

関節リウマチ

ステロイド治療に踏み切るタイミング

①NSAIDsおよびDMARDsの使用によっても疾患のコントロールが不良で患者の苦痛も強い場合，②社会的・経済的理由で仕事を続ける必要がありステロイドを使用しなければそれが不可能な場合，③妊娠や副作用などでDMARDsが使用不能な場合，④仕事・趣味・娯楽，家庭的・社会的活動など患者のQOLレベルを維持するために必要な場合，には少量（PSL 10 mg以下）のステロイドの使用を考慮する．**いったんステロイドを用いると離脱は大変困難なため，有効なDMARDs・生物学的製剤を併用し，可能な限り速やかにステロイドの減量をはかるべきである．**

血管炎や急性間質性肺炎などの重要臓器障害の合併を認めた場合は，中等量以上のステロイドの速やかな投与が必要である．

処方のポイント

❶ 関節症状

妊娠や副作用などでDMARDsを使用できない場合を除いて，**DMARDs・生物学的製剤との併用を原則**とし，**プレドニゾロン（PSL）換算で10 mg/日以下（通常は5 mg/日）をめどに日常生活を維持するのに必要最低限の量を投与**する．

> **処方例　少量ステロイド療法**
> プレドニン® 5 mg錠　1回1錠　1日1回　朝食後
>
> **Point**：DMARDsの効果が発現し，目的とする効果が得られた場合には減量をはかる．**欧米のガイドラインでは3カ月以内の中止を推奨するが困難なことが多く，急速な減量は病態の再燃や，副腎クリーゼを誘発する可能性もあるので慎重に漸減する．**通常，1〜2カ月ごとにPSL換算で0.5〜1 mg/日の減量を目安とする．隔日投与では満足のいく結果が得られず非投与日に悪化することが多いので，連日投与を原則とする．

関節病変が少数の大関節に限局する場合にはステロイド関節内注射が有効である．関節注入用ステロイドは，局所親和性が高く，全身に吸収された場合に不活化されやすいトリアムシノロンアセトニド（ケナコルト-A®）が汎用される．

> **処方例** 膝関節への関節内注射
>
> ケナコルト-A® 10～20 mg 関節内注射

Point：関節内注射といえどステロイドの全身投与に比して副作用が少ないわけではなく，局所の骨粗鬆症を促進するとの報告もあるため，乱用は厳に慎むべきである．注射間隔は同一関節につき2～4週間以上の間隔をあけることを原則とし，できれば3カ月以上あけることが望ましい．

❷関節外症状

1）全身性血管炎（悪性関節リウマチ）・間質性肺炎・薬剤性肺炎

ステロイド大量投与を必要とする．

> **処方例** 関節外症状のステロイド大量療法
>
> プレドニン® 5 mg錠 1回4錠 1日3回 朝昼夕食後

RAに合併する間質性肺炎は，多くが慢性の肺線維症で，進行が遅いため通常は治療を必要としない．しかし，まれに急性間質性肺炎および急性増悪が認められ，ステロイド大量投与を必要とする．なお，メトトレキサートなどの抗リウマチ薬の副作用として発症する急性間質性肺炎もステロイドによく反応する．

2）胸膜炎・強膜炎・皮膚血管炎

ステロイド中等量が奏効する場合が多い．

> **処方例** 関節外症状の中等量ステロイド療法
>
> プレドニン® 5 mg錠 1回2錠 1日3回 朝昼夕食後

➡効果がみられなかったら

関節症状に対してはPSL 10 mgまでは使用が許されるが，それ以上に増量することは副作用と長期予後の観点から勧められない．むしろ強力なDMARDs〔メトトレキサート（リウマトレックス®）など〕の使用か増量，または生物学的製剤〔インフリキシマブ（レミケード®），エタネルセプト（エンブレル®），アダリムマブ（ヒュミラ®），トシリズマブ（ア

クテムラ®），アバタセプト（オレンシア®），ゴリムマブ（シンポニー®），セルトリズマブペゴル（シムジア®）〕および経口分子標的薬トファシチニブ（ゼルヤンツ®）の使用を考慮すべきである．

関節外症状に対してステロイドの効果がみられない場合は，免疫抑制薬〔シクロホスファミド（エンドキサン®），アザチオプリン（イムラン®，アザニン®）〕の併用を考慮する．

➡副作用が出たら

RAにおけるステロイド治療の副作用と注意点は，基本的には他疾患における場合と同様である．RAでは投与量は少量のことが多いが，少量のステロイドでも長期投与により骨粗鬆症などの種々の副作用が出現する．関節腔内注入では結晶性関節炎が誘発されることもある．

骨粗鬆症とその結果起こる脊椎圧迫骨折はステロイド少量といえど発現リスクが高まることが証明されており，RAの病態自体が骨粗鬆症を進行させるため特に留意が必要である．ビスホスホネート製剤，または活性型ビタミンD_3製剤かビタミンK製剤，カルシウム補充（1日800 mg以上）の併用が強く勧められる．

ケーススタディ

症例 36歳女性．2年前に手指，手関節の痛みが出現，他院でRAと診断され，NSAIDとサラゾスルファピリジン（アザルフィジン®EN）1,000 mgの投与を受け，仕事ができる程度まで症状は改善していた．3カ月前から再び両側手指，手関節，膝関節，足趾の腫脹と痛みが出現し，仕事を続けるのが困難となったため，紹介により受診した．圧痛関節7カ所，腫脹関節5カ所を認め，血液検査では赤沈値68 mm/時，CRP 4.6 mg/dL，リウマトイド因子157 IU/mL，MMP-3 230 ng/mLであった．胸部X線異常なし，手のX線写真でStage Ⅱであった．

治療 現在の処方にメトトレキサート（リウマトレックス®）8 mg/週，およびPSL 5 mg/日を追加したところ，1週間後より関節痛は改善傾向を示し，1カ月後には圧痛関節1，腫脹関節3に減少，赤沈血28 mm/時，CRP 1.5 mg/dLに改善，さらに3カ月後には圧痛関節0，腫脹関節1，赤沈値16 mm/時，CRP 0.3 mg/dLと改善し，仕事にも復帰した．NSAIDは自己調節とし，サラ

ゾスルファピリジンは中止，PSLは4 mgに減量した．

解説 RAは寛解と増悪をくり返しながら関節破壊が進行し機能障害を残す．発症早期ほど治療の効果は高く関節破壊進行も抑制できることから，ガイドラインではRA診断と同時にDMARDs開始を推奨している．本例はDMARDsであるサラゾスルファピリジンにより症状は改善していたが，エスケープ現象によって効果が減弱し再燃した．このような場合にはメトトレキサートの使用が勧められる．ステロイドの使用は必須ではないが，活動性が高く仕事を続けるのが困難であることを考慮し，即効性のあるPSLを少量併用した．DMARDsの効果があらわれればステロイドはゆっくりと減量する．減量のスピードが速いと再燃することが多いので，減量をあせってはならない．さらに，骨粗鬆症予防のためにビスホスホネート製剤を用いることが望ましい．

5. IgG4関連疾患

免疫異常からみた疾患の特徴とステロイドが効くメカニズム

　IgG4関連疾患（IgG4-related disease：IgG4-RD）は，血清IgG4高値とさまざまな臓器組織へのIgG4陽性形質細胞浸潤と花筵様線維化を特徴とする慢性炎症性疾患であり，今世紀にわが国で確立された疾患概念である．従来は互いに無関係と考えられていたさまざまな全身諸臓器の病的変化を包括する新しい疾患概念であり，病変は涙腺，唾液腺，下垂体，甲状腺，膵臓，胆管，腸管，肺，腎臓，後腹膜，大血管系など全身臓器に及ぶ（表7）．

　IgG4-RDの原因は不明であるが，高率にアレルギー性疾患を合併し，血中IgE高値を認めることから，感染などを契機にTh2反応が惹起され，Th2サイトカインによりIgG4産生形質細胞が増殖するものと考えられている．ステロイドはこれらリンパ球や形質細胞の増殖や活性化を抑制し，アポトーシスを誘導し，炎症性サイトカイン産生を抑制することによって効果を発揮するものと考えられる．

表7　IgG4関連疾患の分類

IgG4関連下垂体炎
肥厚性硬膜炎
IgG4関連涙腺・唾液腺炎（Mikulicz病）
IgG4関連眼疾患（眼窩偽腫瘍）
Küttner腫瘍
Riedel甲状腺炎
IgG4関連肺疾患
自己免疫性膵炎
IgG4関連硬化性胆管炎
IgG4関連腎症（間質性腎炎）
後腹膜線維症
IgG4関連大動脈炎
IgG4関連前立腺炎
IgG4関連リンパ節炎

IgG4-RDに分類される疾患の多くは**ステロイド反応性が良好**で，中等量のステロイドで改善するが，**再燃も多い**．生命予後は一般に良好とされるが，長期経過により臓器線維化をきたし非可逆的な臓器不全をきたすことがあるため，早期治療が必要である．

ステロイド治療に踏み切るタイミング

以下の「IgG4-RD包括診断基準」[23]に従って診断する．
①単一または多臓器におけるびまん性／限局性の腫脹・腫瘤
②血清IgG4値≧135 mg/dL
③免疫染色による組織病理学的所見でリンパ球と形質細胞の浸潤および線維化があり IgG4$^+$/IgG$^+$形質細胞≧40％および IgG4$^+$形質細胞/HPF≧10個

IgG4-RDが疑われ，血清IgG4測定と病変部生検によって診断が確定すればステロイド治療に踏み切る必要がある．しかし，IgG4-RDに類似する疾患は多いので（Castleman病，悪性リンパ腫など），十分な鑑別診断を要する．

処方のポイント

　第1選択薬はステロイドである．重要臓器病変（自己免疫性膵炎，硬化性胆管炎，頭蓋内病変，後腹膜線維症，腎症など）に対しては絶対的適応であるが，涙腺・唾液腺に限局する場合（Mikulicz病）には経過を見ることもあり得る．

> **処方例　ステロイド中等量療法（基本的治療法）**
> プレドニン® 5 mg錠　1回2錠　1日3回　朝昼夕食後
>
> **Point**：PSL 0.5〜0.6 mg/kgを標準初期量とし，2〜4週間後から週に10％ずつ減量する．ステロイドの治療反応性は90％以上であるが，減量速度が速いと再燃率も高い．ステロイド減量中に再燃を認めることが多いため，5 mg/日程度の維持療法を続ける．

➡ 効果がみられなかったら

　IgG4-RDのステロイド反応性はきわめて高いため，初期治療でステロ

イドを PSL 換算 1 mg/kg/ 日まで増やしても抵抗性を示す場合は診断を見直す必要がある．

　ステロイドの減量中に再燃を認めた場合には，まずステロイドの再増量を行う．その後の減量時には再燃防止を目的に**免疫抑制薬の併用**を行うことが多いが，エビデンスレベルは低く，**保険適応外**である．近年，リツキシマブの難治例・再燃例における有効性が報告されている（保険適応外）．

処方例　再燃防止の免疫抑制薬の併用

＊下記のいずれかをステロイドに併用する．
① イムラン® またはアザニン®　50 mg 錠　1回1〜2錠　1日1回　朝食後
② ネオーラル®　50 mg カプセル　3〜5 mg/kg/日　1日2回　朝夕食後
③ リツキサン®　500 mg・100 mg 注　375 mg/m²　生理食塩液 500 mL　2時間以上かけて点滴，週1回　4回まで

6. 自己炎症性症候群

西小森隆太

🔖 疾患の概要とステロイドが効くメカニズム

　"自己炎症"という概念は，1999年にアメリカNIHのKastnerらにより提唱された．自己炎症性症候群は，炎症を主病態とする一群の疾患で主として遺伝性疾患である[25, 26]．近年のヒトゲノム解析の進歩により新しい自己炎症性症候群が毎年報告されているが，本項では本邦で比較的報告されているクリオピリン関連周期熱症候群（cryopyrin-associated periodic syndrome：CAPS），TNF受容体関連周期性症候群（TNF receptor-associated periodic syndrome：TRAPS），高IgD症候群，家族性地中海熱（familial Mediterranean fever：FMF），周期性発熱・アフタ性口内炎・咽頭炎・リンパ節炎（periodic fever, aphthous stomatitis, pharyngitis, and adenitis：PFAPA）症候群をとり上げ，ステロイドの使い方を解説する[27, 28]．紙面の都合でそれぞれの疾患の概略は表8を参照されたい．

　これらの自己炎症性症候群は，強力な炎症性サイトカインであるIL-1βを産生するタンパク複合体，インフラマソームの活性化が関与していることが推定されている．ステロイドはこれらの疾患で有効性を示すが，長期使用による副作用が懸念される．これまでインフラマソームのなかでも最も研究が進んでいるNLRP3インフラマソームに対する阻害薬についての報告があるが[29]，ステロイドの直接阻害作用については未報告である．上記の自己炎症性症候群でステロイドの抗炎症効果の詳細な機序は不明であるが，グルココルチコイド受容体を介した転写調節ないし転写後調節により，抗炎症関連遺伝子の発現亢進，炎症関連遺伝子の発現低下が誘導される事が推定される[30]．

🔖 クリオピリン関連周期熱症候群

❶ 病態・疾患の特徴

　責任遺伝子*NLRP3*変異による炎症性物質IL-1βの過剰産生，それに伴

表8 自己炎症性症候群の特徴

疾患名	CAPS 家族性寒冷蕁麻疹	CAPS Muckle-Wells症候群	CAPS CINCA症候群/NOMID	TRAPS	高IgD症候群	FMF	PFAPA
遺伝子名	NLRP3	NLRP3	NLRP3	TNFRSF1A	MVK	MEFV	—
日本における報告症例数	約10家系	約30症例	約30症例	約10〜20家系	8家系10症例	約500症例以上	不明、比較的多数
発症時期	平均47日10時間〜10歳	乳幼児期	乳児期	中央値 3歳 2週間〜53歳	中央値6カ月 1週間〜10歳	20歳未満が64%（本邦）	3〜5歳に好発
発作・発熱期間	12〜24時間	2〜3日	持続的	しばしば5日以上	3〜7日	12〜72時間	2〜8日
関節症状	多関節痛	多関節痛少関節炎	間欠的もしくは持続性関節炎、拘縮	大関節の関節痛／関節炎	対称性多関節痛／関節炎	単関節炎時に持続性の膝または股関節炎	稀
骨所見	なし	なし	骨幹端の過形成	なし	なし	なし	なし
皮膚所見	寒冷誘発蕁麻疹	蕁麻疹様	蕁麻疹様	移動性の発疹筋痛症	体幹・四肢の非移動性斑丘疹様疹	丹毒様紅斑	なし
その他の特徴的な臨床所見	結膜炎	ブドウ膜炎、強膜炎、結膜炎、無菌性髄膜炎、難聴、アミロイドーシス	ブドウ膜炎、強膜炎、結膜炎、無菌性髄膜炎、難聴、発達遅滞、てんかん、アミロイドーシス	漿膜炎	口内炎、消化器症状（嘔吐、下痢）、頸部リンパ節腫脹、肝腫瘍	漿膜炎	頸部リンパ節腫脹、咽頭・扁桃炎、アフタ性口内炎
診断のポイント	寒冷刺激にともなう発熱、発疹、炎症反応陽性となる症候	CINCAと家族性寒冷蕁麻疹の中間的に位置する名疾患	蕁麻疹様発疹、顔貌異常中枢神経症状、関節炎、骨端過形成	5〜7日以上続く発熱、漿膜炎、副腎皮質ホルモンが著効する	乳児期発症、発作時尿中メバロン酸高値、IgDは高値でない症例も存在するため注意	発熱時期、漿膜炎、コルヒチンが有効である	比較的規則正しい周期性発熱、頸部リンパ節腫脹、咽頭桃炎、アフタ性口内炎のどれか１つを伴う。正常な発達、成長、ステロイドで発作は頓挫
推定されている炎症機序	変異CryopyrinによるNLRP3インフラマソームの活性化、IL-1βの無秩序な産生			変異1型TNF受容体によるERストレス増加がおこり、NF-κB、MAPキナーゼが活性化する	MK活性低下による各酵素の脂質修飾に関するGeranyl geranylationの低下、それに伴うIL-1βの過剰産生	変異Pyrinにより、Pyrinによる炎症抑制機能が脱抑制される	サイトカインの調節異常を推定されているが、詳細は不明
第1選択治療	発作時NSAIDsないしステロイド	カナキヌマブ	カナキヌマブ	NSAIDs、ステロイド	NSAIDs、発作時ステロイド	コルヒチン	発作時ステロイド、扁桃腺摘出
追加治療	カナキヌマブ	—	—	カナキヌマブ、ステロイド持続投与、エタネルセプト	カナキヌマブ、ステロイド投与、エタネルセプト、造血幹細胞移植	カナキヌマブ、抗TNF-α製剤、サリドマイド	コルヒチン、シメチジン予防投与、扁桃腺抗出、ロイコトリエン受容体結抗薬

う臓器障害．重症度により，軽症の家族性寒冷蕁麻疹，中等症のMuckle-Wells症候群，重症のCINCA症候群/NOMIDにわかれる．

❷ 標準治療

中等症Muckle-Wells症候群，重症CINCA症候群／NOMIDでは，抗IL-1β抗体であるカナキヌマブが第一選択である．軽症の家族性寒冷蕁麻疹では，発作時にNSAIDs，ステロイドの短期使用にて対応する．ただし，ステロイド投与では十分コントロールできない，炎症が持続する症例では，カナキヌマブが適応となる．

❸ ステロイド処方例

家族性寒冷蕁麻疹の症例で用いる．通常発作は数日で治まるが，発熱，関節炎，結膜炎に伴う疼痛のコントロールのためNSAIDsを用いる．**NSAIDsで不十分な場合は短期的にプレドニゾロン（〜0.5 mg/kg/日）を使用**する．

TNF受容体関連周期性症候群

❶ 病態・疾患の特徴

責任遺伝子 *TNFRSF1A* 変異による炎症性疾患で，弛張熱，5日以上続く発熱発作が特徴とされる．**ステロイドに対する反応は良好**であるが，しだいに**減量困難**となる症例が存在する．

❷ 標準治療

まずNSAIDs，ステロイドの発作時頓用で発作がコントロールできるか検討する．ステロイド減量困難例では，カナキヌマブでの治療を導入する．

❸ ステロイド処方例

NSAIDsで発熱発作のコントロールが困難な場合にステロイドを考慮する．**プレドニゾロン（0.5〜1.0 mg/kg/日）の短期投与**でコントロール可能か検討する．発熱発作は5日以上続くことが多く，早期のプレドニゾロン減量にて再燃する可能性に注意する．ステロイドの減量困難例では，カ

高IgD症候群

❶ 病態・疾患の特徴

コレステロール代謝の*MVK*遺伝子の異常で発症する常染色体劣性遺伝疾患．炎症機序として，コレステロール代謝の途中産物によるタンパクのイソプレニル化の低下により低分子GTPaseの異常をきたし，Pyrinインフラマソームの活性化をきたすと推定されている．

臨床的には，乳幼児期発症，消化器症状の合併，口内炎，頸部リンパ節腫脹，周期熱を伴う．*MVK*遺伝子変異で発症する重症型はメバロン酸尿症とよばれ，発達遅延，発育遅延，白内障を合併する．高IgD症候群とメバロン酸尿症をまとめてメバロン酸キナーゼ欠損症という．

❷ 標準治療

まずNSAIDs，ステロイドの発作時頓用で発作がコントロールできるか検討する．コントロールが不十分な場合は，カナキヌマブでの治療を導入する．一部でスタチンが有効であることが知られており，軽症例では使用される場合も存在する．ただし重症例では，臨床症状を悪化させる可能性があり，使用には注意が必要である．カナキヌマブでコントロール困難な重症例は，造血幹細胞移植を考慮する．

❸ ステロイド処方例

NSAIDsの使用で発熱発作のコントロールが不十分な場合，1週間までを目安にプレドニゾロンにて0.5〜1.0 mg/kg/日を投与する．症状が軽快すれば，約1〜2週間を目処に漸減中止する．嘔吐などの消化器症状が強いときは，経口ではなく静脈投与を考慮する．

ステロイド減量困難，発作頻回症例では，カナキヌマブを投与する．一部カナキヌマブでコントロール困難な重症例は，ステロイドの追加投与を考慮する．同症例で，ステロイド少量（プレドニゾロン0.2〜0.5 mg/kg/日）

以下に減量困難な場合，造血幹細胞移植を考慮する．

家族性地中海熱

❶ 病態・疾患の特徴

MEFV遺伝子の異常をベースにした周期性発熱をきたす炎症性疾患である．MEFV変異によるPyrinインフラマソームの活性化が主病態である．臨床症状としては，漿膜炎，関節炎，発疹を伴い，発熱期間が典型例では24〜72時間である．

❷ 標準治療

コルヒチンの予防投与が有効であり，第1選択である．コルヒチンに対する副作用で服用困難な場合・コルヒチンが無効な症例では，カナキヌマブの適応となる．

❸ ステロイド処方例

一般に**家族性地中海熱の発作時にはステロイドは無効**とされているが，エキスパートオピニオンとして，**コルヒチンへの追加治療**でステロイドが使われた場合も存在する．コルヒチン不応性ないし不耐性の家族性地中海熱症例に対して，カナキヌマブ投与を考慮する．

発熱期間や発熱の程度が典型例とは異なる非典型例では，定義上コルヒチンに対する有効性を認めるが，ステロイド治療の有効性は不明である．

周期性発熱・アフタ性口内炎・咽頭炎・リンパ節炎症候群

❶ 病態疾患の特徴

Thomasらにより提唱された周期性発熱を主症状とする疾患である．上気道炎症状を欠き，口内炎，咽頭炎，頸部リンパ節腫脹のどれか1つを認め，間欠期に症状はなく，周期性好中球減少症，免疫不全症などその他の炎症性疾患が否定される．

診断において，疾患特異的な検査が存在せず，感染症，リウマチ膠原病疾患，腫瘍性疾患などの見逃しに注意する．良性の疾患であり，10歳前後に自然軽快するとされている．小児期の疾患とされていたが，近年，成

人での再発例，成人期での発症例の報告もみられるようになった．

❷ 標準治療

内科的な治療として，シメチジン（タガメット®）の予防内服，発作時ステロイドの頓用，外科的な治療として扁桃腺摘出（±アデノイド摘出）が推奨されている．

❸ ステロイド処方例

良性の疾患であるが，発熱が持続すると患者および家族のQOLを著しく損なう．**発作時プレドニゾロンにて0.5～1.0 mg/kg/回，1回ないし2回**，解熱効果をみて投与する．発熱が1～2日で軽快するような場合は，必ずしもステロイドを投与する必要はない．ただし発作短縮できた分，周期が短くなる傾向を認める．

シメチジン（タガメット®）などの内服治療を行っている際でも，行事などが控えているときの発熱発作に対して頓挫させることが可能である．また本疾患がステロイドに対する反応性が良好であることが知られ，その反応性が診断の参考になる．

文 献

[総論]
1) 市川陽一：副腎皮質ステロイド．診断と治療，88：413-422，診断と治療社，2000
2) 三森経世：副腎皮質ステロイド．「治療薬ガイド2003-2004」(Medical Practice 編集委員会/編)，pp774-782，文光堂，2003

[全身性エリテマトーデス]
3) Weening JJ, et al：The classification of glomerulonephritis in systemic lupus erythematosus revisited. Kidney Int, 65：521-530, 2004
4) Austin HA 3rd, et al：Prognostic factors in lupus nephritis. Contribution of renal histologic data. Am J Med, 75：382-391, 1983
5) Tokunaga M, et al：Efficacy of rituximab (anti-CD20) for refractory systemic lupus erythematosus involving the central nervous system. Ann Rheum Dis, 66：470-475, 2007
6) Chatham WW & Kimberly RP：Treatment of lupus with corticosteroids. Lupus, 10：140-147, 2001
7) Boumpas DT, et al：Controlled trial of pulse methylprednisolone versus two regimens of pulse cyclophosphamide in severe lupus

nephritis. Lancet, 340：741-745, 1992
8 ）髙崎芳成：難治性ループス腎炎．「全身性自己免疫疾患における難治性病態の診療ガイドライン」（三森経世/編），pp50-54，厚生労働省免疫アレルギー疾患予防・治療研究事業全身性自己免疫疾患における難治性病態の診断と治療法に関する研究班，2005

[多発性筋炎・皮膚筋炎]

9 ）Olsen NJ & Wortmann RL.：Inflammatory and metabolic diseases of muscle. Primer on the Rheumatic Diseases 11th edition（Klippel JH, et al, eds），pp276-282, Arthritis Foundation, 1997

10）Oddis CV：Idiopathic inflammatory myopathy：management and prognosis. Rheum Dis Clin North Am, 28：979-1001, 2002

11）Vencovský J, et al：Cyclosporine A versus methotrexate in the treatment of polymyositis and dermatomyositis. Scand J Rheumatol, 29：95-102, 2000

12）Dalakas MC, et al：A controlled trial of high-dose intravenous immune globulin infusions as treatment for dermatomyositis. N Engl J Med, 329：1993-2000, 1993

13）平形道人：ステロイド抵抗性筋炎．「全身性自己免疫疾患における難治性病態の診療ガイドライン」（三森経世/編），pp10-16，厚生労働省免疫アレルギー疾患予防・治療研究事業全身性自己免疫疾患における難治性病態の診断と治療法に関する研究班，2005

14）山田秀裕：PM/DMの急性間質性肺炎．「全身性自己免疫疾患における難治性病態の診療ガイドライン」（三森経世/編），pp23-28，厚生労働省免疫アレルギー疾患予防・治療研究事業全身性自己免疫疾患における難治性病態の診断と治療法に関する研究班，2005

15）Mimori T, et al：Interstitial lung disease in myositis：clinical subsets, biomarkers, and treatment. Curr Rheumatol Rep, 14：264-274, 2012

16）中嶋蘭，他：抗MDA5（melanoma differentiation-associated gene 5）抗体と皮膚筋炎・急速進行性間質性肺炎．日本臨床免疫学会会誌，36：71-76, 2013

[血管炎症候群]

17）Jennette JC, et al：2012 revised International Chapel Hill Consensus Conference Nomenclature of Vasculitides. Arthritis Rheum, 65：1-11, 2013

18）古川福実，他：血管炎・血管障害診療ガイドライン2016年改訂版．日皮会誌，127：299-415, 2017

[関節リウマチ]

19）「関節リウマチ診療ガイドライン 2014」（日本リウマチ学会/編），メディカルレビュー社，2014

20）Singh JA, et al：2015 American College of Rheumatology Guideline for the Treatment of Rheumatoid Arthritis. Arthritis Rheumatol, 68：1-26, 2016

21）Smolen JS, et al：EULAR recommendations for the management of rheumatoid arthritis with synthetic and biological disease-modifying

antirheumatic drugs：2016 update. Ann Rheum Dis, 76：960-977, 2017
22) Kirwan JR：The effect of glucocorticoids on joint destruction in rheumatoid arthritis. The Arthritis and Rheumatism Council Low-Dose Glucocorticoid Study Group. N Engl J Med, 333：142-146, 1995

[IgG4 関連疾患]

23) Umehara H, et al：Comprehensive diagnostic criteria for IgG4-related disease (IgG4-RD), 2011. Mod Rheumatol, 22：21-30, 2012
24) Umehara H, et al：A novel clinical entity, IgG4-related disease (IgG4RD)：general concept and details. Mod Rheumatol, 22：1-14, 2012

[自己炎症性症候群]

25) de Jesus AA & Goldbach-Mansky R：Monogenic autoinflammatory diseases：concept and clinical manifestations. Clin Immunol, 147：155-174, 2013
26) de Jesus AA, et al：Molecular mechanisms in genetically defined autoinflammatory diseases：disorders of amplified danger signaling. Annu Rev Immunol, 33：823-874, 2015
27) 自己炎症性疾患サイト：http://aid.kazusa.or.jp/2013/
28) Ter Haar N, et al：Treatment of autoinflammatory diseases：results from the Eurofever Registry and a literature review. Ann Rheum Dis, 72：678-685, 2013
29) Kallinich T：Regulating against the dysregulation：new treatment options in autoinflammation. Semin Immunopathol, 37：429-437, 2015
30) Barnes PJ：Mechanisms and resistance in glucocorticoid control of inflammation. J Steroid Biochem Mol Biol, 120：76-85, 2010

第2部 各疾患別ステロイドの使い方

2. 血液疾患

正木康史

総論

◆血液疾患治療におけるステロイド

　血液疾患は概して全身症状が強く進行が早いため，早急な治療開始を求められる場合も多く，ステロイドはさまざまな場面でさまざまな使われ方をする．一口に血液疾患といっても幅が広く，白血病，リンパ腫，骨髄腫などの血液悪性腫瘍や，免疫性血小板減少症（特発性血小板減少性紫斑病），自己免疫性溶血性貧血，血栓性血小板減少性紫斑病などの自己免疫疾患の範疇に属する疾患，あるいはさまざまな重症疾患の重積状態と考えられる血球貪食症候群などがある．ステロイド治療はこれらの根治を狙う治療の中心として，あるいは疾患活動性を抑えたり遅らせる補助的な治療法として使われる．それらにつき，本項で概説する．

◆基本的な使い方

　詳細は個々の疾患ごとに述べるが，ステロイドが効くメカニズムとしては，ステロイドによるリンパ球の直接的な抑制効果（数の抑制，機能の抑制）が最も重要である．

　多くの疾患では，**大量ステロイド（プレドニゾロン 1 mg/kg/ 日）が初期投与量**で，その量を2〜4週維持した後に漸減する．漸減法は施設ごとに，あるいは疾患ごとにさまざまな方法がとられる．大別して，①2週ごとに**半分ずつに減量していく方法**（例：60 mg→30 mg→15 mg→10 mg→…），②2週ごとにおよそ**1割ずつ減量していく方法**（例：60 mg→55 mg→50 mg→45 mg→40 mg→…）の2つがある．じつは漸減法が疾患のコントロールおよび副作用の発生頻度に関係するきわめて重要な事項であるにもかかわらず，RCTのデータは乏しく，教科書にもあまり記載されていない．

　リンパ系腫瘍などでほかの**抗がん薬と併用**して投与する場合は，**短期に大量を投与し一定の日数の投与後は漸減せず次の投与まで休薬する**ことが

多い．ステロイドの副作用を減らすためには理にかなっているが，この方法は血糖コントロールが乱れやすく（特にステロイド投与期間中のみの高血糖），急に中止した後に倦怠感・易疲労感〜ショックなど，**ステロイド離脱症状・副腎不全症状の発現に注意が必要**である．

一方で，ステロイドが第1選択薬で大量投与から漸減が必要な疾患の場合，ステロイド投与総量が多くなるため，さまざまな副作用が必発となる．治療開始時に患者は多くの副作用を聞かされ，治療に拒否的になることも多いが，非常に重要な薬物であることと自己判断での急な中止や減量は危険であることを十分に説明しておく．

消化性潰瘍予防としてプロトンポンプ阻害薬あるいはヒスタミンH_2ブロッカーを併用する．ステロイドの使用が長期に至ると**骨合併症**が頻発するため，ビスホスホネート製剤を併用する（ただし大腿骨頭壊死は予防できない）．**糖尿病**の合併や増悪も高率であり，治療開始前から糖尿病傾向がある場合はあらかじめ内分泌・糖尿病内科にコンサルトしておいた方が無難である．さらに，ステロイドを開始すると食欲が亢進し体重が増加する患者が多いため，食欲が出ても食べ過ぎないように，腹八分目を心がけ，間食は摂らないように注意しておく．体重測定も外来受診日に毎回行い，血糖値，尿糖，HbA1cもしくはグリコアルブミン，コレステロール，中性脂肪，尿酸などいわゆるメタボ系の検索を治療開始前から定期的に行い，それらの程度によっては治療介入が必要となる．

◆感染症の予防

ステロイドが長期大量に投与される患者の**最大の死因は感染症**である．したがって，感染症の予防がきわめて重要である．定期的（少なくとも数カ月に1回）にリンパ球数，血清IgG，IgA，IgM，末梢血T細胞分画（CD3，CD4，CD8）はモニターする．

ニューモシスチス肺炎予防のST合剤，ヘルペスウイルス感染予防・治療のアシクロビルの内服を保険診療の範囲内で行うことが望ましい．ステロイド長期大量投与となった場合は，サイトメガロウイルス感染も併発しやすく，原因不明の発熱・CRP上昇，血球減少，肝機能異常などを認めた際にはサイトメガロウイルス抗原血症（C7-HRP抗原など）を検索し，感染が確認された場合はガンシクロビル投与を検討する．

細菌感染や真菌感染にも注意し，感染徴候が認められたら必要な画像検査（単純X線，エコー，CTなど）や各種培養検査，血清学的検査（エンドトキシン，プロカルシトニン，β-Dグルカンなど）を行った後に，適切な抗菌薬や抗真菌薬投与を行う．味覚異常を訴えたり，口腔内に白苔を認めた場合は口腔内（消化管）カンジダ症の可能性が高く，アムホテリシンBシロップ剤の内服投与を行い，消化管内視鏡検査も行うべきである．

　肝炎ウイルスの再活性化も留意が必要で，特に**B型肝炎**は重要である．これはリツキシマブあるいはリツキシマブを併用した化学療法（R-CHOP療法）で明らかになった事実であるが，その後に免疫抑制効果が強いさまざまな抗がん薬治療や免疫抑制薬でも同様の事象が起こり，さらにステロイド治療でもパルス療法や大量投与では起こりうることがわかってきた．したがって治療開始前に必ず，HBs抗原，HBs抗体，HBc抗体を測定し，いずれか1つでも陽性となった際にはHBV-DNA量を測定する．DNA量が増加している症例には抗ウイルス薬（エンテカビルなど）の併用投与が必要となり，長期間継続投与が必要となるため，消化器内科医との連携が望ましい．また，HBV-DNA陰性例でもその後の再活性化を早期に把握するため，HBV-DNAを定期的（月1回）にモニタリングすべきである．

1. 血液悪性腫瘍

疾患の特徴とステロイドが効くメカニズム

　血液悪性腫瘍としては，リンパ系腫瘍と非リンパ系腫瘍に分けて考える必要がある．ステロイドは腫瘍性／非腫瘍性にかかわらずリンパ球を抑制するため，リンパ系腫瘍の治療では，ステロイドはそれ自体がkey drugであり，ほぼすべてのリンパ系腫瘍の治療にステロイドが組込まれている．ステロイドが入らないリンパ系腫瘍の治療の例外は，ホジキンリンパ腫に対するABVD療法くらいである．

処方のポイント

❶ 急性リンパ性白血病（ALL）

　急性リンパ性白血病（acute lymphoblastic leukemia：ALL）治療においては，**前期治療として7日間プレドニゾロンを投与しその反応性が予後を左右するという報告があり**，ステロイド自体が抗がん薬としての重要な位置を占めている．一部の症例は前期治療のステロイドだけでも寛解に入る事もある．小児のALLでは，前期治療後の8日目における末梢血中の芽球が1,000/μL以上あれば予後不良とされている[1]．成人ALLでもイタリアのグループよりステロイドの前期治療の成績が報告されており，7日間のプレドニゾロン投与により657例中の429例（69％）に有効性が認められ，白血球数高値例およびB細胞性ALLで有効率が高かったとしている[2]．完全寛解率（complete response：CR率）は82％で，プレドニゾロン有効例のCR率は非有効例より優っていた（87％ vs 70％，p＝0.001）．さらにプレドニゾロン有効例は8年CR持続割合も非有効例に比べて優っていた（36％ vs 24％，p＝0.0004）．以上より，**プレドニゾロン前期治療はALLの予後を判断する指標としても有用**である．

　本邦のJALSGによるALL治療プロトコル（ALL202）では，15歳以上25歳未満のいわゆるAYA世代症例に対して，プレドニゾロン前期治療

が組み込まれた治療戦略が採用されている．AYA世代症例では小児白血病研究会（JACLS）と共通のプロトコールで治療することにより，小児ALLのdose intensityを上げたプロトコールがどのように治療成績に寄与するのかを検証中である．

一方，MD Andersonがんセンターで開発されたhyperCVAD/MA療法では，プレドニゾロンは含まれておらず，前半のhyperCVAD部分ではデキサメタゾンが含まれている．ALLの寛解導入療法としてJALSG型を行うかhyperCVAD/MA療法を行うかは施設の事情（好み・慣れ）によって決められており，どちらが勝るという比較のデータはない．

❷ 悪性リンパ腫

悪性リンパ腫の分類はWHO分類の版を重ねるごとに細分化されてきており，おのおのの病型ごとに微妙に治療戦略が異なるため，専門外にはわかりづらい．まずホジキンリンパ腫と，B細胞腫瘍，T/NK細胞腫瘍に大別し，BおよびT/NK細胞腫瘍はおのおのの未熟な段階（前駆型）の腫瘍と，成熟型（末梢性）腫瘍に分ける．

●ホジキンリンパ腫

ホジキンリンパ腫の標準的化学療法はABVD療法（<u>a</u>driamycin, <u>b</u>leomycin, <u>v</u>inblastine, <u>d</u>acarbazine）であり，本レジメンにはステロイドは含まれていない．したがってホジキンリンパ腫の治療薬としてはステロイドなしが一般的だが，実際は制吐効果などを含め**前投薬としてデキサメタゾン**などが併用されている事が多い．

●非ホジキンリンパ腫

一方，非ホジキンリンパ腫の古典的な標準治療はCHOP療法（<u>c</u>yclophosphamide, <u>h</u>ydroxy-doxorubicin = adriamycin, <u>o</u>ncovin® = vincristine, <u>p</u>rednisolone）であるが，組織型ごとに進行の速さ，治療反応性，予後などが異なり，一律に同じ治療を行う時代ではない．

❶ B細胞リンパ腫

最も頻度の高い病型は，びまん性大細胞型B細胞リンパ腫（diffuse large B-cell lymphoma：DLBCL）であり，その標準治療はリツキシマブを加えたR-CHOP療法である．リツキシマブの投与に際してはアナフィラキシーなどの投与時反応が起こりやすく（特に初回，腫瘍量の多

い時期に起こりやすい），ステロイド（プレドニゾロン）はリツキシマブより先に投与すべきである．さらに投与時反応の予防のために，前投薬として消炎鎮痛薬と抗ヒスタミン薬を30分前に内服し，リツキシマブは緩徐な投与速度より開始し徐々に速度を上げていくことが添付文書上にも記載されている．

❷ T細胞性リンパ腫

一方，T細胞性リンパ腫には依然としてCHOP療法が基本であるが，もともとB細胞性に比べてT細胞性リンパ腫は予後が悪く，リツキシマブの登場でB細胞性の予後が改善したため，T細胞性はとり残された状況にあり治療成績向上が望まれる．投与スケジュールを2週間ごとにしdose intensityを上げたCHOP14療法や，エトポシドを加えたCHOEP療法，アドリアマイシンをピラルビシン（THP-アドリアマイシン）に変更したTHP-COP療法などさまざまな工夫がなされている．

CHOP療法におけるプレドニゾロン投与法は，原法では100 mgを朝1回経口で5日間連続投与する．膠原病などで3回での分割投与が行われることに比べ，朝1回の投与はプレドニゾロンの血中半減期が短いことを考慮すると違和感のある方法ともいえる．血中濃度を急峻に立ちあげ抗腫瘍効果をあげるという目的と考えられるが，糖尿病・耐糖能異常のある症例では1日の血糖コントロールが不安定になりやすいので，注意が必要である．

> **処方例** CHOP療法におけるプレドニゾロン投与法
>
> プレドニン® 5 mg錠 1回20錠 1日1回 朝のみ 5日間
> ＊高齢者では，40 mg/m^2 へ減量することが一般的である

●リンパ腫の再発難治例

リンパ腫の再発難治例に対するサルベージ療法（救援化学療法）にはさまざまなレジメンがあり，用いられるステロイドも，プレドニゾロンを含むレジメン（EPOCH療法）のほかにメチルプレドニゾロンを含むレジメン（ESHAP療法など），デキサメタゾンを用いたレジメン（DHAP療法，DeVIC療法，GCD療法，GDP療法など）とさまざまで，サルベージ療法についてどの方法が最も有効かは結論が出ていない．

❸ 多発性骨髄腫

　骨髄腫の古典的な標準化学療法はMP療法（melphalan, prednisolone）療法であり，この場合は両剤を経口にて長期間間欠的に投与する．プレドニゾロンとしては60 mg/m^2 1〜2回を，メルファランとともに4日間投与を28日間周期で行う．多くの症例に奏効するものの完全寛解には至らず部分寛解までの症例がほとんどで，生存期間の中央値は3年間程度である．その後に注射抗がん薬を含むさまざまなレジメン（VAD療法：vincristine, adriamycin, dexamethasoneなど）が開発されたものの，これらの治療では生存期間の延長に至らず，結局MP療法が標準治療であるという時代が永らく続いた．

　しかし近年になり新規薬剤が登場し，劇的な生存期間の改善がみられるようになった．特に，サリドマイド，レナリドミド，ボルテゾミブの3剤の登場によるインパクトは大きく，その後さらに続々と新薬が登場してきている．大別すると，免疫調節薬（immunomodulatory drugs：iMiDsと略される：サリドマイド，レナリドミド，ポマリドミド），プロテアソーム阻害薬（ボルテゾミブ，カルフィルゾミブ，イキサゾミブ），ヒストン脱アセチル化酵素阻害薬（パノビノスタット），モノクローナル抗体薬（抗SLAMF7抗体：エロツズマブ，抗CD38抗体：ダラツムマブ）などである．保険診療上で薬剤ごとに併用療法に縛りがあり，**組合わせるステロイドはプレドニゾロンあるいはデキサメタゾンである**．

　プレドニゾロンを用いる場合は，サリドマイド＋MP療法のように，古典的なメルファランも併用されることが多い．最近はむしろデキサメタゾンと組合わせるレジメンが多く，その場合のデキサメタゾンは**1日量20〜40 mgを2日間連日，化学療法薬のタイミングに合わせて投与**されることが多い．例えばBD療法（ボルテゾミブ，デキサメタゾン）では，ボルテゾミブをday1, 4, 8, 11で投与し，デキサメタゾンはday1, 2, 4, 5, 8, 9, 11, 12で投与される．デキサメタゾン高用量を使いづらい場合は，1日量4〜8 mg程度へ減量することもあり，その場合はBd療法と小文字のdで表記される．なお，デキサメタゾンは従来のデカドロン錠（0.5 mg）では錠数が多くなるので，多発性骨髄腫のみに保険適用のあるレナデックス®錠（4 mg）あるいはデカドロン錠（4 mg）を用いて錠数を少なくし

て投与されることが多い．

なおデカドロン®注4 mgのバイアル中にはデキサメタゾンとして3.3 mgが含有されており（最近ではデカドロン® 3.3 mgと表記されているが），従来注射薬としてデキサメタゾン40 mgを投与していたつもりが，実際には33 mgしか投与されていなかったという経緯がある．骨髄腫治療においては，デキサメタゾンは治療のkey drugであるため，現在のレジメンでは注射薬としては1バイアル3.3 mgを用いた正確な量で投与計算が行われる（一方，リンパ腫治療では1バイアルを4 mgと大雑把に考えて投与している）．

❹ 急性骨髄性白血病（AML）など非リンパ系腫瘍

急性骨髄性白血病（acute myeloid leukaemia：AML）の古い治療プロトコールにはステロイドが含まれていたが，骨髄系腫瘍にはステロイド自体の抗腫瘍効果はほとんどなく，一方で有害事象も少なからず認めることより，**近年の治療レジメンにはステロイドは入っていない**．APL/M3（acute promylocytic leukemia：急性前骨髄球性白血病）以外のAMLの標準治療はイダルビシン（3日間）あるいはダウノルビシン（5日間）のアントラサイクリン系抗がん薬＋シタラビン（Ara-c）（7日間）であり，本来ここにはステロイドは登場しない．しかし，抗がん薬の制吐療法ガイドラインでは，イダルビシン，ダウノルビシン，および高用量シタラビンは中等度催吐性リスクに分類されるため，**制吐薬としてステロイド併用を行う**こととなり，5HT$_3$受容体拮抗薬とともにデキサメタゾン6.6〜9.9 mgの静注（または8〜12 mgの経口）投与が推奨される．シタラビンは7日間投与されるため，それに併せてデキサメタゾンもかなりの量が投与されることになる．

ケーススタディ

症例 68歳男性．1週間前から続く高熱で受診．結膜に貧血を認めたが，心音・呼吸音異常なし，腹部も平坦・軟，肝脾腫触知せず，表在リンパ節は触知せず，受診時の採血で，Hb 8.8 g/dL，WBC 3,480/μL，PLT 5.5万/μL，LDH 1,028 U/L，AST 78 U/L，ALT 66 U/L，BUN 32 mg/dL，Cr

1.57 mg/dL, UA 8.8 mg/dL, Na 130 mEq/L, K 4.4 mEq/L, Cl 110 mEq/L, $β_2$MG 5.3 μg/mL, 可溶性IL-2レセプター 10,800 U/mLであった. ^{18}FDG-PETでは全身骨，脾臓，両側副腎に異常集積を認めた. 骨髄穿刺生検およびランダム皮膚生検で血管内大細胞型B細胞リンパ腫（intravascular large B cell lymphoma：IVLBCL）と診断された.

治療 診断確定後にR-CHOP療法が開始され，治療開始とともに，全身症状はすみやかに改善した．しかしながら，治療開始後7日目より倦怠感を訴え，8日目に低血圧，低ナトリウム血症（Na 119 mEq/L）を認めた．血漿コルチゾールは4.0 μg/dL（正常6.2～18.0）と低下を認めた．ステロイド補充療法プレドニゾロン 10 mg/日を行うと，倦怠感，低血圧，低ナトリウム血症はすべて改善した．以後は，化学療法投与時以外の時期はステロイド維持量を継続投与している．

解説 血液悪性腫瘍の治療ではステロイドが短期間大量に投与される．多くの場合は問題ないが，時にステロイドの効力が切れた頃にステロイド離脱症状を認めることがある．特に本例は原疾患のIVLBCLで両側副腎浸潤を認めていた．短期間の大量ステロイドの効力が切れた時期に副腎不全となることは予測できた．

リンパ系血液腫瘍に対する短期間のステロイド大量投与では，投与期間中の高血糖とともに，投与終了後の離脱症状に注意が必要である．

2. 特発性血小板減少性紫斑病

免疫異常からみた疾患の特徴

かつては特発性血小板減少性紫斑病（idiopathic thrombocytopenic purpura：ITP）とよばれたが，近年は**免疫性血小板減少症（immune thrombocytopenia）**と称される．

特発性とは原因不明という意味だが，本疾患は血小板膜タンパクに対する自己抗体が関与したII型アレルギーが本態の自己免疫性疾患である．ITP単独では赤血球や白血球数に異常を認めず，骨髄での巨核球産生の低下も認められない．一般的には骨髄の巨核球は代償的に正常〜増加を示す．血小板減少をきたすほかの疾患を除外して診断する．症状は血小板減少に由来する出血傾向で，主として皮下出血（点状出血〜紫斑）だが，歯肉出血，鼻出血，下血，血尿，頭蓋内出血なども呈することがある．

ITPには急性型と慢性型があり，急性型は主に小児にみられウイルス感染などを契機に発症するが一過性で治癒しうる．一方，成人のITPのほとんどは慢性型であり，長期間の加療を要する．

●治療方針

かつては血小板数が正常以下に減少しているだけで治療開始されていたが，自然回復例が5〜10％程度みられることや，治療に伴う合併症死も少なくないことがわかり，危機的出血の起こらない範囲（血小板数3万/μL以上）であれば，無治療経過観察も重要な選択肢である．

本邦の厚生労働省難治性疾患克服研究事業 血液凝固異常症に関する調査研究班によるITP治療の参照ガイドでは，治療目標として，①無治療で血小板数10万/μL以上を維持できる，②治療中止（休薬），あるいは維持量で血小板数3万/μL以上でかつ出血症状がない，の2つをあげている．ここでは必ずしも①の導入に固執せず，止血に十分な血小板数を維持することが大切で，実際には**副作用の少ない最小維持量の薬物治療ないし治療中止（休薬）**で②の基準を維持できればよい．

● 治療の実際（ピロリ菌除菌治療）

　厚労省研究班で行った臨床研究「成人ITPに対するピロリ菌感染率と除菌療法後の血小板増加効果」では，ITP 436例中301例（69％）がピロリ菌陽性であり，ピロリ菌陽性例では除菌治療による血小板増加反応が約60％に認められ，その効果は長期間持続し再発もほとんどなかったとされている．したがって，成人のITP症例ではまず**ピロリ菌感染の有無**を，尿素呼気試験（urea breath test：UBT）あるいは便中ピロリ抗原など侵襲の少ない方法で検索する．

ステロイド治療に踏み切るタイミング

　ピロリ菌陰性例あるいは，ピロリ菌治療により血小板増加効果が認められない症例の第1選択治療は，中等量〜大量ステロイド投与である[3]．ステロイドはリンパ球の数，機能を抑え，自己抗体産生を低下させると考えられる．

処方のポイント

　プレドニゾロン0.5〜1 mg/kg/日，1日3回投与より開始し，2〜4週間投与した後，血小板増加の有無にかかわらず8〜12週かけて漸減し，プレドニゾロン10 mg/日以下とし維持量とする．

処方例　ピロリ菌陰性またはピロリ菌治療が効かないITP

〈初期治療〉
プレドニン® 　5 mg錠　0.5〜1 mg/kg/日　1日3回　2〜4週間
　＊血小板増加の有無にかかわらず8〜12週かけて漸減
〈維持量〉
プレドニン® 　5 mg錠　10 mg/日以下

　約80％の症例が血小板数3万/μL以上に増加し，50％以上の症例は血小板数10万/μL以上となる．しかし**ステロイド減量に伴い血小板数は再び減少する**例が多く，ステロイドを中止できる症例は10〜20％程度とされている．ステロイドを大量に長期間使用するため，ステロイドの副作用は**必発**であり治療開始時に十分なインフォームド・コンセントが必須で

特発性血小板減少性紫斑病

ある．骨粗鬆症，高血圧，糖尿病，慢性感染症，肥満，高齢者などの高リスク患者では初期投与量は 0.5 mg/kg/日からの開始が推奨される．

なお，漸減法にはエビデンスといえるほどのものはなく，経験的に行われてきた．治療効果を優先して慎重に減らすことと，副作用を減らすために早く減らすことの相反する目的をいかに成り立たせるかがポイントである．一般に中等量〜大量投与時には血小板は増加し，漸減するにつれ血小板数も減少していくことから，**プレドニゾロン 15 mg/日以下からは，より慎重な漸減が必要**である．1回の減量は 1 mg（プレドニゾロン 1 mg 錠を使用する）以内に留めた方が無難である．プレドニゾロン 5 mg 錠しか採用されていない医療機関の場合は，0.5 錠＝2.5 mg ずつ減らし，1 mg 錠剤の採用を働きかけるべきである．

維持療法中あるいはステロイド中止後に出血傾向や症状が増悪する場合は，ステロイド増量・再投与あるいは後述の緊急時治療を行う．

初期治療以後の再発・再増悪の際のステロイドの使い方に決まりはないが，多くの場合，患者はステロイド再増量に心理的抵抗を示す．一方で危機的出血のリスクも早急に回避する必要があるため，ステロイドパルス療法（メチルプレドニン 1g/日×3日間点滴投与）あるいはデキサメタゾン大量療法（40 mg/日×4日間経口投与，2〜4週ごと）などの方法から（**保険適用外**），出血症状の程度や患者の希望により選択する．再発・再増悪例はステロイド単剤では長期的に維持できないということであり，一時的に増量したステロイドで時間を稼いでいる間に，二次治療を開始する．

➡️効果がみられなかったら
❶ 摘脾術

ステロイド治療が無効あるいは部分寛解で血小板数3万/μL未満の症例では，摘脾を検討する．術前には血小板数を5万/μL以上にあげる必要があるため，免疫グロブリン大量療法（IV-Ig）を術前5〜7日前に開始し，それでも血小板数が不十分な症例では血小板輸血を手術直前または術中に10〜20単位投与する．腹腔鏡下の摘脾術が望ましいが，術式は外科医の判断に任せる．副脾が存在していると術後の再発の原因となるため，副脾の除去に努める．

従来は，二次治療の筆頭であったが，リツキシマブやトロンボポエチン

受容体作動薬が登場し，摘脾術が行われる症例は減少すると思われる．

❷ リツキシマブ（抗CD20抗体）

2017年3月より公知申請にて，慢性特発性血小板減少性紫斑病に保険適用が認められた．リツキシマブ 375 mg/m^2 を1週間間隔で4回点滴静注する．

❸ その他の免疫抑制療法

自己抗体産生抑制目的に，シクロスポリン，アザチオプリン，シクロホスファミドなどが用いられる．

❹ トロンボポエチン受容体作動薬

巨核球・血小板産生刺激因子であるトロンボポエチンの受容体に結合し，巨核球成熟を促進し血小板産生を亢進させる．経口薬のエルトロンボパグと皮下注射として使用するロミプロスチムがある．

❺ ダナゾール

古くから行われている治療法だが，作用機序は明らかでない．

❻ ビンカアルカロイド緩速点滴静注療法（保険適用外）

ビンクリスチン，ビンブラスチンなどを4〜8時間かけて点滴静注し，週1回，4〜6回くり返すことで，自己の血小板にビンカアルカロイドが取り込まれ，網内系に作用し，網内系での血小板破壊を抑制するとされる．

▶緊急時，外科的処置などの対応

血小板数1万/μL未満で粘膜出血を伴う場合，主要臓器内への出血，および血小板数5万/μL未満での手術時には一時的に血小板数を増加させる必要がある．IV-Igは完全分子型免疫グロブリン製剤（Fab型に修飾されているものは不可）400 mg/kg/日×5日間連続し点滴静注すると，網内系のFcレセプターをブロックし網内系での血小板破壊を抑制し，一時的に血小板数増加を認める．64％は血小板数10万/μL以上に，83％は血小板数5万/μL以上となり，有用性が高い．ただし，この治療は高額であり，効果が一過性であるため，**上記の適応以外には用いてはならない**．

IV-Igでも血小板数増加が認められない症例では，血小板輸血を10〜20単位行う．しかし，抗血小板抗体が存在するため，輸注された血小板の寿命は短い．

特発性血小板減少性紫斑病

➡ 妊娠合併ITPの治療[4]

妊娠中のITP治療薬として推奨される薬物は，**ステロイド（プレドニゾロン）**あるいは**IV-Ig**のみである．また妊娠希望のあるITP症例では，妊娠前に摘脾術が勧められるが，妊娠中の摘脾は流産の可能性が高く勧められない．

ケーススタディ

症例 60歳女性．数日前より四肢に点状出血や紫斑があることに気づいていた．さらに口腔内の歯肉出血が出現し止まらなくなり受診．Hb 12.0 g/dL，WBC 7,800/μL（分画異常なし），PLT 5,000/μL，CRP 0.3 mg/dL，骨髄穿刺にて骨髄巨核球が増加しており，ITPと診断した．

治療 プレドニゾロン 1 mg/kg/日としてプレドニゾロン錠1回4錠1日3回投与より開始した．また初診時の血小板減少が著明で，出血症状が強かったため，IV-Igおよび血小板輸血10単位も1回だけ投与した．治療開始後すみやかに血小板数は回復した．後に行ったUBTではピロリ菌は陰性であった．

解説 成人のITPのほとんどは慢性型であり，ピロリ菌陽性例ではピロリ菌除菌治療で改善が期待できる．しかし，本例のごとく著明な血小板減少で1万/μL未満の症例では，除菌治療自体でさらに出血する例があり，除菌治療はステロイドなどで血小板数1万/μL以上に増加させてから行う必要がある．本例はピロリ菌陰性であり，除菌による血小板減少に対する治療効果はない．

本例では大量ステロイドを開始したが，その効果が現れるまでには多少日数を要するため，それまでの緊急的治療としてIV-Igおよび血小板輸血も併用した．

血小板数は1万/μL以上あれば，通常は危機的な出血が起こるリスクは少なく，その場合はピロリ菌の検査／除菌→ステロイド治療という普通の方針で問題ない．しかし1万/μL未満の血小板減少で，出血傾向が著明な際には，危機的出血をまず回避したうえで，ステロイド治療の効果が現れてくるまでに時期を乗り切る必要がある．

3. 自己免疫性溶血性貧血

免疫異常からみた疾患の特徴

　自己免疫性溶血性貧血（autoimmune hemolytic anemia：AIHA）はすべての年齢に発生し，赤血球膜上の抗原に対する自己抗体によるⅡ型アレルギーが本態の自己免疫性疾患である．自己抗体により傷害された赤血球は，赤血球寿命が短縮し（溶血），貧血を呈する．自己抗体産生を引き起こす病因はいまだに不明な部分が多いが，抗原側，抗体産生側あるいはその両者の変調から，複数の要因がかかわり発生するとされ，ヘテロな疾患群である．

　抗赤血球自己抗体は37℃で反応する**温式**のものと，体温以下（4℃）で反応する**冷式**のものに大別される．温式抗体は原則としてIgG抗体である．冷式抗体には寒冷凝集素症（IgM型）と寒冷血色素症（IgG型二相性溶血素：Donath-Landsteiner抗体）などがある．時に温式抗体と冷式抗体の両者が検出される症例もあり，混合型とよばれる．

　また臨床経過により，急性（約6カ月以内に治癒するもの），慢性型（6カ月以上遷延するもの）に大別される．さらに基礎疾患を認めない特発性と，先行疾患あるいは随伴疾患を有する続発性に大別される．続発性AIHAを起こす基礎疾患としては，全身性エリテマトーデス（systemic lupus erythematosus：SLE）に代表される自己免疫疾患，慢性リンパ性白血病（chronic lymphocytic leukemia：CLL）やその他の悪性リンパ腫などリンパ増殖性疾患，後天性免疫不全症候群（AIDS），低ガンマグロブリン血症（特にIgA欠損症），胸腺腫・赤芽球癆，骨髄異形成症候群（myelodysplastic syndrome：MDS），卵巣腫瘍（奇形腫，囊腫，腺癌など），妊娠，骨髄移植・腎移植後，薬剤性（セフェム系抗菌薬，αメチルドパ，プロトンポンプ阻害薬，ヒスタミンH_2ブロッカーなど），輸血後などさまざまな要因があり，合併する基礎疾患ごとに溶血性貧血の経過や予後も異なる．

● 自己免疫性溶血性貧血

●診断のポイント

まず,溶血性貧血であることの確認として,網状赤血球の著増を伴う貧血,間接ビリルビンおよびLDH(lactate dehydrogenase:乳酸脱水素酵素)の増加,ハプトグロビンの減少(多くは感度以下となる)を確認し,自己抗体の確認(Coombs試験),自己免疫機序以外の溶血性貧血の除外(末梢血塗抹標本での赤血球形態の確認が重要)を行う.自己免疫機序以外の溶血性貧血(遺伝性球状赤血球症,発作性夜間色素尿症など)ではステロイド投与の効果は原則としてないか限局的なため,これらの除外は重要である.

処方のポイント

AIHAの治療の**第1選択はステロイド**である.プレドニゾロン 1 mg/kg/日より開始することで,約4割の症例は4週までに血液学的寛解に達する.初期投与に関して,メチルプレドニゾロンやデキサメタゾンをパルス的に大量投与する治療の優位性は検証されていない.また,初期投与量を中等量(プレドニゾロン 0.5 mg/kg/日)から開始することとの比較のデータもない.

2〜4週間投与した後に,半量プレドニゾロン 0.5 mg/kg/日とし,その後は溶血の再発がないことを確認しながら,2週間に5 mg程度ずつ漸減し,維持量はプレドニゾロン 10〜15 mg/日とする.その後は網状赤血球およびCoombs試験の推移をみながら,さらに慎重に減量を試みる(プレドニゾロン 1 mg錠を用いて1 mgずつの減量が望ましい).プレドニゾロン 5 mg/日を最小維持量として,しばらくはこの量を継続する.Coombs試験はなかなか陰性化しないが,その後の経過で直接Coombs試験が陰性化し溶血所見がなければ,さらに減量し中止も考慮する.再発・再燃時には中等量のプレドニゾロン 0.5 mg/kg/日に戻して加療が必要となる.

> **処方例** 経口ステロイド投与
>
> 〈初期治療〉
> プレドニン® 5 mg錠 1 mg/kg/日 2〜4週間
> ＊約4割の症例は4週までに血液学的寛解に達する

〈寛解導入後の減量〉
1ヵ月後に 0.5 mg/kg/日となるよう減量．
その後，2週間に 5 mg ずつ漸減，10〜15 mg/日で維持する．
〈再発・再燃時〉
プレドニン® 0.5 mg/kg/日

➡ 効果がみられなかったら

❶ ステロイド治療抵抗例（再発・難治例）

再発・難治例では，悪性腫瘍に続発した二次性AIHAなどの可能性を再度除外する．悪性リンパ腫などに合併したAIHAでは，リンパ腫の治療を行うとAIHAの改善がみられることが多い．リンパ腫の治療方針は，それぞれの病理組織型による．

❷ 摘脾術

AIHAでは自己抗体の結合した赤血球が主に脾臓などの網内系細胞で破壊される血管外溶血であるため，ステロイド抵抗例に対する二次治療として摘脾術が古くから行われてきた．本邦では摘脾術の施行率は15%で，欧米の25〜57%と比べ少ないが，欧米ではステロイドを長期間使用したがらないことが影響している可能性がある．摘出脾の重量は100〜800 gで，脾サイズは摘脾治療効果とは相関しない．奏効率は約60%とされ，脾臓を摘出してもその後に肝臓や骨髄の網内系細胞が代行するため，摘脾だけでAIHAの経過を有意に変更できるわけではないが，摘脾後にCoombs試験が陰性化する症例もある．

❸ 免疫抑制薬

標準量のステロイド治療の不応例，依存例，副作用で使いづらい場合やステロイド禁忌例などで，二次治療としてさまざまな**免疫抑制薬**が使われる．高齢などで摘脾を行いづらい場合や，摘脾の効果不十分な例や摘脾後の再燃例でも検討される．

機序としては抗体産生抑制であり，シクロホスファミド，アザチオプリン，メトトレキサート，シクロスポリンAなどが用いられるが，いずれの薬物が最も適しているかという比較のデータはない．しかし，これらの薬物を併用しつつ，ステロイドの減量を図ることは，日常診療として一般的に行われている．ただし，いずれの薬物もAIHAに対して**保険適用はない**．

自己免疫性溶血性貧血

④ リツキシマブ（抗CD20抗体）

*in vivo*でBリンパ球を選択的に障害し抗体産生を抑制する．具体的にはリツキシマブ375 mg/m^{2}を1週間間隔で4回点滴静注する．有効性が報告されており，すみやかに効果が発現し効果持続も長く，ステロイド長期投与に起因する多くの副作用を回避できる可能性がある．有効例ではCoombs試験も陰転化する．本邦では現時点で**保険適用外**である．

▶冷式抗体によるAIHAの治療

冷式抗体によるAIHAでは**保温**が最も基本的であり，室温・着衣・寝具などに十分な注意を払い，身体部分の露出や冷却を避ける．輸血や輸液も体温レベルに加温し投与することが望ましい．

ステロイド治療の有効性は温式AIHAに比べ劣るとする報告が多い．

特発性慢性寒冷凝集素症はIgM型抗体であり，Bリンパ増殖性疾患に基づいてリツキシマブやシクロホスファミドなども試みられる．

ケーススタディ

症例 48歳男性．ここ数カ月倦怠感を自覚していたが，知人より目と皮膚が黄色いと指摘され受診した．初診時，眼瞼結膜に貧血を，眼球結膜に黄疸を認めた．表在リンパ節腫大や肝脾腫は認めなかった．赤血球数302万/μL，Hb8.2 g/dL，Ht24.7％，網状赤血球20％，WBC4,730/μL（分画正常），PLT 14,500/μL，T-bil 5.0 mg/dL，D-bil 1.1 mg/dL，LDH 733 U/L，AST 72 U/L，ALT 55 U/L，ハプトグロビン 10 mg/dL未満，直接Coombs2＋，間接Coombs2＋で，温式のAIHAと診断した．

治療 成人発症の温式AIHAに対して，標準的な治療として大量ステロイドプレドニゾロン 1 mg/kg/日：プレドニゾロン（5 mg錠）1回4錠，1日3回投与より開始した．溶血所見は徐々に回復し，貧血も約1カ月で正常化した（Hb13.2 g/dL）．1カ月後に半量（プレドニゾロン 0.5 mg/kg/日）とし，その後は2週間に5 mg程度ずつ漸減し，プレドニゾロン 10 mg/日まで減量した．Coombs試験は治療開始後3カ月で陰性となったが，半年後に直接Coombs2＋，Hb 9.8 g/dL，T-bil 2.2 mg/dL，D-bil 0.6 mg/dL，LDH 432 U/Lと溶血性貧血の再発を認めた．この際の身体所見で，右腋窩および両鼠

径にリンパ節腫大を認めたため，リンパ節生検を行ったところ，DLBCLと診断された．

解説 AIHAは明らかな原因疾患のない特発性のものと，さまざまな疾患に合併する二次性のものが存在する．本例は初発時にはリンパ腫の合併を証明し得なかったが，AIHA再燃時に表在リンパ節腫大を認め，リンパ腫が診断されたことから，初発時より潜在的なリンパ腫が存在していた可能性がある．AIHAだけでは ^{18}FDG/PETなどの検索は行わないが，AIHAの治療抵抗例や再発例では，何らかの基礎疾患の合併を洗い直す必要がある．本例は，その後にR-CHOP療法が施行され，リンパ腫とともにAIHAも寛解に至り，ステロイドの維持投与も不要となった．

4. 血栓性血小板減少性紫斑病

疾患の特徴

　血栓性血小板減少性紫斑病（thrombotic thrombocytopenic purpura：TTP）は，血小板粘着能にかかわるvon Willebrand factor（vWF）の切断酵素であるADAMTS13（a disintegrin and metalloproteinase with a thrombospondin type 1 motif, member13）の欠乏により，超高分子量vWFマルチマーが切断されず切れ残り，高ずり応力下で微小血管に血小板血栓が形成され，その結果，**微小血管障害性溶血性貧血，消耗性血小板減少症**とともに，**腎機能障害，発熱，動揺性精神神経障害**（Moschcowitzの5徴）などを呈する疾患である．溶血性尿毒症症候群（hemolytic uremic syndrome：HUS）とともに血栓性微小血管障害症（thrombotic microangiopathy：TMA）と称されるが，今日ではTMAのうちADAMTS13活性著減を認めるもののみをTTPと診断するようになった．ADAMTS13の欠乏は先天性TTP（Upshaw-Schulman症候群：USS）ではADAMTS13遺伝子異常による欠乏であり，後天性TTPはADAMTS13に対するインヒビター（自己抗体）によって発生する自己免疫疾患である．

　罹患年齢は新生児から高齢者まで幅広く，30～50歳では女性に多く，高齢発症は男性に多い．

処方のポイント

　先天性TTP（USS）はADAMTS13遺伝子異常による欠乏であるため，新鮮凍結血漿（fresh frozen plasma：FFP）を定期的に輸注してADAMTS13を補充すればよく，**ステロイド治療の対象とはならない**．

　後天性TTPはADAMTS13に対するインヒビターによって発生する自己免疫疾患であるため，FFP補充だけでは不十分で，血漿交換（plasma exchange：PE）により，インヒビターの除去とADAMTS13の補充を同

時に行うことが，治療の第1選択となる．この際には，**ステロイド（大量）あるいはステロイドパルス療法の併用が一般的**である．

PEに併用するステロイド投与は，パルス療法（メチルプレドニゾロン10 mg/kg/日×3日間）が通常の大量ステロイド（プレドニゾロン 1 mg/kg/日）より有用との報告がある[5]．

➡ 効果がみられなかったら

PEとステロイド治療抵抗性（難治例，反復例）のTTPに対してビンクリスチン，シクロホスファミド，摘脾術なども考慮され，さらに近年はリツキシマブの有効性が報告されている（**保険適用外**）．

また，抗血小板薬として低用量アスピリンを血小板数5万/μLに回復後に投与することが推奨されている．

なお，**TTPの血小板減少**に対して，濃厚血小板輸血を行うことは「火に油を注ぐ」ことになるとされ，原則的には**予防的な濃厚血小板輸血は禁忌**とされている．

ケーススタディ

症例 72歳男性．1週間前から発熱が続き，昨日より家族との会話でつじつまの合わないことを言うようになり，今朝から意識も朦朧としたため，救急車にて受診し入院となった．

入院時，血圧170/100 mmHg，脈拍98回/整，体温38.2℃，SpO_2 92％．結膜に貧血と黄疸を認めた．心音・呼吸音に異常なし．腹部平坦・軟，肝脾腫触知せず．四肢に点状出血と紫斑を認めた．Hb 7.8 g/dL，WBC 6,700/μL（分画異常なし），PLT 10,000/μL，CRP 18.8 mg/dL，T-bil 5.2 mg/dL，D-bil 1.2 mg/dL，LDH 802 U/L，AST 111 U/L，ALT 89 U/L，γGTP 67 U/L，ALP 490 U/L，BUN 65 mg/dL，Cr 3.22 mg/dL，UA 10.0 mg/dL，TP 5.2 g/dL，Alb 2.0 g/dL，グルコース138 mg/dL，HbA1c 7.2％，フェリチン770 ng/mL，ハプトグロビン 10 mg/dL以下，PT 10秒，PT-INR 1.1，APTT 31秒，フィブリノーゲン220 mg/dL，FDP 10.6 μg/mL，D-dimer 5.8 μg/mL，直接Coombs －，間接Coombs －．ADAMTS13活性10％未満，ADAMTS13インヒビター5単位/mL（ベセスダ法）．末梢血塗抹標本で破砕赤血球を多数認めた．骨髄穿刺塗抹標本は過形成骨髄で，明らかな腫瘍細胞，異形成，血球貪食像などは認めなかった．

脳脊髄液に細胞増多なし．全身CTでは明らかな腫瘍性変化なし．脳MRI・CTで明らかな出血・梗塞・腫瘍なし．

治療 TTPと診断し，直ちに新鮮凍結血漿を置換液としたPE（FFP 50〜75 mL/kg）を開始し，ステロイドパルス療法（メチルプレドニゾロン1g/日×3日間）も併用した．PE 5日目で全身症状と検査値異常は改善を認めたため，以後は隔日でPEを行い，1カ月で血小板数とADAMTS13活性を認めたため終了した．ステロイドはパルス療法の3日間以後の追加投与を行わなかった．

解説 本症例はMoschcowitzの5徴（微小血管障害性溶血性貧血，血小板減少，精神神経症状，腎機能障害，発熱）を満たし，明らかな上気道炎症状や消化器症状はなく，典型的なTTPである．PEを直ちに開始するとともに自己抗体産生抑制を目的としてステロイドパルスを行った．

5. 血球貪食症候群

免疫異常からみた疾患の特徴

血球貪食症候群（hemophagocytic syndrome：HPS）はさまざまな原因による強い炎症の結果，高サイトカイン血症が引き起こされる病態で，マクロファージ活性化症候群（macrophage activation syndrome：MAS）とも称される．小児科領域では血球貪食性リンパ組織球症（hemophagocytic lymphohistiocytosis：HLH）とよばれるがこれもHPSと同義である．

症状・徴候としては高熱，汎血球減少，肝脾腫，フェリチン著明高値，中性脂肪高値，LDH高値，フィブリノーゲン低値，可溶性IL-2レセプター高値，骨髄やリンパ節組織における血球貪食マクロファージなどがあり，DIC（disseminated intravascular coagulation：播種性血管内凝固症候群）の合併例も認められる．特に血清フェリチン値は病勢を反映し，10,000 ng/mL以上の著明高値はHPS以外の病態では通常認められない（**表**）．

大別して，**先天的な遺伝子異常による一次性（原発性）HPSと二次性HPS**がある．二次性HPSの原因疾患としては，感染症関連HPS（infection associated hemophagocytic syndrome：IAHS）；特にウイルス感染（ウイルス関連血球貪食症候群：viral associated hemophagocytic syndrome：VAHS）が有名で，そのなかでもEBV感染症によるEBV-AHSがまずあげられる．細菌感染（細菌関連血球貪食症候群：bacteria associated hemophagocytic syndrome：BAHS），真菌感染などでも類似の病態を呈しうる．また，腫瘍性疾患，特に悪性リンパ腫（リンパ腫関連血球貪食症候群：lymphoma associated hemophagocytic syndrome：LAHS）では病理組織型によりHPSを合併しやすいものがあり，CD8$^+$細胞傷害性T細胞性リンパ腫（節外性NK/Tリンパ腫・鼻型，肝脾γδTリンパ腫，皮下脂肪織炎型T細胞性リンパ腫，腸管炎型T細胞性リンパ腫など）や，B細胞性リンパ腫では血管内大細胞型B細胞性リンパ腫で合併し

表 HLH/HPS診断基準：HLH-2004改訂案（2009年）

以下のいずれかを満たせばHLH/HPSと診断される
1. HLH/HPSまたはX連鎖リンパ増殖症（XLP）の分子診断あり
2. Aの4項目中3項目以上，Bの4項目中1項目以上を満たす． 　C項目はHLH/HPS診断を支持する． 　A項目 　　①発熱 　　②脾腫 　　③2系統以上の血球減少 　　④肝炎様所見 　B項目 　　①血球貪食像 　　②フェリチン上昇 　　③可溶性IL-2レセプター上昇 　　④NK細胞活性の低下または消失 　C項目 　　①高中性脂肪血症 　　②低フィブリノーゲン血症 　　③低ナトリウム血症

（文献6より引用）

やすい．膠原病（SLE，成人Still病など）や血管炎の重症例でも合併することがあり，自己免疫疾患関連血球貪食症候群（autoimmune associated hemophagocytic syndrome：AAHS）と称される．そのほか，薬剤性HPS，造血幹細胞移植後（post-HSCT HPS）などがある．

● 治療方針

いずれの病態でも，原疾患の重症度により引き起こされるサイトカイン・ストームがあり，**原疾患の治療が重要**である．すなわち，細菌感染では適切な抗菌薬治療，悪性リンパ腫では抗がん薬治療，自己免疫疾患ではステロイドあるいは免疫抑制療法による疾患コントロールが重要である．原疾患の治療に加えて，異常に活性化したマクロファージやリンパ球の抑制と，臓器障害に対する支持療法が必要である．

処方のポイント

原疾患により病態はさまざまであるものの，全身症状が重篤であり，**大量ステロイド**（プレドニゾロン 1 mg/kg/日）あるいは**パルス療法**（メチルプレドニゾロン 1 g/日×3日間）より開始し，その後は全身症状の改善

を確認しながら10％ずつ漸減する．急速な減量は再発再燃が多い．

➡ 効果がみられなかったら

ステロイド治療抵抗例や漸減中の再増悪には二次治療を考慮する．
具体的にはエトポシド，シクロスポリンなどの単剤あるいは併用が用いられる．
EBV-AHSやT/NKリンパ腫では急激に病態が進行することが多く，HLH-2004[7]に準じた化学療法を行うこともある．

処方例　急激に病態が進行した二次性HPS

〈ステロイド〉
デキサメタゾン（デカドロン®など）　10 mg/m² 　2週間
その後，5 mg/m²（2週間）→2.5 mg/m²（2週間）→1.25 mg/m²
（7日間）と漸減していく

〈抗がん薬〉
＊ステロイドと同時に投与
①エトポシド（ラステット®，ベプシド®）　150 mg/m²
　点滴静注　2日間（最初は2週1回，以後は1週1回）
②シクロスポリン　カプセル　6 mg/kg/日　経口
　（トラフ値200 μg/Lで維持）

しかし基本的にはリンパ腫関連のHPSはその組織型に合わせた適切な化学療法に早急に切り替える必要がある．また，**EBV-AHSの多くも予後不良**であり，治療抵抗例では同種造血幹細胞移植を考慮する．

ケーススタディ

症例　25歳女性．20歳時よりSLEと診断されていたが，活動性は低く特に治療は受けていなかった．前日に草むしりをした後に，38.5℃の高熱，呼吸苦が出現し受診した．
受診時，血圧95/55 mmHg，脈拍120回/整，体温38.9℃，SpO₂ 93％．顔面に紅斑を認め，全身浮腫状．両下肺野の呼吸音減弱あり．心雑音なし．腹部全体に膨満し，肝脾腫触知せず．頸部，腋窩，鼠径に直径1 cm程

度の軟らかいリンパ節を触知する．両下腿に圧痕性浮腫と点状出血を認めた．尿タンパク2＋，顆粒円柱，硝子円柱多数．Hb 8.8 g/dL，WBC 1,550/μL（Neut 70％，Lymp 12％，Atypical lymp 4％，Eos 3％，Baso 1％，Mono 10％），PLT 15,000/μL，CRP 20.5 mg/dL，T-bil 2.5 mg/dL，D-bil 1.8 mg/dL，LDH 512 U/L，AST 122 U/L，ALT 131 U/L，γGTP 250 U/L，ALP 620 U/L，BUN 30 mg/dL，Cr 1.56 mg/dL，UA 7.5 mg/dL，T-Chol 152 mg/dL，TG 676 mg/dL，TP 6.5 g/dL，Alb 2.3 g/dL，IgG 2,390 mg/dL，IgA 180 mg/dL，IgM 177 mg/dL，C3 51 mg/dL，C4 12 mg/dL，CH50 15.5 U/mL，抗核抗体×1,280（均一型），抗ds-DNA抗体 13.4 U/mL，フェリチン 13,980 ng/mL，ハプトグロビン 12 mg/dL，可溶性IL-2レセプター 4,900 U/mL．全身CTでは両側胸水，肝脾腫，小さいながらも全身性多発リンパ節腫大を認めた．骨髄は低形成骨髄で，骨髄巨核球減少，血球貪食マクロファージを多数認め，HPSと診断した．

治療 ステロイドパルス療法（メチルプレドニゾロン 1 g/日×3日間）を投与し，その後プレドニゾロン 1 mg/kg/日（55 mg/日）を投与したところ，発熱および腎機能障害は改善した．しかしながら，汎血球減少や高フェリチン血症は遷延．ステロイドを漸減したところプレドニゾロン 50 mg/日の段階で再び発熱も出現し再燃が認められた．そこでシクロスポリン 6 mg/kg/日の経口投与を追加し，シクロスポリンの血中トラフ値150～200μg/Lで，かつ血清Crレベルが増悪しない量で調節した．徐々に発熱，汎血球減少，肝機能，高フェリチン血症は改善した．

解説 SLEの急性増悪に伴うAAHSであり，原疾患のコントロールがまず重要である．大量ステロイドのみでコントロール可能な例もあるが，本例はステロイドのみの効果では限界があり，シクロスポリンの追加投与を要した．

文献

[血液悪性腫瘍]

1) Donadieu J & Hill C：Early response to chemotherapy as a prognostic factor in childhood acute lymphoblastic leukaemia：a methodological review. Br J Haematol, 115：34-45, 2001
2) Annino L, et al：Treatment of adult acute lymphoblastic leukemia (ALL)：long-term follow-up of the GIMEMA ALL 0288 randomized study. Blood, 99：863-871, 2002

[特発性血小板減少性紫斑病]

3) 藤村欣吾, 他：成人特発性血小板減少性紫斑病治療の参照ガイド　2012年版. 臨床血液, 53：433-442, 2012
4) 宮川義隆, 他：妊娠合併特発性血小板減少性紫斑病診療の参照ガイド. 臨床血液, 55：934-947, 2014

[血栓性血小板減少性紫斑病]

5) Balduini CL, et al：High versus standard dose methylprednisolone in the acute phase of idiopathic thrombotic thrombocytopenic purpura：a randomized study. Ann Hematol, 89：591-596, 2010

[血球貪食症候群]

6) Filipovich AH：Hemophagocytic lymphohistiocytosis (HLH) and related disorders. Hematology Am Soc Hematol Educ Program, ：127-131, 2009
7) HLH-2004：http://www.uni-ulm.de/expane/docs/HLH%202004%20Study%20Protocol.pdf

第2部 各疾患別ステロイドの使い方

3. 腎疾患

青江麻里, 南学正臣, 中村元信

総論

◆腎疾患の分類と病態

　腎疾患は, ①主に糸球体を病変部位とする糸球体腎炎などの糸球体疾患, ②血管病変を主体とする群, ③尿細管間質を病変部位とする間質性腎炎などの間質疾患に大別される. これらの疾患の多くの原因は判明していないが, 発症に免疫学的機序が関与していることが明らかになりつつあり, ステロイドホルモンをはじめとした免疫抑制療法が行われている. 代表的な腎疾患について概説する.

●ネフローゼ症候群

　厚生労働省難治性疾患克服研究事業進行性腎障害に関する調査研究班ネフローゼ症候群診療指針の診断基準では, ① **1日3.5 g以上のタンパク尿**が持続する, ② **血清アルブミン値が3.0 g/dL以下**（血清総タンパク量6.0 g/dL以下も参考になる）の2つを満たすことが診断必須条件となっている（表1）[1, 2]. 小児におけるネフローゼ症候群の定義は成人のものと異

表1　成人ネフローゼ症候群の診断基準

① タンパク尿：3.5 g/日以上が持続する 　（随時尿において尿タンパク／尿クレアチニン比が3.5 g/gCr以上の場合もこれに準ずる）
② 低アルブミン血症：血清アルブミン値3.0 g/dL以下 　（血清総タンパク量6.0 g/dL以下も参考になる）
③ 浮腫
④ 脂質異常症（高LDLコレステロール血症）
注：・上記の尿タンパク量, 低アルブミン血症（低タンパク血症）の両所見を認めることが本症候群の診断の必須条件である 　　・浮腫は本症候群の必須条件ではないが, 重要な所見である 　　・脂質異常症は本症候群の必須条件ではない 　　・卵円形脂肪体は本症候群の診断の参考となる

（文献1より引用）

なっており,「小児特発性ネフローゼ症候群診療ガイドライン」では,**高度タンパク尿(夜間蓄尿で40 mg/時/m^{2}以上)または,早朝尿で尿タンパククレアチニン比 2.0 g/gCre以上,低アルブミン血症(血清アルブミン 2.5 g/dL以下)**となっていることに注意が必要である[3].

ネフローゼ症候群には大きく分けて一次性(原発性)ネフローゼ症候群と原因疾患に続発する二次性(続発性)ネフローゼ症候群がある(**表2**)[2].ステロイドを含めた**免疫抑制薬が治療の中心**となり,治療効果の判定を治療開始後1カ月,6カ月の尿タンパク量定量で行い(**表3**),治療反応による分類(**表4**)を行う[1].なお,欧米においては,部分寛解(partial remission)として尿タンパクの50%以上の減少と定義することもあるが,日本の判定基準には含めないことには注意が必要である.

表2 一次性(原発性)と二次性(続発性)ネフローゼ症候群を呈する疾患

一次性ネフローゼ症候群	① 微小変化型ネフローゼ症候群 ② 巣状分節性糸球体硬化症 ③ 膜性腎症 ④ 増殖性糸球体腎炎 　メサンギウム増殖性糸球体腎炎(IgA腎症を含む) 　管内増殖性糸球体腎炎 　膜性増殖性糸球体腎炎 　半月体形成性(壊死性)糸球体腎炎
二次性ネフローゼ症候群	① 自己免疫疾患:ループス腎炎,紫斑病性腎炎,血管炎 ② 代謝性疾患:糖尿病性腎症,リポタンパク腎症 ③ パラプロテイン血症:アミロイドーシス,クリオグロブリン,重鎖沈着症,軽鎖沈着症 ④ 感染症:溶連菌,ブドウ球菌感染,肝炎ウイルス(B型・C型),ヒト免疫不全ウイルス,パルボウイルスB19,梅毒,寄生虫(マラリア,シストゾミア) ⑤ アレルギー・過敏性疾患:花粉,蜂毒,ブユ刺虫症,ヘビ毒,予防接種 ⑥ 腫瘍:固形癌,多発性骨髄腫,悪性リンパ腫,白血病 ⑦ 薬剤:ブシラミン,D-ペニシラミン,金製剤,非ステロイド性消炎鎮痛薬 ⑧ その他:妊娠高血圧腎症,放射線腎症,移植腎(拒絶反応,再発性腎炎),collagenofibrotic glomerulonephropathy ⑨ 遺伝性疾患:Alport症候群,Fabry病,nail-patella症候群,先天性ネフローゼ症候群(Nephrin異常),ステロイド抵抗性家族性ネフローゼ症候群(Podocin,CD2AP,α-ACTN4異常など)

(文献2を参考に作成)

表3　ネフローゼ症候群の治療効果判定基準

治療効果の判定は治療開始後1カ月，6カ月の尿蛋白量定量で行う．	
完全寛解	尿タンパク < 0.3 g/日
不完全寛解Ⅰ型	0.3 g/日 ≦ 尿タンパク < 1.0 g/日
不完全寛解Ⅱ型	1.0 g/日 ≦ 尿タンパク < 3.5 g/日
無効	尿タンパク ≧ 3.5 g/日

1) 蓄尿ができない場合には，随時尿の尿タンパク/尿クレアチニン比（g/gCr）を使用してもよい
2) 6カ月の時点で完全寛解，不完全寛解Ⅰ型の判定には原則として臨床症状および血清タンパクの改善を含める
3) 再発は完全寛解から，尿タンパク1 g/日（1 g/gCr）以上，または（2＋）以上の尿タンパクが2～3回持続する場合とする

（文献1より引用）

表4　ネフローゼ症候群の治療反応による分類

ステロイド抵抗性ネフローゼ症候群	十分量のステロイドのみで治療して1カ月後の判定で完全寛解または不完全寛解Ⅰ型に至らない場合
難治性ネフローゼ症候群	ステロイドと免疫抑制薬を含む種々の治療を6カ月行っても，完全寛解または不完全寛解Ⅰ型に至らないもの
ステロイド依存性ネフローゼ症候群	ステロイドを減量または中止後再発を2回以上くり返すため，ステロイドを中止できない場合
頻回再発型ネフローゼ症候群	6カ月間に2回以上再発する場合
長期治療依存型ネフローゼ症候群	2年間以上継続してステロイド，免疫抑制薬などで治療されている場合

（文献1より引用）

●慢性腎炎症候群
　血尿やタンパク尿が慢性に推移し，しばしば，徐々に腎不全が進行するが，基本的にはネフローゼの各所見を呈しない疾患群である．

●急速進行性糸球体腎炎
　腎炎を示す尿所見を伴い数週から数カ月の経過で**急速に腎不全が進行する**症候群であり，臨床経過から判断される分類である．確定診断は**臨床経過と腎生検**によりされる．

●急性間質性腎炎

急性間質性腎炎とは，尿細管間質の炎症を特徴とする病理学的な疾患概念である．免疫学的機序などにより，尿細管および間質の障害が発症する場合だけではなく，糸球体や血管に続発した二次性障害も含まれている．確立した治療法は存在しないが，被疑薬の中止，対症療法に加え，ステロイド治療が行われることがある．

◆腎疾患に対するステロイドを含む一般的な治療方法

腎生検により組織学的な診断を行い，組織所見に応じた治療法を選択する必要がある．組織所見によりアルゴリズムは異なるが，基本的な流れは図1に示すように，ステロイド療法を第1選択とし，1カ月後の尿タンパク定量によりステロイド治療の効果を判定する（表3，表4）．

ステロイドによる治療は，経口投与，パルス療法を含めた経静脈的投与

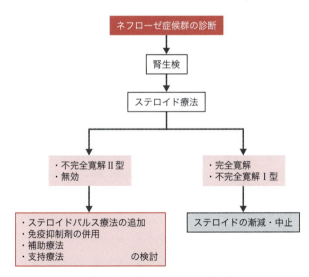

図1 ネフローゼ症候群の基本的なアルゴリズム
（文献1を参考に作成）

があり，十分な期間投与することが必要である．一般的には，経口内服では，コルチゾールなどの短時間型ステロイドは速効性があるが，鉱質コルチコイド作用が強いため長期使用に適さず，中間型ステロイドである**プレドニゾロン（PSL）を1日30〜60 mg程度から開始する**．

一方，**ステロイドパルス療法**は，一般的には，PSLよりもナトリウム貯留作用が少ない**メチルプレドニゾロン（mPSL）1日500 mg〜1 gの投与を，3日間を1クール**として，点滴静脈内投与で開始する．なお，ステロイドパルス療法を行っている日には，ステロイド内服は通常不要である．

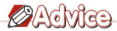

[ネフローゼ症候群の浮腫形成機序]

ネフローゼ症候群の浮腫形成機序には，underfilling説とoverfilling説の2つが提唱されている．原因疾患や病態によって機序が異なる可能性がある．

① underfilling説

低アルブミン血症による血漿膠質浸透圧低下により，浮腫が形成される．それと同時に有効循環血液量減少が起こり，レニン-アンジオテンシン-アルドステロン系（RAA系），交感神経系亢進，抗利尿ホルモン分泌促進，心房ナトリウム利尿ペプチド分泌抑制による尿細管での水およびNa再吸収が亢進する．

② overfilling説

この説は，Na/K ATPaseの活性化や遠位尿細管におけるプラスミン活性亢進に起因する上皮Naチャネル（ENaC）の活性化によるNa再吸収が亢進することに加え，Na利尿ペプチドへの反応性低下によるNa排泄障害が起こり，その結果，循環血液量は正常もしくは増加し，低アルブミン血症による膠質浸透圧低下により，間質への体液移動が促進されるとの考え方である．また，腎機能低下例においては，糸球体係蹄での水濾過能の低下が示唆されている．

なお，ネフローゼ症候群の体液貯留および浮腫に対する治療法としては，利尿薬が推奨されている．一方で，アルブミン製剤の投与に関しては，有効性が証明されていないため，積極的には推奨されない．

1. 微小変化型ネフローゼ症候群

免疫異常からみた疾患の特徴とステロイドが効くメカニズム

　高度のタンパク尿，急激な浮腫の出現，低アルブミン血症，脂質異常症などの激しい臨床症状を呈する．成人発症例では顕微鏡的血尿が20～30％に報告され，高齢・高血圧・高度タンパク尿の症例では急性腎障害を合併することもあり，鑑別や治療に注意が必要である．一般的には，尿タンパクの選択性が重要であり，高選択性（selectivity Index＜0.2）を示し，治療反応性は良好である．

　診断は，腎生検による病理診断である．病理所見の特徴は，光顕では糸球体に明らかな異常は認められず，蛍光抗体法では免疫グロブリンや補体の特異的沈着はない．免疫染色では，C3やC1q，IgMが軽度に染まることがある．また，電子顕微鏡ではびまん性の足突起の消失（foot process effacement）のみが観察される．

　病因は不明であるが，しばしばウイルスや細菌感染などを先行的に発症していることから，発症には何らかの免疫学的な関与が示唆されている．

　発症頻度は小児に多く，小児では一次性ネフローゼ症候群の約90％程度，成人では40％程度と報告されている．一般的には，微小変化型ネフローゼ症候群は**ステロイドに対する反応性は良好**であり，古くから経験的にステロイドが使用され，多くの症例で寛解に至ることが知られている．しかし，経過中に**再発が約30～70％程度**にみられ，頻回再発型やステロイド依存性症例が存在することも知られている．

　ステロイドの効果については，小児については，ランダム化比較試験が多数報告されている．近年，わが国においても，国際法（8週間投与）と長期漸減法（6カ月間投与）を比較したランダム化比較対照試験が行われ，国際法でも長期漸減法でも頻回再発までの期間は変わらないことが報告される[4]など，エビデンスが蓄積している．

　一方，成人でもわが国および海外のガイドラインに推奨されるように，

微小変化型ネフローゼ症候群

微小変化型ネフローゼ症候群に対するステロイド療法は**寛解導入の有効性が高い**[5~7]．

処方のポイント

腎生検で微小変化型と診断される，あるいは，臨床的に強く微小変化型が疑われる場合には，**PSLを0.8〜1.0 mg/kgBW/日相当（最大60 mg/日）**で開始する．効果を認めた場合には，図2に示すように，寛解後も初期投与量を1〜2週間継続し，PSLを漸減し（5〜10 mgずつ2〜4週ごとに減量し，最小5〜10 mg），再発をきたさない最小量で1〜2年間維持したうえで，減量・中止することが推奨されている．一方，効果がない場合には，組織の再評価および免疫抑制薬などの追加について検討をする．

前述したように，小児では，初発時治療として国際法（8週間投与）または長期漸減法（3〜7カ月間投与）を行うことが推奨されているが，頻回再発までの期間はどちらの投与期間でも変わらないことが報告されている．

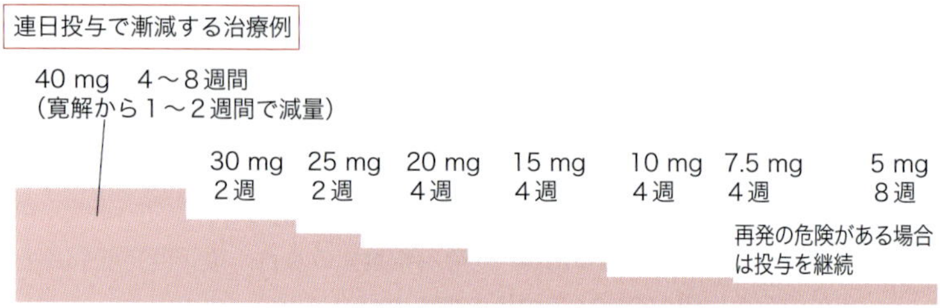

連日投与で漸減する治療例

40 mg　4〜8週間
（寛解から1〜2週間で減量）

30 mg	25 mg	20 mg	15 mg	10 mg	7.5 mg	5 mg
2週	2週	4週	4週	4週	4週	8週

再発の危険がある場合は投与を継続

図2　微小変化型ネフローゼ症候群に対するステロイド療法例
（初期投与量プレドニン® 40 mgの場合）

処方のポイントを以下にまとめる．

> **処方例　小児の微小変化型ネフローゼ症候群**
>
> *国際法（8週間投与）または長期漸減法（3〜7カ月間投与）
> 〈初回治療〉
> プレドニン® 　60 mg/m²/日　1日1〜2回　朝（昼）食後
> 〈再発時〉
> プレドニン® 　60 mg/m²/日（2.0 mg/kgBW/日）で最大60 mg/日，寛解3日目まで
> その後40 mg/m²/日（1.5 mg/kgBW/日）で最大40 mg/日，少なくとも4週間
> 　　*依存性や頻回再発型であれば寛解後少なくとも3カ月はステロイド治療を続ける

Point：小児微小変化型ネフローゼ症候群は90％以上がステロイド感受性である．

> **処方例　成人の微小変化型ネフローゼ症候群**
>
> 〈初回治療〉
> プレドニン® 　40 mg/日　1日2回（20 mg-20 mg）　朝昼食後
> 　*初回治療として通常ステロイド療法が行われる
> 　*PSL　0.8〜1 mg/kgBW/日（最大60 mg/日）で開始する
> 　*2〜4週ごとに5〜10 mgずつ漸減し5〜10 mg/日に達したら最少量で1〜2年程度継続中止する（図2）
> 　*成人の場合小児より反応性は緩徐なことが多い
>
> 〈再発時〉
> プレドニン® 　30 mg/日　1日2回（20 mg-10 mg）　朝昼食後
> 　*微小変化型ネフローゼ症候群の再発病態に応じて判断する
> 　*PSL 20〜30 mg/日もしくは初期投与量を投与する（初回治療と同量あるいは初回治療より減量して開始するかについては，見解がわかれるため症例に応じて検討する）

ネフローゼ症候群に対してステロイド治療を行う場合に特に注意するべきこと

❶ 感染対策

ネフローゼ症候群の患者では，免疫グロブリンの低下やステロイドの投与により細胞性免疫の低下による易感染性状態であることに注意が必要である．特に，非HIV感染症におけるメタ解析にて**ニューモシスチス肺炎**（Pneumocystis pneumonia：PCP）の致死率は40％前後と非常に高いことから，PCPには注意が必要である．

一般的にはST合剤（trimethoprim sulfamethoxazole）が使用され，免疫抑制療法中の急速進行性腎炎症候群，ステロイド使用中（PSL換算で20 mgを1カ月以上）の血液疾患，腎移植などの種々のガイドラインにおいて**ST合剤の予防内服**が推奨されている．腎機能低下例（クレアチニンクリアランス15～30 mL/分）では半量に減量し，クレアチニンクリアランス15 mL/分未満では投与しないことが望ましい．また，骨髄抑制，皮疹，低ナトリウム血症などの副作用についても注意が必要となる．

❷ 血栓塞栓症への対策

ネフローゼ症候群では血栓促進因子の増加，血栓抑制因子の減少，線溶系の活性低下により血栓塞栓症が生じやすく，下肢深部静脈血栓症，腎静脈血栓症，肺塞栓症などさまざまな動静脈血栓症に注意する必要がある．

抗凝固薬投与はネフローゼ症候群の血栓症予防に有効であり使用を考慮するが，抗血小板薬については，ネフローゼ症候群の血栓症予防に関する有効性は明らかではない．

ガイドラインでは，臥床を必要とするような内科領域の入院症例については，血栓予防を行うことを推奨している[8]．特にネフローゼ症候群は，中程度の危険因子とされており，①弾性ストッキングなどの単独使用で予防，②低用量未分画ヘパリン：8時間もしくは12時間ごとに5000単位皮下注，③用量調節未分画ヘパリン：aPTT（活性化部分トロンボプラスチン時間）の正常上限値を目標，④ワルファリンの投与：PT-INR：1.5～2.5を目標 などが推奨されている．なお，アスピリン，選択的直接作用型第Ⅹa因子阻害薬（リバーロキサバン：イグザレルト®）や，直接トロンビン阻害薬（ダビガトラン：プラザキサ®）については，ネフローゼ症候群の血栓症予防に使用された報告は散見されるが，わが国では保険適応はない．

➡️ 効果がみられなかったら

腎生検を施行せずに微小変化型と考えて治療を行った症例の場合には，可能ならば腎生検を施行して治療方針を再検討する（図3）．

微小変化型ネフローゼ症候群に対する経口ステロイド療法は寛解導入に有効性が高く，90％以上の反応率を示すが，再発率は約30〜70％程度と多くみられる．初回の再発時には，通常ステロイド治療を行う（図3）．

成人では微小変化型ネフローゼ症候群の20〜30％程度が頻回再発型ステロイド依存性ネフローゼ症候群に分類されるとされる．わが国で頻回再発型・ステロイド依存性ネフローゼ症候群に対して保険適用とされている免疫抑制薬は**シクロスポリン**（CsA：ネオーラル®など）と**シクロホスファミド**（CY：エンドキサン®）であり，頻回再発型を除くステロイド抵抗性の場合（十分量のステロイドのみで治療して1カ月後の判定で完全寛解または不完全寛解Ⅰ型に至らないもの）には，**ミゾリビン**（MZB：ブ

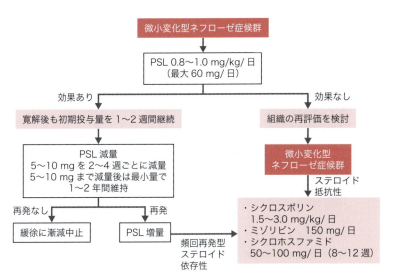

図3　微小変化型ネフローゼ症候群の治療アルゴリズム
（文献6より改変し転載）

レディニン®ODなど）が適用となっている．また，小児期に特発性ネフローゼ症候群を発症した症例では，小児期に特発性ネフローゼ症候群を発症しステロイド感受性を示し，既存治療（ステロイド，免疫抑制薬など）では寛解が維持できない場合に限りリツキシマブ（リツキサン®）を投与することが保険適用となった．なお，成人発症ネフローゼ症候群患者に対する有効性および安全性は確立していないことには注意が必要である．

❶ CY

50〜100 mg/日を8〜12週間投与することが多い（小児では，1日2〜3 mg/kgBWを8〜12週間経口投与する．通常1日100 mgまでとする．原則として，総投与量は300 mg/kgBWまでとする）．出血性膀胱炎のほかに成長障害や性腺機能抑制および催奇形性などの重大な副作用がみられるため，症例に応じ慎重に投与を検討する必要がある．

❷ CsA

頻回再発型に対しては1.5 mg/kgBW/日，ステロイド抵抗性に対しては3 mg/kgBW/日を1日2回に分けて経口投与する．必要有効最小量を6カ月投与し，有効と判断した場合には，1年程度継続することが推奨されている．また，ガイドラインには，やむをえない場合にはステロイド抵抗性と同様3 mg/kgBW/日までの増量は可能としているが[5]，血中濃度により評価する必要がある．一般的に測定されてきたC0（空腹時内服前血中濃度）は，AUC（area under the blood concentration–time curve：血中濃度曲線下面積）$_{0-4}$ と相関がないため，症例ごとにC2値の測定を行い，至適投与量を決定する．目標値は600〜900 ng/mLと考えられるが，C0を100 ng/mL以下にすることは過剰投与を防ぐことになると考えられる．

❸ MZB

1回50 mgを1日3回，数カ月経口投与し，副作用がない場合には，2年程度の長期投与も可能と考えられている．なお，MZBは，小児頻回再発型ネフローゼ症候群の再発率抑制には有効であると考えられるが，成人の頻回再発型・ステロイド依存性ネフローゼ症候群に対しては，現時点で有効性は不明であるため，症例により使用を検討する必要がある．

❹ その他の糸球体腎炎と判明した場合

当初微小変化型の診断がなされた治療抵抗性の症例に再度腎生検を施行すると，後述する巣状分節状糸球体硬化症（focal segmental glomerular sclerosis：FSGS）や膜性腎症をはじめとしたほかの糸球体腎炎と診断されることがしばしばある．FSGSや膜性腎症は，初期には特徴的な組織所見が軽度で微小変化型と診断されることも稀ではないためである．そもそも腎生検はごく一部の糸球体しかみることができない検査であり，その診断能力にはおのずと限界があることに留意して慎重に治療を行っていく必要がある．

➡ 副作用が出たら

　ステロイド投与にあたっては，胃腸障害・不眠・易感染性などの種々の副作用には細心の対策と注意が必要である．また長期投与時には骨代謝や糖代謝への影響にも留意する（詳細は「第1部 ステロイドの基礎知識」を参照）．ネフローゼの治療中に副作用が強く出た場合は，なるべく早期にステロイドを減量し，シクロスポリンやシクロホスファミドの併用を開始することが推奨される．処方内容については副作用の程度とネフローゼの状況に応じ個々の症例での検討を要する．特に難治性のネフローゼでは，反応性の抑うつ状態とステロイドサイコーシスが合併し治療に苦慮することがある．こういった症例では，抗精神病薬の使用や専門家へのコンサルテーションを急ぐべきである．

ケーススタディ

症例1　［ステロイド反応例］突然発症した浮腫のために来院した20代女性．Alb 2.3 g/dL，尿タンパク（3＋）．腎機能は正常．腎生検にて微小変化型と診断．

治療　プレドニン® 50 mg投与開始後，約2週間で尿タンパク消失，低タンパク血症も改善したため，4週間後から40 mg，30 mgと徐々に投与量を減量，副腎不全症状の出現に注意しつつ5 mgまで減量し，約1年で投与を終了した．

解説　ステロイド奏効例．投薬終了後の再発もしばしばみられるため，浮腫などの症状出現時には受診するように指導が必要．

微小変化型ネフローゼ症候群

症例2 ［ステロイド依存例］50代男性．

治療 腎生検で微小変化型と診断され，プレドニン®50 mg投与で完全寛解し，徐々にプレドニン®を減量した．10 mgに減量したところで尿タンパク（3＋）となり再発．プレドニン®20 mgに増量したところ寛解したため，再び徐々に減量したが，12.5 mgまで減量したところで再発．プレドニン®減量が困難なため15 mg投与を継続しつつ，ネオーラル®150 mgを併用投与開始とした．以後両剤を徐々に減量中．

解説 ステロイドの減量にあたって再燃する依存例．長期間のステロイド投与による副作用を予防することと，ステロイド抵抗性解除の目的でネオーラル®を併用した．

2. 巣状分節状糸球体硬化症

免疫異常からみた疾患の特徴とステロイドが効くメカニズム

　巣状分節性糸球体硬化症（focal segmental glomerular sclerosis：FSGS）は，微小変化型ネフローゼ症候群と同じような発症様式および臨床像をとりながら，しばしばステロイド抵抗性の経過をとる難治性ネフローゼ症候群の代表的疾患である．

　成人の一次性ネフローゼのうち約10％がFSGSであり，難治性ネフローゼの20～30％を占めると報告されている．病理所見は，以下の2つが特徴である．
① 正常に見える糸球体と病変のある糸球体が混在する（巣状病変）
② 病変のある糸球体でも病変は糸球体の一部に限局する（分節性病変）
　また，形態学的な分類としてコロンビア分類が用いられている[9]．

　限られた腎生検標本中に病変がみられない場合に微小変化型と診断されることがあるため，臨床的にステロイド抵抗性の経過をとるネフローゼ症候群の場合には，病理診断が微小変化型であったとしても実際には，FSGSの可能性を考慮する必要がある．

　FSGSには，原発性（一次性）FSGSのほかに，肥満関連腎症あるいは逆流性腎症などと形態学的に全く同じような組織像を示す続発性（二次性）FSGSの存在が報告されている．また，発症には糸球体上皮細胞（足細胞）およびその足突起の間に形成されるスリット膜の構造・機能異常が深く関与し，ポドシン（NPHS2）・α−アクチニン4（ACTN4）・TRPC6などの遺伝子変異により発症する家族性・遺伝性FSGSの存在が次々に報告されており，孤発例においてもAPOL1遺伝子多型と発症リスクとの相関が示されている．

　FSGSは，微小変化型ネフローゼ症候群と比較して**ステロイド抵抗性**のことが多く，完全寛解は71.1％，不完全寛解Ⅰ型が76.3％，不完全寛解Ⅱ型は88.2％である[10]．

巣状分節状糸球体硬化症

💊 処方のポイント

　FSGSの治療法はまだ十分に確立された状況にはないが，ネフローゼ症候群から脱しきれない症例の腎予後は不良であるのに対して，不完全寛解Ⅰ型以上まで改善した症例の腎予後は比較的良好であることから，**不完全寛解Ⅰ型をめざして積極的に治療を行う**ことが多い．FSGSの治療のアルゴリズム[11, 12]を**図4**に示す．

　プレドニゾロン（PSL）1 mg/kgBW/日（最大60 mg/日）相当を初期投与量としてステロイド治療を行う．重症例ではステロイドパルス療法も考慮する．寛解導入後は微小変化型ネフローゼ症候群に準じて初期投与量を1〜2週間維持した後，2〜4週ごとに5〜10 mg/日ずつ漸減する．その後5〜10 mgで1〜2年程度維持し，漸減，中止する．

処方例　巣状分節状糸球体硬化症

〈初期投与量〉
プレドニン® 　60 mg/日　1日2回　朝昼食後（40 mg-20 mg）
＊ PSL　1 mg/kgBW/日（最大60 mg/日）相当を初期投与量としてステロイド治療を行う．

〈維持量〉
＊寛解導入後は初期投与量を1〜2週間維持した後，2〜4週ごとに5〜10 mg/日ずつ漸減する．5〜10 mgに達したら再発をきたさない最小量で1〜2年程度維持し漸減中止する

●補助療法

　また，補助療法として以下を考慮する．

① **高血圧合併症例**：積極的に降圧薬を使用する．特に第1選択薬としてアンジオテンシン変換酵素阻害薬やアンジオテンシン受容体拮抗薬の使用を考慮する．

② **脂質異常症合併症例**：HMG-CoA還元酵素阻害薬やエゼチミブの投与を考慮する．
　高LDLコレステロール血症を伴う難治性ネフローゼ症候群に対してはLDLアフェレシス（3カ月間に12回以内）を考慮する．

③ **血栓症予防**：必要に応じ，血栓症予防を目的に（ワルファリンなど）抗凝固薬を併用する．

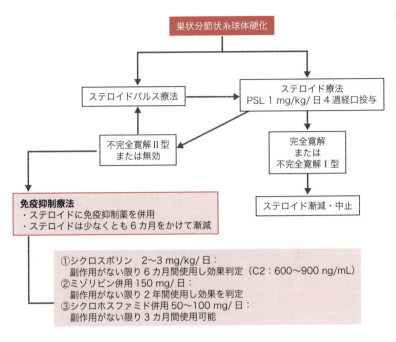

図4 巣状分節状糸球体硬化症の治療アルゴリズム
(文献11, 12を参考に作成)

➡️ 効果がみられなかったら

4週以上の治療にもかかわらず，完全寛解あるいは不完全寛解Ⅰ型に至らない場合は，ステロイド抵抗性として以下の治療を考慮する．
① 必要に応じてステロイドパルス療法3日間1クールを3クールまで行う
② 免疫抑制療法としてシクロスポリン2.0〜3.0 mg/kg/日，またはミゾリビン150 mg/日，またはシクロホスファミド50〜100 mg/日の併用を考慮する

海外ではほかの免疫抑制薬や抗CD20モノクローナル抗体なども使われているが，現在のところわが国では保険適応がない．シクロスポリンは投与2時間後の血中濃度値（C2）で600〜900 ng/mLを目標に増減する．

腎不全が進行する症例，重度な間質線維化を呈する症例では，ステロイドに反応しないことが予想されるため，副作用を避けるためにも早めにステロイド投与を**中止**する．

処方例　巣状分節状糸球体硬化症

〈重症例・ステロイド抵抗性〉
＊ステロイドパルス療法3日間1クールを3クールまで行う．
メチルプレドニゾロン（ソル・メドロール®）500〜1,000 mg＋5％ブドウ糖液200〜500 mL/日を2〜3時間かけてゆっくりと点滴静注

3. IgA腎症

免疫異常からみた疾患の特徴とステロイドが効くメカニズム

　光学顕微鏡でメサンギウム増殖性腎炎の像を示し、メサンギウム領域にIgAの沈着を認める疾患をIgA腎症とよぶ．わが国は他国に比して罹患率が高く、**最も頻度の高い慢性糸球体腎炎**（慢性糸球体腎炎の約40〜60％）となっている．特徴としては、若年者に多く、10年で15〜20％、20年で約40％が末期腎不全に進展する．

　病態については不明な点が多いが、上気道感染時に増悪することが知られており、そのため、粘膜免疫が関与していることが示唆されている．機序としては、以下のような仮説が提唱されている．

① 粘膜感染などによりT細胞依存性および非T細胞依存性にナイーブB細胞がIgA抗体分泌B細胞にクラススイッチする

② 異常な感作を受けたB細胞が高分子IgA1（糖鎖異常IgA1とヒンジ部糖鎖特異的IgGまたはIgAの免疫複合体、可溶型CD89–IgA1複合体、自己凝集糖鎖異常IgA1）を産生する

③ メサンギウム細胞への沈着が起こり、各種液性因子〔tumor necrosis factor-α（TNF-α）、IL-6、transforming growth factor-β（TGF-β）、マクロファージ遊走阻止因子、血小板活性化因子など〕の放出が惹起される

④ ポドサイト障害、尿細管間質障害を惹起し、腎炎進行・腎障害の進展が起こる

●重症度評価

　わが国における調査結果において、**腎生検後20年で約40％が末期腎不全に到る**ことが明らかになり、さらに、腎生検の所見が予後を予測するうえで重要であること判明したため、組織学的（表5A）および臨床的重症度（表5B）から透析導入リスクの評価（表5C）を行うことが推奨されて

表5 IgA腎症の重症度評価

A) 組織学的重症度

組織学的重症度	腎予後と関連する病変※を有する糸球体/総糸球体数	急性病変のみ	急性病変+慢性病変	慢性病変のみ
H-Grade I	0〜24.9%	A	A/C	C
H-Grade II	25〜49.9%	A	A/C	C
H-Grade III	50〜74.9%	A	A/C	C
H-Grade IV	75%以上	A	A/C	C

※急性病変(A):細胞性半月体(係蹄壊死を含む),線維細胞性半月体
　慢性病変(C):全節性硬化,分節性硬化,線維性半月体
(メサンギウム細胞,基質の増加は重症度に入らないことに注意)

B) 臨床的重症度

臨床的重症度	尿蛋白(g/日)	eGFR(mL/分/1.73 m^2)
C-Grade I	<0.5	-
C-Grade II	0.5≦	60≦
C-Grade III	0.5≦	<60

C) IgA腎症患者の透析導入リスクの相別化

臨床的重症度 \ 組織学的重症度	H-Grade I	H-Grade II	H-Grade III+IV
C-Grade I	低リスク	中等リスク	高リスク
C-Grade II	中等リスク	中等リスク	高リスク
C-Grade III	高リスク	高リスク	超高リスク

(A, B:文献13より引用, C:文献14を参考に作成)

いる[13].一般的には,ある程度の炎症が持続していることが想定される**中等リスク以上ではパルス療法を含むステロイド治療が勧められる**が,個々の症例ごとに判断をする.なお,欧米では,メサンギウム細胞増多(M),分節性糸球体硬化(S),管内細胞増多(E),尿細管萎縮/間質線維化(T)による病理所見に基づいたオックスフォード分類[14]が使用されているが,半月体形成が含まれていないことなどの問題点も指摘されている.

大部分の症例は無症状で,健康診断などで偶然血尿やタンパク尿を指摘されたことを契機に診断される.上気道炎・扁桃腺炎時に2〜3日の肉眼的血尿(コーヒー色や麦茶色)を認めることがある.同様のタイミングでタンパク尿も増悪しやすい.IgA腎症の一部の患者では,上気道感染や消

化器感染に伴い肉眼的血尿などを認めることから，扁桃の粘膜免疫との関連が示唆されている．口蓋扁桃の大きさと，重症度，予後との関連は認められていないが，扁桃の大きさはMackenzie分類（Ⅰ度：扁桃が後口蓋弓をわずかに越える状態，Ⅱ度：Ⅰ度とⅢ度の中間の状態，Ⅲ度：左右の扁桃が正中でほぼ接する状態）で評価する．

ステロイド治療に踏み切るタイミング

尿タンパク≧1.0 g/日かつeGFR 60 mL/分/1.73 m^{2}以上のIgA腎症では，ステロイド治療がよい適応となる[15]．一方，腎機能低下例（eGFR 60 mL/分/1.73 m^{2}以下）に対しての腎機能障害進展抑制効果は明らかにされておらず，eGFRが60未満の場合や間質線維化あるいは全節性糸球体硬化が30％以上の症例ではステロイド治療により腎機能が増悪することがあるため注意を要する．

わが国のガイドライン[15]では，尿タンパク≧1.00 g/日かつCKD（chronic kidney disease：慢性腎臓病）ステージG3a〜bの成人IgA腎症に対する治療介入の適応は，第1選択治療法：レニン-アンジオテンシン系（renin angiotensin system：RAS）阻害薬とし，第2選択治療法：ステロイド，免疫抑制薬，その他療法［抗血小板薬，口蓋扁桃摘出術（＋ステロイドパルス併用療法），n-3系脂肪酸（魚油）など］としている．この場合は，腎予後が不良な患者であるため，RAS系阻害薬による治療が推奨され，第2選択治療法は，第1選択薬の併用療法として，または何らかの理由で第1選択薬が投与できない症例に対して検討される治療法として位置付けられている．

さらに，尿タンパク＜1.00 g/日かつCKDステージG3，あるいはG4〜5の成人IgA腎症に対する治療は，CKDに準じた治療介入が適切であると考えられる．

処方のポイント

短期間高用量経口ステロイド療法（プレドニゾロン0.8〜1.0 mg/kgBW/日を約2カ月，その後漸減して約6カ月間投与）もしくは**ステロイドパルス療法**〔メチルプレドニゾロン1,000 mg 3日間点滴静注（あるいは静脈内投与）を隔月で3回＋プレドニゾロン0.5 mg/kgBW隔日を6カ

ステロイド療法

尿タンパク≧1.0 g/日かつ CKD ステージ G1〜2 の症例

【短期間高用量経口ステロイド療法】

プレドニン®
- 40 mg 8週間
- 30 mg 4週間
- 25 mg 4週間
- 20 mg 4週間
- 15 mg 4週間
- 10 mg 4週間
- 7.5 mg 4週間
- 5 mg 4週間〜

【ステロイドパルス療法】

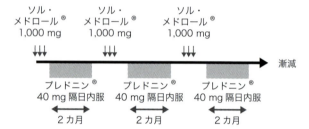

図5 IgA腎症の治療プロトコール例

月間投与〕が推奨されている（図5）．口蓋扁桃摘出術は欧米のガイドラインでは行わないことを推奨しているが，わが国では口蓋扁桃摘出術＋ステロイドパルス療法がステロイドパルス単独療法と比較して有意に尿タンパクを減少させることが報告されており，IgA腎症に対する治療法の選択肢とされることがある．

処方例　IgA腎症：経口ステロイド投与

〈初期投与量〉
＊プレドニゾロン 0.8〜1.0 mg/kg/日を約2カ月，その後漸減して約6カ月投与．
プレドニン®　40 mg/日　1日2回　朝昼食後（20 mg-20 mg）8週間

〈維持量〉
反応をみながら，30 mg，25 mg，20 mgと4〜8週間に5〜10 mgずつ漸減し，5〜10 mg/日を維持量として終了まで使用する

> **処方例** IgA腎症:ステロイドパルス療法

〈初期投与量〉
*メチルプレドニゾロン 1,000 mg/日　3日間点滴静注(あるいは静脈内投与)を隔月で3回.
ソル・メドロール® 1,000 mg＋5%ブドウ糖液 200 mL/日　2〜3時間かけてゆっくりと点滴静注,隔月で3クール
〈後療法〉
*プレドニゾロン 0.5 mg/kg　隔日を6カ月投与.
*6カ月以降は隔日内服量を漸減する.
プレドニン® 40 mg/日　1日2回　朝昼食後(20 mg-20 mg) 隔日内服

➡ 効果がみられなかったら

ステロイド投与および,RAS阻害薬投与などを施行したにもかかわらず尿タンパクが軽減せず,腎機能障害が進行する症例に対して,腎予後を改善させる確立した治療方法は,現時点では存在しない.

- **免疫抑制薬**:IgA腎症に対する免疫抑制薬の治療はいまだエビデンスは確立されていない.
- **抗血小板薬**:効果は確立されていないが,ジピリダモール(ペルサンチン®),ジラゼプ(コメリアン®)については尿タンパクの減少効果を有している可能性が報告されている.なお,頭痛などの副作用があるため,少量から使用する方が好ましい.

ケーススタディ

症例 24歳,女性,健診で尿タンパク3＋,尿潜血3＋(糸球体性血尿)を認め,腎生検を施行したところIgA腎症・中等リスクと診断された.

治療 eGFR 89.5 mL/分/1.73 m^{2}と腎機能障害の進行はないが,尿蛋白は1,500 mg/gCreであった.挙児希望もあることから,プレドニン®30 mg内服を開始した.2カ月後より,1カ月に5 mgずつ漸減し,10 mgを維持量とした.4カ月後には尿タンパクは陰性化した.

解説 ステロイド内服加療が奏効した一例．挙児希望のある若年女性であり，すみやかな治療を開始する必要があることから，ステロイド内服治療を選択した．

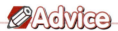

[IgA腎症の扁桃腺摘出＋ステロイドパルス療法について]

KDIGOガイドラインではエビデンスが不十分であることから，扁桃腺摘出の施行については推奨していない[16]．一方で，わが国では，1980年代より有効性が散見されており，2000年代に入り，口蓋扁桃摘出術＋ステロイドパルス療法がIgA腎症の尿所見の正常化および末期腎不全への進行抑制の予測因子であることが報告されたことなどから，広く実施されてきた．

しかしながら，IgA腎症に対する口蓋扁桃摘出術＋ステロイドパルス療法の尿所見改善効果と腎機能障害の進行抑制効果を検討したランダム化比較試験は存在せず，エビデンスレベルとしては不十分といえる．

そのため，厚生労働省進行性腎障害調査研究班のランダム化比較試験が行われ，治療介入1年の時点で，口蓋扁桃摘出術＋ステロイドパルス療法が，ステロイドパルス単独療法よりも有意に尿タンパクを減少させることが報告された[17]．しかしながら，寛解導入については有意差はなく，タンパク尿を減少させる効果もmarginalであり，この研究も口蓋扁桃摘出術＋ステロイドパルス療法のIgA腎症に対する治療法としての評価を確立するには至っていない．

4. 膜性腎症

免疫異常からみた疾患の特徴とステロイドが効くメカニズム

　膜性腎症は腎生検による病理診断で確定する．病理所見は，光学顕微鏡では糸球体係蹄壁の肥厚，PAM染色での不整や毛羽立ち，スパイク形成，Masson-Trichrome染色で赤色の上皮側沈着物を特徴とし，また，蛍光顕微鏡ではC3やIgGの沈着が，基底膜に沿って顆粒状に認められる．なお，膜性腎症と診断された場合にはIgG1〜4のサブクラスの染色を追加する．特発性では，IgG4＞IgG1＞＞IgG2，3となることが多いとされ，二次性では，IgG2およびIgG3が陽性となることが多いとされている．また，SLEの場合には，多彩なサブクラス，ほかの免疫グロブリン，補体が染まることが多い．

　臨床経過は，成人で緩徐な発症であり，タンパク尿が優位のネフローゼ症候群を呈することが多い．近年，特発性膜性腎症の原因抗原としてM型phospholipase A2受容体（PLA2R）[18]やTHSD7A（thrombospondin type-1 domain-containing 7A）[19]が同定され注目されている．

　膜性腎症は，一次性（原発性）と二次性膜性腎症に分けられ，二次性には，さまざまな原因が知られている（**表6**）[20]．

　わが国における本症の腎予後は，欧米よりも良好と報告されているが，微小変化型ネフローゼ症候群と比較すると不良であり，成人の膜性腎症では完全寛解が67.8％，不完全寛解Ⅰ型が75.0％，不完全寛解Ⅱ型は86.5％と，巣状分節状糸球体硬化症と同程度となっている[21]．

　膜性腎症に対するステロイド単独治療の有効性に明確なエビデンスは存在しない．**ステロイドとシクロスポリンの併用**は，ステロイド単独と比較し有効である可能性があり，**ガイドライン**[20〜23]**においても推奨されている**．

表6 膜性腎症の原因となる疾患

悪性腫瘍	消化管，呼吸器，血液腫瘍，など
自己免疫疾患	SLE，関節リウマチ，皮膚筋炎，混合性結合組織病，全身性硬化症，重症筋無力症，シェーグレン症候群，クローン病，など
感染症	B型肝炎，C型肝炎，HIV，マラリア，フィラリア，梅毒，住血吸虫症，など
薬剤	金製剤（シオゾール®），D-ペニシラミン（メタルカプターゼ®），ブシラミン（リマチル®），カプトプリル（カプトリル®），水銀化合物，プロベネシド（ベネシッド®），トリメタジオン（ミノアレ®），NSAIDs，COX2選択的阻害薬（セレコックス®），クロピドグレル，リチウム，など
その他	糖尿病，サルコイドーシス，鎌状赤血球症，α1-アンチトリプシン欠損症，原発性胆汁性肝硬変，Weber-Christian病，Guillain-Barré症候群，など

（文献20を参考に作成）

ステロイド治療に踏み切るタイミング

わが国の治療指針では，ステロイドによる初期治療を行い，4週以上治療しても完全寛解あるいは不完全寛解Ⅰ型に至らない場合はステロイド抵抗性として免疫抑制薬の追加を考慮し，補助療法も検討することを推奨している（図6）[21, 23]．

KDIGOガイドラインでは，補助療法（降圧薬など）により保存的に経過を見ても改善しない場合やネフローゼレベルのタンパク尿が持続するなどの場合に，免疫抑制薬を検討することを推奨している[20]．

実際には，20～30％程度が自然寛解するとされていることから，補助療法（ACE阻害薬またはARBなどによる降圧療法）などの**保存的治療による反応性が不良な場合にステロイドおよび免疫抑制薬による治療に踏み切る**ことを考慮する．

処方のポイント

腎機能，副作用，腫瘍，感染症などの有無に注意をし，保存的に経過を見ても改善しない場合やネフローゼレベルのタンパク尿が持続するなどの場合にステロイド治療および免疫抑制薬による治療を考慮する．

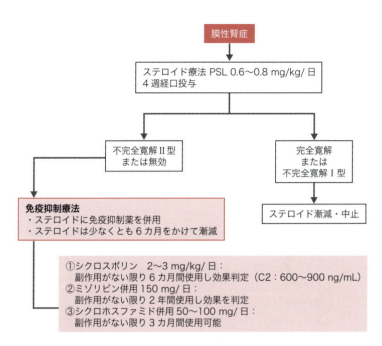

図6 膜性腎症の治療アルゴリズム
(文献21, 23を参考に作成)

> **処方例** 膜性腎症

〈初期治療〉
＊プレドニゾロン（PSL）0.6〜0.8 mg/kg/日 を投与する．
プレドニン® 40 mg/日　1日2回　朝（昼）食後　経口　4週間
〈ステロイド抵抗性〉
＊初期治療によるステロイド治療で4週以上治療しても，完全寛解あるいは不完全寛解Ⅰ型に至らない場合は，ステロイド抵抗性として免疫抑制薬の併用を考慮する．
①シクロホスファミド（エンドキサン®）50〜100 mg/日　8〜12週間
②シクロスポリン（ネオーラル®）2.0〜3.0 mg/kg/日　6カ月
③ミゾリビン（ブレディニン®）150 mg/日　2年

➡効果がみられなかったら

前述したようにわが国の治療指針では，ステロイドによる初期治療を行い，4週以上治療しても完全寛解あるいは不完全寛解Ⅰ型に至らない場合はステロイド抵抗性として免疫抑制薬の追加を考慮し，補助療法も検討することを推奨している．

免疫抑制薬による治療は，わが国ではシクロホスファミド（CY），シクロスポリン（CsA），ミゾリビン（MZB）を使用することができる．

❶ CY

50〜100 mg/日を8〜12週間投与することが多い（小児では，1日2〜3 mg/kgを8〜12週間経口投与する．通常1日100 mgまでとする．原則として，総投与量は300 mg/kgまでとする）．出血性膀胱炎のほかに成長障害や性腺機能抑制および催奇形性などの**重大な副作用**がみられるため，症例に応じ慎重に投与を検討する必要がある．

❷ CsA

頻回再発型に対しては1.5 mg/kg/日，ステロイド抵抗性に対しては3 mg/kg/日を1日2回に分けて経口投与する．必要有効最小量を6カ月間投与し，有効と判断した場合には，1年程度継続することが推奨されている．

なお，ガイドラインには，やむをえない場合にはステロイド抵抗性と同様3 mg/kg/日までの増量は可能としているが，血中濃度により評価する必要がある．一般的に測定されてきたC0（空腹時内服前血中濃度）は，

AUCと相関がないため，症例ごとにC2（内服後2時間）値の測定を行い，至適投与量を決定する．目標値は600〜900 ng/mLと考えられるが，C0を100 ng/mL以下にすることは過剰投与を防ぐことになると考えられている．

❸ MZB

150 mg/日（1回50 mgを1日3回）を数カ月間経口投与し，副作用がない場合には，2年程度の長期投与も可能と考えられている．

5. 急速進行性糸球体腎炎
（ANCA 関連血管炎）

免疫異常からみた疾患の特徴とステロイドが効くメカニズム

　急速進行性糸球体腎炎（rapidly progressive glomerulonephritis：RPGN）とは，WHOでは，「急性あるいは潜在性に発症する血尿，タンパク尿，貧血と急速に進行する腎不全をきたす症候群」と定義され，わが国では，「腎炎を示す尿所見を伴い数週から数カ月の経過で急速に腎不全が進行する症候群」と定義している．

　RPGNは，無治療であれば多くの症例が末期腎不全に至る．RPGNは，主に腎臓を障害しRPGNをきたす疾患（一次性RPGN）と全身性疾患や感染症などに随伴してRPGNをきたす疾患（二次性RPGN）の2つに大別される（表7）[24]．抗好中球細胞質抗体（anti-neutrophil cytoplasmic antibody：ANCA）関連血管炎：ANCA-associated vasculitis（AAV）は，二次性に分類されている．AAVのうち，病変が腎臓に限局する場合は腎臓限局型AAV〔renal-limited AAV（RLV）〕とよぶ．

●AAVの特徴

　AAVは小血管の壊死性血管炎とANCA産生を特徴とし，しばしばRPGNを呈し無治療では死亡することがある難治性致死性全身性血管炎疾患群である．この疾患群には，顕微鏡的多発血管炎（microscopic polyangiitis：MPA），多発血管炎性肉芽腫症（granulomatosis with polyangiitis：GPA，旧称Wegener肉芽腫症），好酸球性多発血管炎性肉芽腫症（eosinophilic granulomatosis with polyangiitis：EGPA，旧称Churg-Strauss症候群）が含まれ，わが国ではmyeloperoxidase（MPO）-ANCA陽性のMPAが多いことが特徴である．

●ANCAの病態

　ANCAの病態は，以下に説明するようなANCAによる好中球過剰活性化説が提唱されている．
① HLA-DR9などの遺伝因子と環境因子（感染，薬剤など）を背景とし，

表7 RPGNをきたす疾患

I. 一次性	① 半月体形成性糸球体腎炎 ・抗GBM抗体型半月体形成性腎炎 ・免疫複合体型半月体形成性糸球体腎炎 ・Pauci-immune型半月体形成性糸球体腎炎 ② 半月体形成を伴う糸球体腎炎 ・IgA腎症 ・膜性増殖性糸球体腎炎 ・膜性腎症 ・非IgA型メサンギウム増殖性糸球体腎炎 ・その他の一次性糸球体腎炎 ③ 急性間質性腎炎
II. 二次性	① 全身性 ・顕微鏡的多発血管炎(MPA) ・多発血管炎性肉芽腫症(GPA)(旧称:Wegener肉芽腫症) ・好酸球性多発血管炎性肉芽腫症(EGPA)(旧称:Churg-Strauss症候群) ・抗糸球体基底膜抗体(抗GBM抗体)病(旧称:Goodpasture症候群) ・全身性エリテマトーデス(SLE) ・IgA血管炎(Henoch-Schönlein紫斑病) ・クリオグロブリン血症 ・その他の壊死性血管炎 ・悪性高血圧 ・血栓性微小血管症 ・関節リウマチ ・悪性腫瘍 ・溶血性尿毒症症候群(hemolytic uremic syndrome:HUS) ・コレステロール塞栓症 ② 溶連菌感染後糸球体腎炎 ・感染性心内膜炎 ・シャント腎炎 ・C型肝炎ウイルス ・その他の感染症 ③ 薬剤

(文献24を参考に作成)

好中球細胞質内の自己タンパクであるMPOやPR3が抗原性を獲得し、ANCAが産生される
② サイトカイン(TNF-αやIL-8など)により好中球が活性化され、ANCAの対応抗原が細胞表面に発現する
③ この抗原にANCAが結合し、好中球が過剰活性され、好中球が糸球体

局所に浸潤し，好中球から好中球細胞外トラップ（neutrophil extracellular traps：NETs，MPOなどのタンパク分解酵素を含むクロマチン線維網）を発射する
④ これらにより糸球体内皮細胞障害が発症し，壊死性糸球体腎炎となる

処方のポイント

重症度などを正確に評価し，年齢および腎機能障害の有無などの所見に基づき，治療をすみやかに開始する（図7，表8）[24]．

注意すべきこと

わが国のRPGNは欧米に比し**高齢者が多い**ことが特徴である．

感染症はANCA関連血管炎の合併症として最も頻度が高く，重篤となりしばしば致死的となり得る．そのため，過剰な免疫抑制薬による治療を避けることを含めた感染症対策に細心の注意が必要である．また，ステロイド治療によると考えられる副作用として，感染症以外にも糖尿病や骨折，脳血管障害などが報告されており，特に高齢者では薬剤による有害事象の発症が多いため，投与量に対する注意が必要である．

表8 RPGN重症度分類

臨床所見スコア	血清クレアチニン	年齢	肺病変	血清CRP
0	< 3.0	< 60	無	< 2.6
1	3.0〜6.0	60〜69	–	2.6〜10.0
2	6.0 <	70 <	有	10.0 <
3	透析療法	–	–	–

総スコア	臨床学的重症度
0〜2	Grade 1
3〜5	Grade 2
6〜7	Grade 3
8〜9	Grade 4

（文献24を参考に作成）

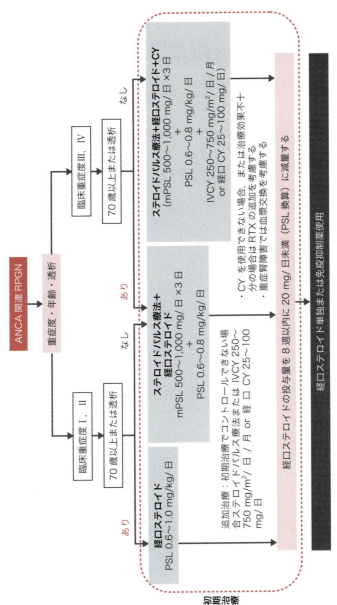

図7 ANCA関連RPGNの治療アルゴリズム
(文献24を参考に作成)

第2部 各疾患別ステロイドの使い方

6. 急性間質性腎炎

免疫異常からみた疾患の特徴とステロイドが効くメカニズム

急性間質性腎炎は，病理所見では間質の浮腫および細胞浸潤を主体とするが，**必ずしも臨床像と病理所見が一致しない**．古典的には，発熱，発疹，好酸球増多を伴う腎機能障害とされているが，実際は5〜10％以下にしか認められない[25]．**原因の多くは薬剤性**であるが，感染症や自己免疫疾患に伴うものなども知られている（**表9**）．近年，プロトンポンプ阻害薬（PPI）による腎機能障害の発症が注目されており，PPIは急性間質性腎炎の被疑薬として重要となっている．

腎機能障害が進展する機序として，①間質の浮腫による腎灌流低下，②間質の炎症性細胞浸潤による尿細管障害，③炎症に伴う毛細血管の透過性亢進，などが考えられており，線維化は通常2週間以内に生じるものとされている．

臨床所見および検査所見は多岐にわたる（**表10**）[25]．特に，好酸球尿の検出が診断およびステロイド治療の根拠となる場合があるが，好酸球のエビデンスレベルは高くなく，偽陰性率が高いため注意が必要である[27]．したがって，診断にあたっては，病歴および臨床所見から本疾患を疑うことが最初のステップとなり，そのうえで，画像所見（超音波検査，CT，ガリウムシンチグラフィーなど）および腎生検を考慮する．

本疾患の発症には，厳密には判明していないがアレルギー反応が発症にかかわっていると考えられていることから，ステロイドによる治療が期待できると考えられている．

現時点では，ステロイド投与に関する明確なエビデンスは乏しいが，**薬剤性腎障害**に対しては，**被疑薬の中止後も腎障害が遷延する場合**などについては慎重な検討のうえで，ステロイド療法を考慮してもよいと考えられる．

表9 急性間質性腎炎の原因

原因	割合	詳細	
薬剤	70〜75%	抗菌薬	ペニシリン系,セファロスポリン系,リファンピシン,サルファ剤,ニューキノロン系(シプロフロキサシンなど)
		抗ウイルス薬	抗HIV薬(インジナビル,アタザナビル,アバカビルなど),アシクロビル
		抗てんかん薬	フェニトイン,カルバマゼピン,フェノバルビタールなど
		鎮痛薬	NSAIDs,COX2阻害薬
		胃腸薬	H_2受容体拮抗薬(シメチジン,ラニチジンなど),プロトンポンプ阻害薬(オメプラゾール,ランソプラゾール)
		その他	利尿薬(フロセミド,チアシドなど),アロプリノール,5-ASA(メサラジン),カプトプリル,インターフェロン,シクロスポリン,など
感染	4〜10%	細菌	レジオネラ,ジフテリア,連鎖球菌,エルシニア,ブドウ球菌,サルモネラ,ブルセラなど
		ウイルス	EBV,CMV,ハンタウイルス,ポリオーマウイルス,HIVなど
		その他	マイコプラズマ,レプトスピラ,リケッチア,結核,トキソプラズマ
TINU症候群	5〜10%	ぶどう膜炎を伴う急性間質性腎炎	
自己免疫疾患	10〜20%	シェーグレン症候群 SLE 肉芽腫性間質性腎炎 IgG4関連疾患 低補体性間質性腎炎尿中白血球反応陽性　など	

TINU: tubulointerstitial nephritis with uveitis syndrome
(文献26を参考に作成)

ステロイド治療に踏み切るタイミング

　腎機能障害の原因を特定し,適切な処置を行うことが治療の原則である.そのうえで,特に薬剤性腎障害が疑われる場合には,被疑薬の中止をまず行う.

　被疑薬の中止後も腎障害が遷延する際には,早急な腎臓専門医への相談,腎生検を施行し確定診断後にステロイド投与を検討するが,腎生検が施行困難な症例や腎機能障害の進行が急速な場合にはステロイドの投与を考慮

表10　急性間質性腎炎の検査所見

全身症状	・無症状 ・全身所見：発熱・悪寒・倦怠感・食思不振など ・関節痛，関節炎 ・筋肉痛，筋炎 ・側腹部痛
兆候	・無兆候 ・発熱 ・皮疹：中毒性表皮壊死，紅斑など ・リンパ節腫脹 ・腎腫大など
血液検査所見	・腎機能障害（BUN，Creの上昇） ・好酸球増加 ・電解質異常，酸塩基平衡異常 ・肝機能障害 ・炎症反応上昇（CRP高値） ・貧血 ・血清IgE値上昇
尿所見（尿定性）	・尿潜血反応陽性 ・尿中白血球反応陽性 ・尿タンパク陽性
尿沈渣	・赤血球 ・白血球（好酸球） ・尿細管細胞 ・円柱：白血球円柱，赤血球円柱，顆粒円柱など

（文献25を参考に作成）

する．後ろ向き研究ではあるが，薬剤による間質性腎炎の診断から7日以内のステロイド開始が腎機能回復につながるという報告もある[28]．しかし，腎病理において，間質線維化や尿細管萎縮が著しい場合，慢性の炎症所見しか認められない場合などの所見を認めた場合にはステロイド投与による効果は期待できないことから，積極的なステロイド投与は避けた方がよい．

処方のポイント

ステロイド投与の適切な投与量および期間については不明なままであるが，いくつかの観察研究で行われている投与量および期間を参考に，PSL 0.8～1.0 mg/kg/日（最大40～60 mg/日）を1～2週間投与し，2～3カ月で漸減し中止する．

▶効果がみられなかったら

原因薬剤の投与中止やステロイド投与などにより改善することは多いが,発症前までの腎機能まで戻らないことも多い.しかしながら,**末期腎不全への移行は少ない**とされている.

免疫抑制薬による治療については,統一された見解はなく,いくつかの検討によりミコフェノール酸モフェチル(セルセプト®)やシクロスポリン(ネオーラル®)およびシクロホスファミド(エンドキサン®)についての有効性が報告されているが,わが国では保険適用ではなく,今後の検討が期待される.

▶副作用が出たら

ステロイド投与による対応困難な副作用が出現した場合には,すみやかに減量ないし中止をする.

文 献

[総論]
1) 「ネフローゼ症候群診療指針[完全版]」(厚生労働省難治性疾患克服研究事業進行性腎障害に関する調査研究班 難治性ネフローゼ症候群分科会/編),東京医学社,2012
2) 「エビデンスに基づくネフローゼ症候群診療ガイドライン2017」(丸山彰一/監),東京医学社,2017
3) 「小児特発性ネフローゼ症候群診療ガイドライン2013」(日本小児腎臓病学会/編),診断と治療社,2013

[微小変化型ネフローゼ症候群]
4) Yoshikawa N, et al : A multicenter randomized trial indicates initial prednisolone treatment for childhood nephrotic syndrome for two months is not inferior to six-month treatment. Kidney Int, 87 : 225-232, 2015
5) 「エビデンスに基づくネフローゼ症候群診療ガイドライン2017」(丸山彰一/監),東京医学社,2017
6) 「ネフローゼ症候群診療指針[完全版]」(厚生労働省難治性疾患克服研究事業進行性腎障害に関する調査研究班 難治性ネフローゼ症候群分科会/編),東京医学社,2012
7) KDIGO : Chapter 3 : Steroid-sensitive nephrotic syndrome in children. Kidney Int Supple, 2 : 163-171, 2012
8) 「肺血栓塞栓症および深部静脈血栓症の診断、治療、予防に関するガイドライン(2009年改訂版)」(日本循環器学会, 他/編),2009
http://www.j-circ.or.jp/guideline/pdf/JCS2009_andoh_h.pdf

[巣状分節状糸球体硬化症]

9) D'Agati VD, et al：Pathologic classification of focal segmental glomerulosclerosis：a working proposal. Am J Kidney Dis, 43：368-382, 2004

10) 猪阪善隆，他：平成27年度厚生労働科学研究費補助金難治性疾患等政策研究事業「難治性腎疾患に関する調査研究」ネフローゼ症候群ワーキンググループ

11)「ネフローゼ症候群診療指針［完全版］」(厚生労働省難治性疾患克服研究事業進行性腎障害に関する調査研究班 難治性ネフローゼ症候群分科会／編)，東京医学社，2012

12)「エビデンスに基づくネフローゼ症候群診療ガイドライン2017」(丸山彰一／監)，東京医学社，2017

[IgA腎症]

13)「IgA腎症診療指針 —第3版—」(厚生労働科学研究費補助金難治性疾患克服研究事業 進行性腎障害に関する調査研究班報告)，日腎会誌，53：123-135, 2011

14) Cattran DC, et al：The Oxford classification of IgA nephropathy：rationale, clinicopathological correlations, and classification. Kidney Int, 76：534-545, 2009

15)「エビデンスに基づくネフローゼ症候群診療ガイドライン2017」(丸山彰一／監)，東京医学社，2017

16) Glomerulonephritis Work Group：IgA nephropathy：In KDIGO Clinical Practice Guideline for Glomerulonephritis. Kidney Int, Suppl, 2：2, 2012

17) Kawamura T, et al：A multicenter randomized controlled trial of tonsillectomy combined with steroid pulse therapy in patients with immunoglobulin A nephropathy. Nephrol Dial Transplant, 29：1546-1553, 2014

[膜性腎症]

18) Beck LH Jr, et al：M-type phospholipase A2 receptor as target antigen in idiopathic membranous nephropathy. N Engl J Med, 361：11-21, 2009

19) Tomas NM, et al：Thrombospondin type-1 domain-containing 7A in idiopathic membranous nephropathy. N Engl J Med, 371：2277-2287, 2014

20) KDIGO：Chapter 7：Idiopathic membranous nephropathy. Kidney Int Supple, 2：186-197, 2012

21)「エビデンスに基づくネフローゼ症候群診療ガイドライン2017」(丸山彰一／監)，東京医学社，2017

22) 猪阪善隆，他：平成27年度厚生労働科学研究費補助金難治性疾患等政策研究事業「難治性腎疾患に関する調査研究」ネフローゼ症候群ワーキンググループ

23) 「ネフローゼ症候群診療指針 [完全版]」(厚生労働省難治性疾患克服研究事業進行性腎障害に関する調査研究班 難治性ネフローゼ症候群分科会/編), 東京医学社, 2012

[急速進行性糸球体腎炎]

24) 「エビデンスに基づく急速進行性腎炎症候群 (RPGN) 診療ガイドライン 2017」(丸山彰一/監), 東京医学社, 2017

[急性間質性腎炎]

25) Perazella MA & Markowitz GS：Drug-induced acute interstitial nephritis. Nat Rev Nephrol, 6：461-470, 2010

26) Praga M, et al：Acute interstitial nephritis. Kidney Int, 77：956-961, 2010

27) 成田一衛, 他：薬剤性腎障害診療ガイドライン2016. 日腎会誌, 58：477-555, 2016

28) González E, et al：Early steroid treatment improves the recovery of renal function in patients with drug-induced acute interstitial nephritis. Kidney Int, 73：940-946, 2008

第2部 各疾患別ステロイドの使い方

4. 呼吸器疾患

原田広顕

総論

◆ 呼吸器疾患の病態と治療

呼吸器系は外界に開かれた臓器であり,外界からさまざまな異物,病原体を吸い込んでいる.それに対して生体はさまざまな反応を示すが,生体にとって無害な異物に対しては,免疫応答が過剰に発動しないようコントロールされている.しかし,何らかの理由で免疫応答が過剰に発動すると,炎症細胞が肺に浸潤し,病変を形成する.

原因となる異物が判明している場合(気管支喘息,過敏性肺炎など),異物の暴露を避けることが治療になるが,必ずしも完全に暴露を避けられるわけではない.また異物が不明の場合もあるので(器質化肺炎,サルコイドーシスなど),過剰な免疫応答を抑える治療が必要になる.ほかにも,異物ではなく自己抗原が発症の原因と想定される疾患もあり(膠原病肺など),これらに対しても免疫を制御する治療が必要になる.これらの治療においてステロイドは,免疫抑制薬とともに中心的な役割を担う.

◆ 呼吸器疾患におけるステロイドの作用機序

ステロイドが炎症,免疫応答を制御する機序は多岐にわたる.まずグルココルチコイド受容体(glucocorticoid receptor:GR)を介する機序が知られているが(おおむねgenomic effectとよばれる作用に一致),GRを介さない機序も想定されている(おおむねnon-genomic effectに一致).

GRは血球系細胞だけでなく,肺胞上皮,気道上皮,血管内皮,気道平滑筋など,肺の構成細胞のほとんどすべてに発現しているので,ステロイドはGRを介した作用だけでも肺に対して実に多様な影響を及ぼしうる.

ステロイドを治療薬として使用したときに,そのおのおのの作用が治療効果にどの程度貢献しているのかはまだ十分に理解されていない.わかっているのは,それらの作用の総体として抗炎症・免疫抑制作用を発揮しているということだけである.

しかしながらその一方で，呼吸器領域でステロイドの治療効果に関するエビデンスが備わっているのはごく一部に過ぎず，多くは経験に頼った治療が行われているというのも，また事実である．将来の医学の進歩に応じて，呼吸器疾患に対するステロイドを用いた治療法に変化がもたらされる余地は十分に残されている．

◆呼吸器疾患で使用される主なステロイド

呼吸器領域では，ステロイドはさまざまな剤形で使用される．代表的なものを以下に列挙する．

- 経口薬：プレドニゾロン（プレドニン®），メチルプレドニゾロン（メドロール®），デキサメタゾン（デカドロン®），ベタメタゾン（リンデロン®）
- 静脈投与薬：ヒドロコルチゾン（水溶性ハイドロコートン，ソル・コーテフ®），メチルプレドニゾロン（ソル・メドロール®）
- 吸入薬：単剤と，長時間作用性β_2刺激薬との配合剤に分けられる．詳細は「第2部-4-1.気管支喘息」の項を参照．

1. 気管支喘息

免疫異常からみた疾患の特徴とステロイドが効くメカニズム

　気管支喘息（以下，喘息）は気管・気管支に慢性的な炎症が生じ，そのため発作性に気道の狭窄をきたし，喘鳴・呼吸困難や咳などの症状があらわれる疾患である．気道には好酸球・リンパ球・肥満細胞などのさまざまな炎症細胞が集積し，気道上皮の剥離，上皮内の杯細胞の過形成，上皮下の基底膜の肥厚，気道平滑筋の増生などを生じ，気道上皮の浮腫や気道壁の肥厚，気道分泌物の増加，気道平滑筋の収縮により気道狭窄が生じる．アトピー型喘息患者においては，アレルゲンの吸入が症状を起こす引き金となるが，アレルゲンではなく非特異的な刺激に対しても，喘息患者は容易に気道の狭窄症状を引き起こす（これを気道過敏性という）．

　従来，喘息はアレルゲンを認識するT細胞が中心的な役割を担い，T細胞が産生するサイトカインにより，B細胞の形質細胞への分化とアレルゲン特異的IgEの産生，好酸球の気道への浸潤，気道分泌の亢進や気道リモデリングが促進されると考えられてきた．しかしこのような考え方では，感作アレルゲンをもたない（アレルゲンに対する特異的IgE抗体をもたない）非アトピー型喘息の病態を説明することができない．IgE以外による肥満細胞の活性化，気道上皮細胞や気道平滑筋によるサイトカイン産生，自然リンパ球の発見など，喘息の病態への関与が考えられるさまざまな事象が報告されており，実際の喘息の病態は，当初の想定よりもはるかに複雑である可能性がある．

　よってステロイドが喘息に効く機序もまた複雑であり，十分に理解されているとは言い難い．とはいえ，炎症細胞浸潤の抑制，気道分泌の抑制，炎症性メディエーターの産生抑制などさまざまな作用により，**ステロイドは強力な抗炎症効果を発揮し，喘息における中心的な治療薬として位置づ**

けられている．しかしステロイドのみで必ずしも理想的な喘息のコントロールが得られるわけではなく，**他剤との併用によりコントロールをめざすことが多い**．

●吸入ステロイド薬の種類と使用法

喘息において，炎症を起こしている気管・気管支に直接薬剤を到達させることが，副作用軽減のためにも有意義であると考えられ，ステロイドについても数多くの吸入ステロイドが開発された（**表1**）．

喘息患者の気道では何も症状がないときでも炎症が続いているので，症状の有無によらず長期に治療を継続することが必要であるが，吸入治療には全身性の副作用がほとんどないおかげで，そのような治療が可能となっている．ただし吸入ステロイドには**直接気道を拡張させる作用がない**ため，いったん発作が起きてしまうと，気管支拡張薬による治療が必要となる．また，この際のステロイド投与は吸入では不十分であり，全身投与が必要となる．

●治療方針

喘息の治療は，非発作時に寛解状態を維持するために行う治療（長期管理）と，発作時にその症状を緩和するために行う治療との，大きく2つに分けられる．前者は気道炎症をコントロールする治療であり，吸入ステロイドがその中心的な薬剤となる．後者は狭窄した気管支を広げる治療であり，気管支拡張薬を使用すると同時に，抗炎症治療としてステロイドの全身投与を行う．

それぞれの治療で，どの薬剤をどの程度使用すべきかについては，ガイドライン[1]に目安が示されている．より簡潔にしたものを**表2，3**に掲載する．

表1 吸入ステロイドの製剤一覧

分類	商品名	成分*	吸入方式	中用量の使用法	特徴
単剤	キュバール™	ベクロメタゾン	pMDI：エアゾール	200 μg/回 1日2回	粒子径が小さく，末梢気道まで届きやすい エタノール含有
	フルタイド®	フルチカゾン	pMDI：エアゾール	200 μg/回 1日2回	DPI製剤より粒子径は小さい
			DPI：ディスカス® ロタディスク®		粒子径が大きく，嗄声など局所の副作用に注意
	パルミコート®	ブデソニド	DPI：タービュヘイラー	400 μg/回 1日2回	添加物を一切含まない
	オルベスコ®	シクレソニド	pMDI：インヘラー	400 μg/回 1日1回	粒子径が小さく，末梢気道まで届きやすい エタノール含有 1日1回吸入製剤
	アズマネックス®	モメタゾン	DPI：ツイストヘラー®	200 μg/回 1日2回	使用法が簡便
	アニュイティ®	フルチカゾン	DPI：エリプタ®	100 μg/回 1日1回	1日1回吸入製剤 使用法が簡便
配合剤	アドエア®	フルチカゾン サルメテロール	pMDI：エアゾール	250 μg/回 1日2回	DPI製剤より粒子径は小さい
			DPI：ディスカス®		使用法が簡便であるが，粒子径が大きく，嗄声など局所の副作用に注意
	レルベア®	フルチカゾン ビランテロール	DPI：エリプタ®	100 μg/回 1日1回	配合剤では唯一の1日1回吸入製剤
	フルティフォーム®	フルチカゾン ホルモテロール	pMDI：エアゾール	250 μg/回 1日2回	気管支拡張作用が吸入後早期から得られる 高用量ではβ₂刺激薬の副作用が出やすい
	シムビコート®	ブデソニド ホルモテロール	DPI：タービュヘイラー®	320 μg/回 1日2回	気管支拡張作用が吸入後早期から得られる 高用量ではβ₂刺激薬の副作用が出やすい

pMDI：加圧式定量吸入器，DPI：ドライパウダー製剤
*エステル結合などの修飾は省略して記載
（例）フルチカゾンプロピオン酸エステル → フルチカゾンと記載
配合剤にはステロイドのほかに長時間作用性β_2刺激薬が含有されている．配合剤は，患者にとって吸入操作回数が減るメリットがあるだけでなく，吸入ステロイドを使用せず長時間作用性β_2刺激薬のみを単独で使用してしまうことを防ぐことにも役立っている（長時間作用性β_2刺激薬の単独使用は喘息患者の予後をむしろ悪化させるとの報告がある）．

表2 喘息の長期管理におけるステップごとの症状の目安と治療

治療ステップ	ステップ1	ステップ2	ステップ3	ステップ4
目安となる症状	症状が週1回未満,または夜間症状が月2回未満	ステップ1と3の間	症状が毎日ある,または夜間症状や日常生活の妨げが週1回以上	しばしば日常生活が制限される
吸入ステロイド量	低用量	低〜中用量	中〜高用量	高用量
その他の治療	不要 吸入ステロイドが使用できない場合,次のいずれかを使用 LTRA テオフィリン	効果不十分時,次のいずれか1剤を併用 LABA LTRA テオフィリン	次のいずれか1剤以上を併用 LABA LTRA テオフィリン スピリーバ®	次のいずれか2剤以上を併用 LABA LTRA テオフィリン スピリーバ® 抗IgE抗体など

上記を目安に治療を開始した後,しばらく経過を観察して症状が完全にコントロールされなければ,治療ステップを上げる.継続して(目安として3カ月以上)良好なコントロールが得られたら,治療のステップを下げてもよい.
LTRA:leukotriene receptor antagonist(ロイコトリエン受容体拮抗薬)
LABA:long-acting β_2 agonist(長時間作用性β_2刺激薬)
(文献1を参考に作成)

表3 喘息の発作時におけるステップごとの症状および検査値の目安と治療

発作治療ステップ	ステップ1 小発作	ステップ2 中発作	ステップ3 大発作	ステップ4 重篤
目安となる症状	動くと苦しい 苦しいが横になれる	苦しくて横になれない	苦しくて動けない	チアノーゼ 呼吸の減弱・停止
目安となる検査値	$SpO_2 \geq 96\%$ PaO_2 正常 $PaCO_2 < 45$ mmHg	SpO_2 91〜95% $PaO_2 > 60$ mmHg $PaCO_2 < 45$ mmHg	$SpO_2 \leq 90\%$ $PaO_2 \leq 60$ mmHg $PaCO_2 \geq 45$ mmHg	
治療	・SABA吸入 ± ・ステロイド全身投与(経口)	・SABA吸入 ・ステロイド全身投与 ± ・アミノフィリン点滴 ・酸素吸入 ・抗コリン薬吸入 ・アドレナリン皮下注	・SABA吸入 ・ステロイド全身投与 ・アミノフィリン点滴 ・酸素吸入 ± ・抗コリン薬吸入 ・アドレナリン皮下注 ・必要時は人工呼吸管理	
入院加療の必要性	入院は不要	治療をして1時間で改善すれば入院不要それ以外は入院	通常は入院が必要	直ちに入院

SABA:short-acting β_2 agonist(短時間作用性β_2刺激薬)
(文献1を参考に作成)

処方のポイント

❶ 長期管理薬

ステロイドを吸入薬として処方する．表1に薬剤の一覧を示したが，それぞれ抗炎症薬としての作用に大きな差はないので，喘息治療を専門にするのでなければ，これらをすべて覚える必要はない．ただし**ドライパウダー製剤**（dry powder inhaler：DPI）と**加圧式定量吸入器**（pressurized metered-dose inhaler：pMDI）の違いは理解しておきたい．前者は粒状の製剤を患者の吸気力で吸入する製剤で，使用方法が簡便であるが，一定の吸気力が必要である．後者はスプレーのように噴霧される薬剤を吸入する製剤で，噴霧と吸入のタイミングを合わせる技術が必要となる反面，高齢者など吸気力の弱い患者でも使用することが可能である．

処方の際は，1回の使用量，1日の使用回数も同時に指示する必要がある．中間的な用量である中用量の使用法は表1に提示した．中用量以外には低用量，高用量があるが，それぞれおおむね中用量の半量，2倍量となる．実際にどの用量を指示するかは，まず表2にある重症度に応じて決定し，その後はコントロール状況をみて，不十分なら増量，症状がなくなるまで改善したなら継続ないしは減量を考慮する．

どんな薬であっても使用してもらわなければ効果は発揮できない．その点で，吸入ステロイドを正しく使用してもらうための吸入指導は重要である．処方医自らが吸入指導をすることが望ましいが，看護師や薬剤師にも協力を要請できる体制を築いておくとよい．

処方例　長期管理薬としての吸入ステロイド

〈治療ステップ2として〉
＊いずれか1剤を使用．
①キュバール™100エアゾール　1回1吸入　1日2回（低用量）
②オルベスコ®200μgインヘラー　1回1吸入　1日1回（低用量）
③アズマネックス®ツイストヘラー®200μg　1回1吸入　1日2回（中用量）
④フルティフォーム®50エアゾール　1回2吸入　1日2回（配合剤，低用量）
〈治療ステップ3として〉
＊①，②のどちらかを使用．

①シムビコート®タービュヘイラー®　1回2吸入　1日2回（配合剤，中用量）
②レルベア®200エリプタ®　1回1吸入　1日1回（配合剤，高用量）

➡ 効果がみられなかったら

まずは指示通りに吸入しているか，吸入方法が正しいかを確認する．正しく使用しても改善しない状況であるなら，吸入用量の増量，併用薬の追加を考慮する．

➡ 副作用が出たら

吸入ステロイドの副作用のほとんどは口腔内違和感，嗄声，白苔の付着など局所的な副作用であり，全身性の副作用はほとんどない．吸入前の飲水，吸入後のうがいにより予防する．粒子径の小さい製剤への変更，pMDI製剤への変更が有効なことがある．

また，配合剤の場合，特に用量に応じて吸入回数が増えるタイプの製剤（シムビコート®やフルティフォーム®）においては，アドレナリン受容体刺激による副作用があらわれることがある．多くは動悸，振戦であるが，まれに低カリウム血症をきたすことがある．前者は使用を続けることにより慣れる場合もあるので，可能であれば継続を指示するが，難しい場合は用量を減らすか，吸入回数が固定の製剤（アドエア®やレルベア®）に切り替える．後者の場合はカリウムの補充を行うとともに，配合剤から吸入ステロイド単剤への切り替えを考慮する．

❷ 発作治療薬

重症度に応じた発作時の治療方針を表3に記載した．中発作以上ではステロイドを点滴静注で投与する．小発作でも遷延する場合には経口ステロイドを併用する方法がある．それぞれのステロイドのメニューは後述の処方例に記載した．

1回のステロイド点滴静注で症状が改善すれば，それで中止とするか，経口ステロイド（例えばプレドニゾロン20〜40 mg/日）の投与を数日間追加したうえで終了としてよい．症状の改善がみられなければ，改善する

までステロイド点滴静注を継続する．ただし，サクシゾン®，ソル・コーテフ®，水溶性ハイドロコートンは鉱質コルチコイド作用が比較的強く，高血圧，浮腫，低カリウム血症などを生じやすいため，3日以上の治療継続が必要であれば，途中からほかのステロイドに変更する．また，**ステロイドは14日を超えて投与すると，その後急に中止した場合にステロイド離脱症候群を招くおそれがある**ため，できればステロイドの全身投与は14日以内に留める．やむをえず14日を超える投与となった場合，投与終了する際には減量しながら終了する．

ステロイドの1日あたりの投与回数は，一般的には生物学的半減期に基づいて決定されるが，喘息発作の治療では通常より多めの回数が推奨されている．ただしその根拠は明確ではない．

また，**非ステロイド性抗炎症薬（non-steroidal anti-inflammatory drugs：NSAIDs）に過敏の喘息患者（いわゆるアスピリン喘息患者）はステロイド製剤に対しても過敏反応を示す恐れがある**．NSAIDs過敏の有無がわからない患者には，あるものと思って対応する方がよい．静脈内投与に使用されるステロイドは，水溶性にするためにコハク酸やリン酸のエステル結合の構造をとったり，防腐剤としてパラベンが添加されていたりするが，それが過敏反応を示す原因となる．すなわち次の2点を押さえておく．

① コハク酸エステル製剤はアスピリン喘息の発作を悪化させる可能性があるので使用してはならない．サクシゾン®，ソル・コーテフ®，ソル・メドロール®，水溶性プレドニン®がこれに該当する．

② リン酸エステル製剤にはパラベンの添加によりアスピリン喘息の発作が悪化する可能性がある．しかしこの場合は1時間以上の時間をかけて投与すれば使用は可能である．急速静注はすべきでない．水溶性ハイドロコートン，デカドロン®，リンデロン®などがこれに該当する．

処方例　喘息発作に対するステロイド投与

〈遷延する小発作に対して〉
　プレドニン®　5 mg錠　1日2〜6錠　1日2回　3日〜5日間投与
〈中発作以上に対して〉
＊①〜③のいずれかを点滴静注．
①水溶性ハイドロコートン　1回200〜500 mg　継続する場合は，

1日3回〜6回投与する
②ソル・メドロール® 1回40〜125 mg 継続する場合は，1日2回〜4回投与する
③デカドロン® 1回3.3 mg〜6.6 mg 継続する場合は，1日1回〜3回投与する
＊重症であるほど高用量が選択されることが多い

➡ 効果がみられなかったら

治療を行っても悪化する場合は，ステロイドの増量を試みると同時に，アミノフィリンやアドレナリンの投与も行う．呼吸が不安定になれば人工呼吸管理も考慮する．

➡ 副作用が出たら

鉱質コルチコイド過剰による高血圧・浮腫・低カリウム血症を除けば，短期間の全身性ステロイド投与による弊害は少ない．不眠にはなるかもしれないが，**発作中に睡眠薬を使用してはならない．**

最後に，発作時・非発作時を通じての喘息治療の流れを，気道炎症や症状と関連付けてイメージ化したものを図1に表す．

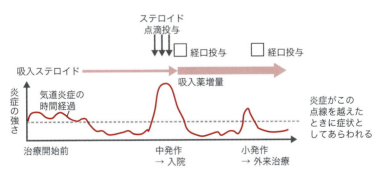

図1 喘息の自然経過と治療のイメージ

気道炎症があっても必ず症状が伴うとは限らない．炎症がある程度以上強くなったときにはじめて症状として出現する．症状が強くあらわれたときはすなわち喘息発作であり，その際は発作を止める治療が必要になる．しかし症状がないときでも炎症は続いており，それをできるだけ抑えるための治療が必要になる．

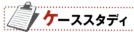

ケーススタディ

症例 52歳男性．高血圧に対して降圧薬を内服しているが，それ以外の既往歴・合併症はなし．以前より運動時に胸部苦悶感を感じることがあったが，特に医療機関を受診せずに様子をみていた．2週間ほど前から咳が出るようになり，特に労作時や夜間に症状が強かった．歩行時にも胸部苦悶感・息切れを感じ，咳も止まらないとのことで来院．血中酸素飽和度は94％と低めであったが，その他のバイタルサインに異常なし．聴診で呼気終末に連続性ラ音を聴取した．血液検査での血算，生化学に異常なく，胸部X線や心電図では異常所見を認めなかった．動脈血液ガスはPaO_2 70 mmHg，$PaCO_2$ 43 mmHgであり，二酸化炭素の貯留は認めなかった．

治療 これまで喘息の診断は下されていなかったが，症状・経過・身体所見・検査結果から喘息が最も疑われたため，まずは短時間作用性β_2刺激薬であるサルブタモール（ベネトリン®）を吸入したところ，症状，聴診所見，血中酸素飽和度の改善を認めた．引き続き喘息としての治療が必要であると考え，プレドニン®5 mg 1日2錠と吸入ステロイド（シムビコート®タービュヘイラー®1回1吸入，1日2回）を処方し，3日後に再診．症状は引き続き改善していることが確認され，吸入ステロイドのみ継続とした．その後も症状の再燃はなく経過している．

解説 喘息の初回治療の例である．喘息の成人発症は少なくないが，喘息らしい症状がそろわないこともあり，心不全など似たような症状を呈する他疾患の除外が必要である．

本例は，来院時軽度の喘息発作の状態にあると考えられた．血中酸素飽和度は中発作に相当する値であったが，気管支拡張薬が非常によく効いたため，ステロイドの点滴静注は行わなかった．一方気道炎症の治療は必要であるから，吸入ステロイドを開始したが，これは効果があらわれるまでに多少の時間を要するため，最初は少量の内服ステロイドを併用した．

吸入ステロイドについて，単剤と配合剤のどちらから開始すべきかについて正解はないが，本例ではβ刺激薬の反応性が良好であったことから配合剤を選択した．用量については，症状が治療ステップ3相当であると考えて中用量以上を選択してもよかったが，配合剤を選択したことも考慮し低用量から開始した（もし配合剤ではなく単剤から治療を開始する場合は，中用量以上を選択する方が無難である）．

2. COPD

免疫異常からみた疾患の特徴とステロイドが効くメカニズム

　慢性閉塞性肺疾患（chronic obstructive plumonary disease：COPD）はタバコの煙などの有害物質を長期に吸入暴露することで，マクロファージ，好中球，リンパ球などの浸潤を伴う慢性炎症を生じ，末梢気道病変と肺の気腫化をきたし閉塞性障害に至る疾患である．

　ステロイドはこの炎症を制御する目的に使用されるが，喘息の場合と比べるとその効果は単純ではない．たしかに吸入ステロイドにより炎症細胞浸潤は改善する．しかし一方で，COPDでの中心的な炎症細胞である好中球はステロイドに対する感受性が低く，COPDに伴う酸化ストレスもステロイドの作用に拮抗することから，**COPDはステロイドに抵抗性を示す**ことが知られている．実際，吸入ステロイドを長期に使用しても，経年的な呼吸機能の低下は抑制されない．また，COPD患者においては**ステロイド吸入が呼吸器感染症のリスク**にもなる．そのためCOPDでステロイドを使用するケースは限定される．

●治療方針

　まず**喫煙者においては，禁煙することが何より大事**である．次に患者の状態，重症度を評価し，それに基づいて治療内容を決定する．COPD患者の状態は大きく安定期，増悪期に分けられるが，それぞれで治療内容は大きく異なる．

①**安定期**：安定期においては，薬物療法だけでなく，呼吸リハビリやワクチン接種など多面的なアプローチにより，患者の症状の軽減や疾患の進行の予防を図る．薬物療法では気管支拡張薬が中心となり，ステロイドは補助的に使用する（**図2**）．

②**増悪期**：増悪期においては，症状の緩和をめざすとともに，合併する感染症に対しても治療を行い，最重症例では救命が治療の目的となる．

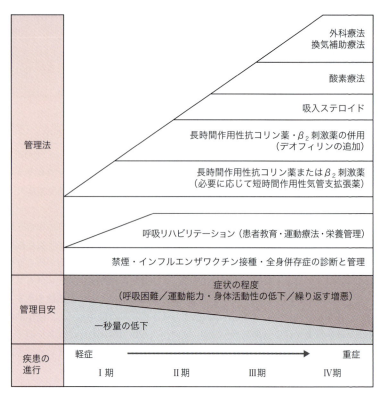

図2 安定期COPDの管理
重症度は一秒量の低下だけではなく，症状の程度や増悪の頻度を加味し，総合的に判断したうえで治療法を選択する．
（文献2より改変して転載）

ステロイドの使用法の詳細については，後述（処方のポイント）を参照のこと．

ステロイド治療に踏み切るタイミング

ステロイドの適応に関しては，それぞれの治療方針に関して解説するなかで紹介する方が理解しやすいと思われるので，次の「処方のポイント」のなかで詳しく述べる．

処方のポイント

急性増悪に対する治療と安定期の治療とでステロイドの投与目的・投与方法は異なる．患者の状態を見極めて，治療目標を意識して投与方法を選択する．

❶ 増悪期の治療

まずCOPDの増悪とは何かについて述べる．ガイドラインによると，COPDの増悪とは，「呼吸器症状の悪化により安定期の治療に変更・追加が必要な状態」であると定義されている[2]．治療の変更・追加という，臨床医の判断に依存する要素が定義のなかに含まれているのが特徴的であるが，これは日々変動するCOPDの症状のなかで，特に対応が必要なものを増悪とよぶことで，より実用的となるよう意図されたものであると考えられる．

もちろんCOPDの増悪の診断が，その場の臨床医によって恣意的に変えられてよいということではない．治療強化が必要であると一般的に判断される状態にあるか否かで増悪の有無は決定される．COPDの増悪は，患者のQOLや呼吸機能を低下させ，生命予後の悪化にも関連するので，**積極的かつ的確に増悪の診断・治療を行う**．

COPDの増悪時には，咳・喀痰が増加し，息切れが増し，胸部不快感・違和感の出現・増強を認め，しばしば膿性痰も出現する．これらの症状が心不全や肺塞栓症など他疾患によるものでないことが確認できれば診断可能である．さらにパルスオキシメトリー，動脈血液ガス分析，胸部X線写真，血液検査などを行い，重症度の評価や合併症の検索を行う．

治療はまず短時間作用性β_2刺激薬の吸入により気管支の拡張を図る．抗コリン薬の吸入を併用することもある．膿性痰のあるときや重症例では細菌感染の可能性を考え抗菌薬を投与する．これにステロイドを加えたのが**ABCアプローチ**（A：antibiotics，B：bronchodilators，C：corticosteroids）であり，COPDの増悪に対する薬物療法の基本となる（**図3**）．

ステロイドは経口または点滴静注で投与する必要があり，吸入の効果は限定的である．日本のガイドラインでは，ステロイド投与は**安定期の病期Ⅲ以上**（％一秒量が50％未満）または**入院適応の患者**に対し考慮すると

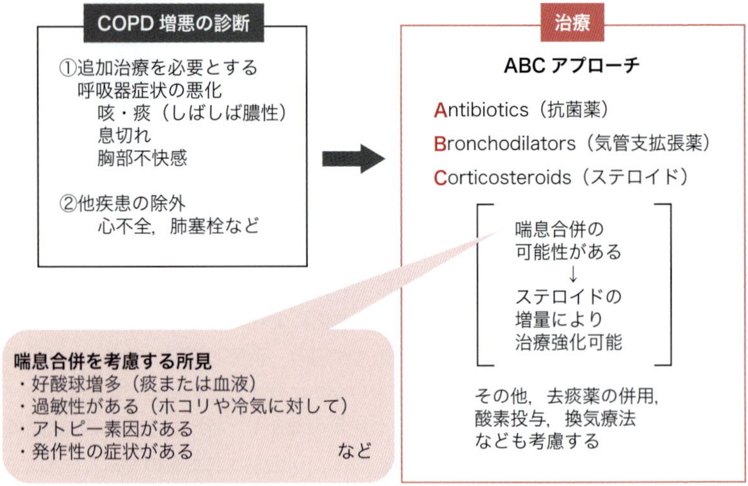

COPD増悪の診断

① 追加治療を必要とする呼吸器症状の悪化
　咳・痰（しばしば膿性）
　息切れ
　胸部不快感

② 他疾患の除外
　心不全，肺塞栓など

喘息合併を考慮する所見
・好酸球増多（痰または血液）
・過敏性がある（ホコリや冷気に対して）
・アトピー素因がある
・発作性の症状がある　　　　　　　　　など

治療

ABCアプローチ

Antibiotics（抗菌薬）
Bronchodilators（気管支拡張薬）
Corticosteroids（ステロイド）

喘息合併の可能性がある
↓
ステロイドの増量により治療強化可能

その他，去痰薬の併用，酸素投与，換気療法なども考慮する

図3　COPD増悪の診断と治療

されているが[2]，感染症に配慮しながらであれば，投与は積極的に考慮してよい．ただし長期間の投与は副作用の観点から避け，可能であれば1週間，長くても2週間以内の投与にとどめる．投与量はプレドニゾロン換算で1日30～40 mg程度が目安である．重症例ではより高用量が用いられることもあるが，用量を増やすことによるメリットは必ずしも明らかではない．

　最近は喘息がCOPDに少なからず合併することが注目されている．そのような患者の状態が悪化した場合，COPDの増悪か喘息発作かを判別するのは難しい．しかしCOPDで好酸球性炎症を伴う場合はステロイドの反応性がよいとのデータもあることから，そのような場合は喘息発作に準じた対応とする方がよいと思われる．

処方例　増悪期のステロイド投与

〈経口投与の場合（外来・入院どちらでも）〉
　プレドニン® 　5 mg錠　1回6～8錠　1日1回　5～14日間
＊患者が完全に回復しなくても明らかな改善があれば中止可能．
＊14日間を超える期間の投与は推奨されない．

〈点滴投与の場合(おもに入院で)〉
ソル・メドロール® 1回40 mg 1日1回～2回
*高用量を投与している場合は患者の状態が改善ししだい，減量あるいは経口投与への切り替えを行う．
*全体の投与期間が14日間を超えないようにする．

処方例　喘息の合併が考えられる患者の増悪期のステロイド投与

*①〜③のいずれかを投与．
①プレドニン® 5 mg錠 1回2〜4錠 1日2回
②水溶性ハイドロコートン 1回100〜300 mg 1日3〜4回
③ソル・メドロール® 1回40〜80 mg 1日2〜4回
*症状に応じて使用量・期間を使い分ける．
*水溶性ハイドロコートンは3日以内の投与にとどめ，治療継続が必要ならほかのステロイド薬に変更．
*全体の投与期間は14日を超えないのが望ましい．

➡効果がみられなかったら

ABCアプローチのA，Bについて見直し，不十分・不適切な面があれば是正する．喀痰中の好酸球が陽性であるなど喘息の合併が考えられる場合は，ステロイドの投与量を増やしてみる．

❷安定期の治療

慢性的に症状が続いていることはあるが，増悪期のような治療を要する状態でなければ安定期にあると考える．ここでの治療の目的は，患者の症状の軽減，QOLの維持，将来の増悪の予防である．そこで中心になる治療薬は，**気管支拡張薬**（長時間作用性抗コリン薬または長時間作用性β_2刺激薬，いずれも吸入）である．**ステロイドについては，主に急性増悪の頻度を下げることを目的として，吸入薬として使用される．**ただし，ステロイドは気道感染症のリスクを上げる可能性があるため，対象となる患者は限定される．海外のガイドラインでは，増悪の頻度が年に2回以上，または入院を要する増悪が年に1回以上ある患者において，吸入ステロイドを気管支拡張薬に併用するオプションが示されている．

一方，**喘息合併のCOPD患者**においては，**積極的に吸入ステロイドを**

使用すべきと考えられる．喘息に対して気管支拡張薬単独での治療とならないよう（特に長時間作用性β_2刺激薬の場合）注意が必要である．

最も適切な吸入ステロイドの種類，用量については十分に検証されていないが，気管支拡張薬との併用が基本になることから，長時間作用性β_2刺激薬との配合剤が使用しやすい．サルメテロール/フルチカゾンプロピオン酸エステル（アドエア®），ビランテロール/フルチカゾンフランカルボン酸エステル（レルベア®），ホルモテロール/ブデソニド（シムビコート®）がCOPDに対し適用を取得している．

処方例　安定期のステロイド投与

＊①〜③のいずれかを吸入．
①アドエア®250ディスカス®　1回1吸入　1日2回朝夕
②レルベア®100エリプタ®　1回1吸入　1日1回
③シムビコート®タービュヘイラー®　1回2吸入　1日2回
＊吸入薬の増減は通常行わない．重症例では長時間作用性抗コリン薬の吸入の併用を考慮する．

➡️副作用が出たら

「1．気管支喘息」の項を参照．また，肺炎をくり返しているような患者においては，一時使用を中止して，その後の肺炎の再発がないか様子をみてもよいかもしれない．

ケーススタディ

症例　65歳男性．60本／日×36年間の喫煙歴あり．胸部CTで気腫性変化は軽度であったが，呼吸機能検査は一秒量1.48 L，予測一秒量54％，一秒率44％でありⅡ期のCOPDと診断されていた．2日前より咳嗽，喀痰の増量を認め，前日より発熱と呼吸困難も生じたため来院．気道狭窄音は聴取しなかったが，動脈血液ガス検査でpH 7.512，PaO_2 68 mmHg，$PaCO_2$ 31 mmHg，HCO_3^- 24 mmol/Lと過換気を伴う低酸素血症を認めた．胸部CTでは肺炎像はなく，びまん性の気管支壁肥厚を認め，気道感染に伴うCOPDの急性増悪と考えた．

治療 入院し,酸素吸入を行いながら,ネブライザーによるサルブタモールの吸入,プレドニゾロン(prednisolone:PSL,プレドニン®)30 mgおよび抗菌薬(最初は広域抗菌薬から開始し,菌種同定後に感受性を踏まえて変更)の投与を行った.発熱や咳嗽などの症状はすみやかに改善し,酸素吸入も2日で終了した.PSLは4日後に20 mgに減量し,2日ごとに10 mgずつ減量し,計8日間の投与で終了した.

解説 COPDの増悪はしばしば感染を合併し,感染症自体の症状とCOPDの症状との区別がつかないこともあるが,感染症がさほど重症にみえなくても低酸素血症が目立つようであれば,COPDの増悪と考え気管支拡張薬やステロイドの投与を行うのがよい.本例ではステロイドを減量しながら終了としたが,十分改善していれば初期量から一度に終了とすることも可能である.

3. 特発性肺線維症

免疫異常からみた疾患の特徴とステロイドが効くメカニズム

　間質性肺炎とは，炎症および線維化病変の主座が肺の間質＝肺胞隔壁にある疾患の総称である．薬剤や有害物質の吸入が誘因となり発症する場合や，膠原病などの全身性疾患に伴い発症する場合があるが，それらの誘因，背景疾患が特定できないものを特発性間質性肺炎とよぶ．特発性間質性肺炎にはさまざまな病型が存在し，病理組織所見をもとに分類され，それぞれ特徴的な臨床経過および治療反応性を有する．

　特発性肺線維症（idiopathic pulmonary fibrosis：IPF）は特発性間質性肺炎の病型の1つであるが，進行性かつ治療抵抗性でありながら頻度も少なくないことから，最も重要な病型である（図4）．

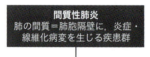

間質性肺炎
肺の間質＝肺胞隔壁に，炎症・線維化病変を生じる疾患群

特発性※
- **特発性肺線維症（IPF）**
- 非特異性間質性肺炎（NSIP）
- 特発性器質化肺炎（COP）
- 急性間質性肺炎（AIP）
- 剥離性間質性肺炎（DIP）
- 呼吸細気管支炎を伴う間質性肺疾患（RB-ILD）
- リンパ球性間質性肺炎（LIP）

2次性
（誘因・背景疾患が特定できる）
- 膠原病
- 薬剤性
- 職業，環境性
- その他

図4　間質性肺炎の分類
※欧米の分類ではPPFE，分類不能型IIPsが追加されている

● 特発性肺線維症

　IPFは主に高齢者に発生し，慢性かつ進行性の経過をたどり，肺の線維化の進行による呼吸機能の悪化と呼吸困難を呈する．CT画像では，肺底部に蜂巣肺とよばれる囊胞性病変の集簇を認めるのが特徴である．肺の慢性炎症が線維化の背景にあるとの仮定にもとづき，ステロイドをはじめとする免疫抑制治療が長らく行われてきたが，いまだ有効性は示されていない．現在では，線維化が炎症とは無関係に進行する疾患であると理解されており，線維化そのものに介入する抗線維化薬が治療の中心となっている．従って，**本疾患に対して通常ステロイドは使用しない**．ステロイドの使用が考慮されるのは，① IPFが疑われるものの，ステロイド反応性を有するほかの間質性肺炎〔非特異的間質性肺炎（non-specific interstitial pneumonia：NSIP）や器質化肺炎（cryptogenic organizing pneumonia：COP）〕の可能性も考えられる場合，② 膠原病の診断はつかないが，特異抗体が陽性であるなど自己免疫性病態が背景にあると考えられる場合，③ 急性増悪をきたした場合，があげられる（表4）．①，②は高度な判断および対応を要し，本書の扱う範囲を超えると考えられるので，以下では③のケースに絞って解説する．

　急性増悪とは，IPFの慢性経過中に，肺炎や心不全などの他疾患によらず，両肺に新たな浸潤影の出現とともに急速な呼吸不全の進行がみられる病態である．病理では典型的にはびまん性肺胞傷害とよばれるパターンを示し，急性期には肺胞上皮障害，慢性期には線維化を特徴とする所見が得られるが，気管支肺胞洗浄では種々の炎症細胞の増加を認め，炎症病態の合併が想定される．IPFの急性増悪に対する免疫抑制治療に関してもエビデンスがあるとは言い難いが，本症は致死率の高い重症病態であることを鑑み，想定される炎症病態の制御を目的としてステロイドおよび免疫抑制薬が投与される．

表4　IPFに対してステロイドの使用が考慮されるケース

① IPF以外の間質性肺炎（NSIPやCOPなど）である可能性がある場合
② 特異抗体が陽性であるなど，自己免疫性病態が背景にあると考えられる場合
③ 急性増悪を来たした場合

特発性肺線維症

●治療方針

慢性期のIPFに対しては，線維化の進行を抑制する目的で抗線維化薬などによる治療を行う．一方，急性増悪に対しては高用量ステロイドを含む強力な免疫抑制療法を行う．急性期に感染症の合併を除外することは困難であり，むしろ感染症が急性増悪の誘因となる場合もあることから，ほとんどの場合抗菌化学療法も同時に行われる．

ステロイド治療に踏み切るタイミング

前述の通り，慢性期のIPFに通常ステロイドは投与すべきではないが，**いったん急性増悪が疑われる事態となれば直ちに高用量のステロイドを投与する**．重症例ほど予後は悪いとされており，できるだけ進行しない早期のうちから治療を開始することが望ましい．

処方のポイント

超大量のステロイドを1度に投与する「**ステロイドパルス療法**」から治療を開始するのが一般的である．パルス療法は即効性が期待でき，かつステロイド受容体を介さない作用（non-genomic effectの一部）も期待できる．

一方でパルス療法は延々と続けることができないため，パルス後に体重1 kgあたりプレドニゾロン換算1 mg（以降1 mg/kgと記載）の量を目安としたステロイド投与に切り替える（パルス後のステロイド治療のことを「後療法」とよぶ）．ただし軽症例や感染合併が問題になる場合は後療法を行わずに経過をみる場合もある．

ステロイドのみで治療できる場合はむしろ軽い例であり，たいていの場合は免疫抑制薬の併用が必要である．しかし免疫抑制薬は効果があらわれるまで1〜2週間以上を要すると考えられており，急性期の病態制御にはステロイドが中心的な役割を担う．

処方例 IPF急性憎悪に対する治療：ステロイドパルス療法

ソル・メドロール® 1,000 mg 1〜2時間かけて点滴静注
ヘパリン8,000〜10,000単位 24時間かけて持続静注
＊通常は3日間続ける．効果があるが不十分と思われるときは5

日間まで延長することも可能．
* 1週間隔で複数回（通常最大4回）行うことがある．ただし，パルス療法をくり返した症例では予想以上に免疫抑制がかかっていることがあり，日和見感染には特に注意する．
* ステロイドは分割投与する方が効果が高いとの経験則から，ソル・メドロール® 500 mg点滴静注を1日2回行う方法もあるが，1,000 mg 1日1回より有益であるとの証拠はない．
* ヘパリンの量について，本来はAPTTをみながら正常の1.5倍～2倍をめざして量を調節するが，短期間であるため調節がつく前に終了のタイミングを迎えてしまうことがあり，ヘパリン併用のエビデンスも高くないため，実際には厳密な調整はせず過剰にならないことだけを確認して併用されることも少なくない．

処方例　IPF急性憎悪に対する治療：後療法

〈経口投与〉
プレドニン®　1回0.5 mg/kg　1日2回　2～4週間
〈経口摂取が不能の場合，あるいは肺への移行がプレドニゾロンより良好であることを期待して〉
ソル・メドロール®　1回40 mg　点滴静注　1日1回または2回　2～4週間

* ステロイドパルス後に継続して，あるいはパルスとパルスの間の期間に投与する．
* 2週間以上経過して病勢が落ち着くか4週間が経過したら，減量に入る．1～2週ごとにプレドニゾロン換算で5～10 mgずつ減量し，減量が進んだら減量幅を小さくしていくのが一般的である．

Point：ステロイドパルス療法には反応があったように見えても，後療法に移行すると再燃する場合がある．その場合は再びパルス療法を行い，次の後療法はプレドニゾロン換算1.5 mg/kgなどに増量する．ただし通常2 mg/kgを超える量にはしない．むしろパルス療法をくり返しながら，免疫抑制薬など，ほかの治療も併用してコントロールを図ることを心がける．

効果がみられなかったら

十分な初期治療を行っても反応がみられないことは少なくないが，そのような例の予後はきわめて不良である．もし感染症への対応が不十分なら

ばその対策を強化する,免疫抑制薬をまだ使用していない場合は併用を試みる,などが対応として考えられる.

ポリミキシンB固定化線維カラムによる直接血液灌流法(Direct hemoperfusion using a Polymyxin B immobilized fiber column：PMX-DHP)などの血液浄化療法が有効な場合もあるが,エビデンスは十分ではなく,現在のところ本症に対する保険適用はない.

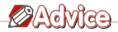

【慢性期 IPF ですべてのステロイドを中止すべきか?】

IPF の慢性期に対して通常ステロイドは使用しないと述べたが,すでにステロイドを投与されている IPF 症例に対してはどうすべきであろうか.

もしかしたら過去にステロイドが有効な経過があったのかもしれない.あるいは無効だったとしても**急なステロイドの減量・中断を行うと,かえって急性増悪を誘発するおそれがある**.よって,今後もステロイドが本当に必要なのか,すべての症例で検討すべきではあるものの,やみくもに減量・中止するのが正しいのではなく,個々の患者の事情を踏まえて判断する必要があり,減量するにしても慎重かつ緩徐に行うべきである.また,現在の投与量が少量(例えばプレドニゾロン換算で 5 mg/ 日以下)であるならば,ステロイドの弊害よりも減量に伴う急性増悪のリスクが高いと考えて維持投与を続けるのも一法である.

4. 膠原病に関連した，亜急性に進行する間質性肺炎

免疫異常からみた疾患の特徴とステロイドが効くメカニズム

　膠原病とは，関節や筋肉などの運動器をはじめとし，全身に病変をきたしうる自己免疫疾患の総称である．しばしば肺病変を合併するが，そのなかでも間質性肺炎は生命予後に影響を及ぼしうる重要な合併症である．

　背景にある膠原病全体の活動性と肺病変の活動性や重症度は，並行する場合もあれば，しない場合もある．よって，それぞれに対して活動性の有無，治療適応の有無を判断する必要がある．

　どのような機序で膠原病で間質性肺炎が発症するのかはわかっていない．しかし膠原病に伴う異常免疫反応が背景となり発症していることに異論はないと思われる．病理学的にも多くの場合で非特異的間質性肺炎（non-specific interstitial pneumonia：NSIP）パターンを示し，炎症細胞の浸潤やリンパ濾胞の過形成を認め，局所で免疫応答が起きていることが観察される．これらの過剰な免疫応答が間質性肺炎における構造改変と線維化の原因であると考え，これを制御する目的に免疫抑制治療が行われる．

●治療方針

　特発性間質性肺炎の場合は，病理組織型を手掛かりとして治療方針が決定されるが，膠原病の間質性肺炎においては，背景疾患が何であるかの方がより重要である．以下がその理由としてあげられる．

① 膠原病肺では複数の病理組織型の間質性肺炎が混在してみられることが少なくない．
② 特発性間質性肺炎でいわれている病理組織型による予後や治療反応性の違いが，必ずしも膠原病を背景とする間質性肺炎には当てはまらない．
③ 強皮症や炎症性筋疾患に合併する間質性肺炎においては，その疾患ごとに間質性肺炎の治療に関する検証が進められている．

よって膠原病を背景とした間質性肺炎について，その治療方針を一括し

て提示することは不可能であるが，前述の通り，**進行性のある例に治療適応がある**という点では共通している．そして治療のなかでステロイドは重要な役割を担うことが多く，中等量以上のステロイド，および必要に応じて免疫抑制薬の併用を行う，というのがおおむね共通した治療内容となる．

ステロイド治療に踏み切るタイミング

膠原病に合併する間質性肺炎すべてが治療対象となるわけではない．例えば無症状でかつ長期間病変に変化がないことが確認されている間質性肺炎に対しては，通常治療は行わない（例外的に，抗MDA-5抗体陽性の筋炎に伴う間質性肺炎に対しては，無症状であっても早期からの治療開始が強く推奨される）．一方で，労作時呼吸困難などの症状があっても，CTで蜂巣肺主体の病変しかみられない場合は，治療への反応は期待しがたく，通常は治療を行わない．それ以外，すなわち**典型的には，画像所見，呼吸機能検査（肺活量やDLCO），症状（息切れや咳）のいずれかが明らかに悪化しつつある場合は，積極的に治療対象とする**．ほかに，CTで硬化影やすりガラス陰影が散在して出現している場合も，反応を期待して治療開始が考慮される．

なお，特に急激に（数日以内の経過で）呼吸状態が悪化する場合は，間質性肺炎の急性増悪と考える．その場合は，背景疾患によらず，特発性肺線維症の急性増悪と同様の対応となるので，そちら（3．特発性肺線維症）をご参照いただきたい．本項ではより時間をかけて（数週から数カ月の経過で）悪化する場合を扱う．

治療方法は次に述べるとおり，ほとんどの場合ステロイドを使用することになる．よってステロイドを使用するタイミングとはすなわち治療開始のタイミングである，と考えて差し支えない．

処方のポイント

前述の通り，**進行性のある例に対して，中等量（0.5 mg/kg/日）以上のステロイドおよび免疫抑制薬による治療が行われる**．ただし，背景疾患によっては推奨される使用法が若干異なる．例えば強皮症ではシクロホスファミドなどの免疫抑制薬の重要性が高く，ステロイドは投与するとしても少量に留めることが多い．一方，炎症性筋疾患のなかで抗MDA-5抗体

が陽性の患者では，治療抵抗性かつ進行性の間質性肺炎を合併することが多く，間質性肺炎の重症度によらず強力な治療が必要になる．

以下では強皮症，炎症性筋疾患，関節リウマチを例として，よく採用される治療法を提示する．

処方例　強皮症の場合

シクロホスファミドの間歇的大量点滴静注もしくは経口で連日投与．
それに併用する形で，
プレドニン®　5 mg　1回2～4錠　1日1回　2～4週間
＊この後は2週ごとに2.5～5 mgずつ減量．減量が進んだら減量幅を1 mgと小さくする．1日5～10 mgで維持するか，落ち着いていれば中止を考慮する．

処方例　炎症性筋疾患の場合

〈Ⅰ：抗MDA-5抗体陽性例〉
　ソル・メドロール®　1,000 mg　1～2時間かけて点滴静注
　ヘパリン　8,000～10,000単位　24時間かけて持続静注
　上記の治療を3日間（最大で5日間）行った後，
　プレドニン®　1回0.5 mg/kg　1日2回または
　ソル・メドロール®　1回40 mg　点滴静注　1日1回または2回
＊ステロイドパルス療法から開始して後療法を4週間継続する．詳しくは前項「3. 特発性肺線維症」の処方例に記載した注釈を参照のこと．
＊また，このケースでは免疫抑制薬の併用が必須である．特に重症例，治療抵抗性例では，シクロホスファミドにタクロリムスまたはシクロスポリンを加える2剤併用を積極的に行う．

〈Ⅱ：その他の例〉
　プレドニン®　1回0.5 mg/kg　1日2回　4週間
＊重症例ではステロイドパルスを先行させてもよい．
＊4週後は1～2週ごとに5～10 mgずつ減量し，減量が進んだらその次の減量幅を2.5 mg，1 mgと徐々に小さくしていく．
＊免疫抑制薬の併用の要否に関しては識者でも意見がわかれるところであるが，皮膚筋炎の症例やステロイド減量後に再燃する例ではタクロリムスやシクロスポリンなどの併用が望ましい．

●間質性肺炎

> **処方例　関節リウマチの場合**
>
> プレドニン® 1回30 mg　1日2回　2〜4週間
> * 器質化肺炎様の画像所見の場合は少なめのステロイド量でも反応しうるが，病変が広範な例や線維化の強い例ではより多い用量を要する．
> * 減量は1〜2週ごとに5〜10 mgずつとし，減量が進んだら徐々に減量幅を小さくする．
> * 重症例ではタクロリムス，シクロホスファミドなどの免疫抑制薬の併用を行う．
> * 進行が早い場合は急性増悪の治療に準じてステロイドパルス療法を行うこともある．

➡効果がみられなかったら

プレドニゾロン1 mg/kgまでの増量を行うか，すでに同量を使用している場合は，ステロイドパルス療法を行うか免疫抑制薬の併用を開始する．免疫抑制薬もすでに併用されている場合は，その種類を変えてみる．

➡副作用が出たら

慎重に疾患の活動性を見極め，免疫抑制薬の併用なども行いながら，可能な限りステロイドの減量に努める．逆説的ではあるが，ステロイドパルス療法を併用すると，その後のステロイドの減量が進めやすくなる場合がある．ただし，病初期に関しては，不十分な治療は病勢の遷延を招く恐れがあるため，むやみに減量せず十分量を使用することが必要であり，そのようにした方がむしろ治療期間全体にわたるステロイドの使用量を抑えることにつながる．

ケーススタディ

症例1

[抗ARS抗体陽性の関節リウマチに伴う間質性肺炎の一例]

47歳男性．関節痛を主訴に受診．多発関節炎，リウマトイド因子陽性，抗CCP抗体陽性から関節リウマチと診断．一方抗ARS抗体も陽性であったが，明らかな筋炎症状はなく，CKの上昇もなかった．胸部CTでは間質性肺炎に矛盾しない両側下肺野優位のすりガラス陰影を認めたが，本人は呼吸器症状

を自覚しておらず，その経過は不明であった．検索した範囲で悪性腫瘍を疑う所見はなかった．そこで関節リウマチに対してはブシラミンを投与し，間質性肺炎に対しては治療を加えることなく経過を追ったが，1年後にフォローした呼吸機能検査および胸部CTで間質性肺炎の悪化を認めた（図5）．当時も呼吸器に関する症状の訴えはなかった．

治療 症状をよく尋ねると息切れはある様子であったが，あまり自覚していないようであった．呼吸機能は明らかに不良であり，訴えがない割には間質性肺炎は悪いと判断し，治療としてPSL（プレドニン®）30 mg（0.5 mg/kg）の投与を開始した．外来で治療を継続したが，2週間後の再診時には，息切れが軽くなったとの申告があった．4週間投与継続後，プレドニン®を10日ごとに5 mgずつ20 mgまで減量，次は2.5 mgずつ15 mgまで減量とした．一方でシクロスポリンの併用も開始し，血中濃度を見ながら用量の調整を行った．プレドニン®は15 mg以降13.5 mg，12 mgとして，その後は3〜4週ごとに様子をみながら，可能なときに1 mgずつ減量を進める方針とした．

治療開始4カ月後の胸部CTの改善はわずかであるように見えたが（図5B），呼吸機能の結果は改善を認めた（図5D）．さらに1年後followした胸部CTでは，陰影のさらなる改善を認めるだけでなく（図5C），胸部X線で肺全体の容積の改善を認めている（図5F）．

解説 本症は抗ARS抗体陽性であったが，筋炎の所見はなく，関節リウマチとして治療を行った．このような症例で間質性肺炎を呈する場合，関節リウマチと抗ARS抗体症候群のいずれの病態を反映して発症しているのかは判断困難であるが，治療としては大きな差異はない．

症状は軽微かつ慢性的な経過であったが，明らかな進行性を示し，呼吸機能は軽視できないほど低下していた．慢性的な経過ではしばしば線維化の進行を伴い，治療反応性に乏しい可能性もあったが，本例では蜂巣肺のような線維化の終末像はなく，すりガラス影が主体の病変であったので，治療に反応する可能性はあると考えた．ステロイドパルス療法はこのような緩徐な進行を示す症例では必要なく，プレドニン®内服による治療となる．用量に関しては，50 mg前後の比較的高用量で治療する方法もあったが，ここではプレドニン®中等量と免疫抑制薬との併用による治療を選択した．そこでプレドニン®30 mgから治療を開始し，続いてシクロスポリンの併用を開始した．

図5にあるように，当初は治療への反応性が弱いようにもみえたが，呼吸機能は改善していたため治療を続け，1年後には画像所見でも明らかな改善を認めた．プレドニン®は30 mgを1カ月投与し，その後は漸減を続けており，一度も再増量は行っていない．それでも長期間かけてじっくりと治療を

間質性肺炎

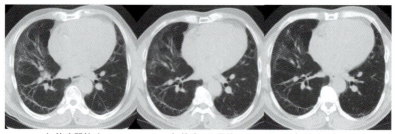

A）治療開始時　　B）治療4カ月後　　C）治療開始1年後

D)

	治療開始時	4カ月後
VC（%VC）	2.62L（65%）	3.03L（75%）
%DLCO	49%	54%

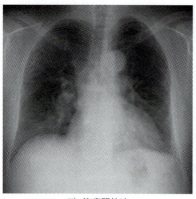
E）治療開始時

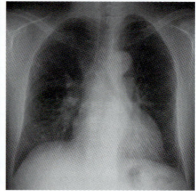
F）治療開始1年後

図5　抗ARS抗体陽性の関節リウマチに伴う間質性肺炎の胸部CT，呼吸機能検査，胸部X線

治療開始時は胸部X線および胸部CTで右肺底部優位にすりガラス陰影を認め（A, E），呼吸機能検査では拘束性障害を認める．蜂巣肺の形成は認めない．治療4カ月後，CTではすりガラス陰影の改善はわずかに認めるのみだが（B），肺活量は明らかに改善している（D）．治療1年後にはすりガラス陰影もよりはっきりと改善した（C）．治療後の胸部X線では，すりガラス陰影の軽減とともに横隔膜のより下方への移動が認められ，治療によって肺の収縮が解除されていることがわかる（F）．

行うことで，間質性肺炎の改善を得ることはできる．

症例2

[シェーグレン症候群に伴う間質性肺炎に対して比較的少量のステロイドが奏効した一例]

　39歳女性．20歳台にシェーグレン症候群と診断．対症療法のみで経過をみていたが，4年ほど前より胸部CTですりガラス陰影を認め，間質性肺炎の合併が疑われていた．しばらく陰影に変化はなかったが，1年ほど前より徐々に陰影が拡大してきた（**図6A，B**）．KL-6は900 U/mLと上昇．症状としては，空咳と，労作時にごく軽度の息切れがあるのみであった．

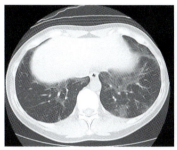

A）治療9カ月前

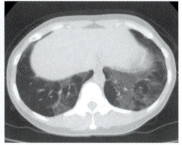

B）治療開始時

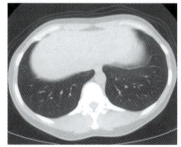

C）治療5カ月後

図6　シェーグレン症候群に伴う間質性肺炎の胸部CT

治療前は両側肺底部に均一なすりガラス陰影を認め，緩徐な進行を示した（A，B）．治療開始5カ月後のCT（C）では，すりガラス陰影はほぼ消失するまで改善している．

治療 プレドニン®20 mg（0.5 mg/kg弱）から投与を開始．症状や胸部X線をモニターし，悪化がないことを確認しながら，4週間ごとに15 mg, 12.5 mgと減量を進めた．治療開始2カ月でKL-6は正常化したため，さらにプレドニン®を4週ごとに2.5 mgずつ減量を進め，5 mgまで減量した．ここでCTを再検し，すりガラス陰影に明らかな改善を認めた（図6C）．

解説 本例も進行の比較的緩徐な間質性肺炎であったが，病変は均一なすりガラス影を示したため，治療反応性を期待し治療を開始した．比較的少量のステロイドで治療を行ったが，良好な改善が得られた．

　一言で膠原病関連の間質性肺炎と言っても，経過，治療反応性はまちまちである．何が最適な治療であるのか判断することは簡単ではないが，背景疾患，進行の速さ，画像所見のパターンなどが参考になる．進行の速い例では治療の遅れが命取りになることもあるので，その場合は，感染症がないか注意しながらも，時期を逸することなく治療を開始することが大切であり，その後慎重に経過をみて，必要に応じて治療内容の修正を加えていくことも可能である．

Advice

[悪性腫瘍と間質性肺炎の治療の優先度]

　炎症性筋疾患にはときに悪性腫瘍の合併を認めることがあるため，初診時には筋炎の診断と並行してCT，内視鏡などで悪性腫瘍の検索も行う．悪性腫瘍があった場合，これを治療することで筋炎の活動性が改善することもあるため，通常は悪性腫瘍が存在しないことを確認するか，存在した場合はその治療を先に行ってから，筋炎の治療を開始する．

　しかし進行性の間質性肺炎が合併している場合は，悪性腫瘍よりもその治療を優先しなければならないことがある．それは悪性腫瘍の診断・治療を進める間に間質性肺炎が許容できないほど進行する場合があるし，また間質性肺炎の存在が悪性腫瘍の治療に支障をきたす場合もあるからである（全身麻酔による手術が必要な場合，活動性の間質性肺炎の存在下での人工呼吸管理は，それ自体が間質性肺炎のさらなる悪化を招く恐れがある）．

5. 器質化肺炎

免疫異常からみた疾患の特徴とステロイドが効くメカニズム

　器質化肺炎（organizing pneumonia：OP）とは病理学的にポリープ型の肺胞腔内器質化を示す病変の総称を指す．組織学的なOPパターンは膠原病，感染症，過敏性肺炎，放射性肺臓炎，腫瘍に隣接した部分など，さまざまな呼吸器疾患で観察されるため，OP自体を独立した疾患概念と考えるのは誤りである．

　一方，明らかな原因・誘因がなく，病理でOP所見を認めるものは，**特発性器質化肺炎**（cryptogenic OP：COP）という疾患概念でまとめられており，肺炎様の画像所見を呈するが，**抗菌薬が無効で，ステロイドによく反応する**という特徴をもつ．COPは何らかの理由により生じた肺胞上皮障害に対する反応性病変として理解されているが，病理組織所見では前述の器質化病変のほかにリンパ球・形質細胞の浸潤を認め，気管支肺胞洗浄液ではリンパ球比率の増加とCD4/CD8比の低下をみる．これらの炎症細胞浸潤が病変の成立にどこまで関与しているかは不明であるが，その制御がステロイドを使用する1つの根拠となっている．

●治療方針

　COPの場合，大半の症例で，最初は肺炎と診断されて抗菌薬を投与される．しかし治療に反応しない場合や，治療に反応したようにみえる病変がある一方でほかの部位に新たな病変が出現するなど，**あたかも陰影が移動しているように見える場合には，本症を疑うべきである**．

　診断確定には肺の組織生検が必要であるが，外科的肺生検を行わない限り病理診断を得ることは難しく，現実には臨床経過，画像所見と，気管支鏡検査による気管支肺胞洗浄と感染症の除外を踏まえて，治療的診断が行われることが多い．病変が軽度で症状もほぼ何もない状態であれば，無治療で経過をみることも可能であるが（自然軽快することもある），多くの

●器質化肺炎

場合では前述の流れで治療が開始される．その際はステロイドが中心的な薬剤となる．

💊 処方のポイント

多くの場合では**中等量**（プレドニゾロン換算 0.5〜0.8 mg/kg/日が目安）**のステロイド**で良好に反応する．2〜4週間ほど投与を継続し，良好な反応が得られれば減量に入ることが可能である．

ただステロイドの減量を進めているうちに再燃してしまうことも少なくない．再燃時は初発時の治療を再度行うことで，同様に良好な反応が得られる．再燃をくり返す例では，維持量による治療継続が必要になる場合がある．

> **処方例** 急性期の治療
>
> プレドニン® 5 mg錠 1回6〜10錠 1日1回
> ＊初期量は2週〜4週間を目安に継続し，効果があれば漸減する．
> ペースは1〜2週ごとに5〜10 mg程度の減量とするが，減量が進んだらその次の減量幅を2.5 mg，1 mgと徐々に小さくしていく．

➡ 効果がみられなかったら

線維化の強い例や病変が広範にみられる例ではプレドニゾロン換算1 mg/kgまでの増量を要する場合がある．また，それほど経験されることではないが，比較的急速な進行を示し高用量の酸素投与が必要になる場合もあり，その際はステロイドパルス療法や免疫抑制薬の併用も考慮する．

📋 ケーススタディ

症例 70歳男性．人間ドックで施行された胸部CTで両肺にすりガラス陰影を認め紹介受診．当初は無症状であったが，しだいに乾性咳嗽を呈するようになった．再検した胸部CT（**図7A**）では，引き続き両肺下葉（S6）にすりガラス陰影を認めた．気管支鏡検査を施行し，気管支洗浄液から培養から有意な菌は検出されず，気管支肺胞洗浄ではCD4/CD8比低下（0.12）を伴うリンパ球比率の増多（41.5％）を認めた．経気管支肺生検では特異的な所見は得られなかったが，前述検査結果と経過から器質化肺炎と考えた．

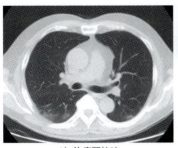 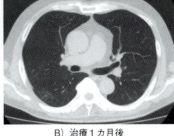

A）治療開始時　　　　　　　　B）治療1カ月後

図7　器質化肺炎の胸部CT
治療開始時は，軽度であるが両肺下葉（S6）に浸潤影を認める（A）．治療1カ月後のCTでは，これらの所見は大きく改善している（B）．

治療　陰影の広がりは軽度であったが，進行性の症状があったことから治療適応と考えプレドニン®45 mg（0.5 mg/kg/日）から治療を開始．2週間後のCT再検では陰影の残存あり，プレドニン®45 mgを4週間継続．その後に撮影したCT（図7B）では陰影がほぼ消失していることを確認した．45 mgの後は35 mgとし，その後は2週ごとに5 mgずつ減量を続けたが，病変の再燃は認めていない．

解説　器質化肺炎は間質性肺炎のなかでもステロイドの反応性は比較的良好であり，かつ短期間で病変の改善をみることが多い．それは本症がほかの間質性肺炎より背景肺の構造破壊が少ないことを反映しているのかもしれない．治療開始2週間で病変がほぼ消失するくらいまで改善することもあり，その時点で減量をはじめてよいが，本例では2週間では改善が不十分であり，初期量を4週間継続した．

6. 慢性好酸球性肺炎

免疫異常からみた疾患の特徴とステロイドが効くメカニズム

　好酸球性肺炎とは，肺組織への好酸球の浸潤により特徴づけられる肺の炎症性疾患の総称である．好酸球性肺炎の基礎疾患には，アレルギー，寄生虫や真菌などの感染症，全身性血管炎に伴うもの，悪性腫瘍に伴うものなどがある．そのなかで，慢性好酸球性肺炎とは，前述のような原因疾患のないなかで（ただし喘息の合併は少なくない），咳嗽，発熱，息切れなどの症状が1カ月以上持続する好酸球性肺炎を指す．

　早期に診断を下す場合，必ずしも1カ月以上にこだわる必要はない．対立する概念である「急性」好酸球性肺炎は，急激な呼吸不全の進行により人工呼吸器管理を要する場合も多い重症病態であり，通常喘息の合併はなく，喫煙が誘因となることが多いことからも，慢性好酸球性肺炎とは全く異なる疾患である．よって経過が短くとも，肺に原因不明の好酸球浸潤を認め，症状に急激な進行がなく比較的落ち着いているならば，本症と診断することは可能である．

●治療方針

　自然軽快する例もあるが1割未満であり，ほとんどの場合はステロイドによる治療を行う．ステロイドが奏効する根拠として，好酸球が一般的にステロイドに感受性であることもあげられるであろうが，喘息合併例が多いことを踏まえると，疾患の背景には何らかのアレルギー反応があり，ステロイドがそれを制御しているという可能性も考えられる．

処方のポイント

　中等量（プレドニゾロン換算0.5〜0.8 mg/kg/日が目安）のステロイドから治療を開始する．多くの場合では数日で症状や末梢血好酸球数の改善を認めるが，**2週間は初期量を継続する**のが望ましい．末梢血好酸球数が10,000/μLを超える，肺野病変が広範である，など重症と考えられる例

では,多めのステロイド(プレドニゾロン1 mg/kg/日程度)を使用してもよい.

初期量を2週間以上継続して,ほぼ正常化するところまで改善すれば,減量に入ることは可能である.しばらくは減量を進めても問題ないが,ステロイドの量がだいぶ少なくなる,ないしは中止すると,それをきっかけに再燃することが少なくない.再燃時は初回と同様の治療を行うか,ごく軽度の段階であれば,初回より少ない量のステロイド(プレドニゾロン20 mg/日程度,もしくはステロイド減量中であれば投与量を2倍に増やすなど)による反応も期待できる.再燃のためステロイド中止が困難な例では,維持量による治療が必要になる.

> **処方例** 初期治療
>
> プレドニン® 5 mg錠 1回6〜10錠 1日1回
> ＊初期量は2〜4週間を目安に継続し,効果を確認して漸減する.
> ペースは1〜2週ごとに5〜10 mg程度の減量とするが,減量が進んだらその次の減量幅を2.5 mg,1 mgと徐々に小さくしていく.

➡ 効果がみられなかったら

初期量を1週間以上投与しても症状やX線所見が改善しない,あるいは好酸球数の低下が芳しくない場合には,ステロイドの増量が必要である.すでに高用量のステロイドを使用している場合には,ステロイドパルス療法が必要になる.ただしそのようなケースはかなり稀であるので,診断に誤りがないか見直すことも必要となる.

➡ 副作用が出たら

通常の治療で使用するステロイドの量で副作用に悩まされることはさほど多くはない.一方で,再燃をくり返したり,比較的多い量での維持治療が必要になってしまったりすると,ステロイドの積算量が多くなることによる弊害が出やすくなる.できるだけ再燃を防ぐように気をつけながら,必要なステロイド内服量を減らすために吸入ステロイドの併用などが行われる.

●慢性好酸球性肺炎

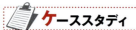

ケーススタディ

症例 40歳男性．3年前より湿性咳嗽が続いていたが，様子をみていた．1年前の健康診断での胸部X線では異常は指摘されなかった．1カ月前より微熱，関節痛が出現し，咳嗽も悪化し持続したため来院．末梢血の好酸球増多（6,700/μL）と胸部X線およびCTで両肺に広がる浸潤影を認めた（図8A）．気管支鏡検査を行い，気管支肺胞洗浄で好酸球比率の上昇（60％），経気管支肺生検でも広汎な好酸球の浸潤を認めた．ほかに好酸球増多を起こしうる疾患（悪性腫瘍や感染症）や薬剤性は否定され，慢性好酸球性肺炎と診断した．

治療 プレドニン® 40 mg（0.7 mg/kg）から治療を開始し，数日で症状は消失し，画像所見も2週間で著明に改善したため，30 mgに減量した（図8B）．以降は1週間ごとに5 mgずつ減量を進めたが，状態は安定している．

解説 本例では診断の3年前から呼吸器症状を認めていたが，胸部X線には異常がなかったとのことであり，喘息が先行して発症していた可能性が考えられる．喘息は通常治癒する疾患ではないため，プレドニン®の減量を進めると再び症状があらわれる可能性が高い．その場合は，好酸球性肺炎の再燃がなかったとしても，喘息発作としての治療（短期のステロイド全身投与を含む），および気道炎症をコントロールし発作を予防するための吸入ステロイドの使用が必要になる．

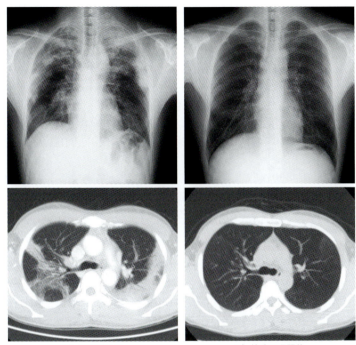

A）治療開始時　　　　　　　　B）治療2週間後

図8　慢性好酸球性肺炎の胸部X線と胸部CT
治療開始時には両側上葉優位の浸潤影を認める．一部の陰影は肺門にも連続して広がっているが，多くの陰影は胸膜に沿って広がっており，いわゆるphotographic negative of pulmonary edema（陰影が肺水腫とは真反対の分布を示し，肺水腫のネガのような像を示す）とよばれる，慢性好酸球性肺炎に典型的な像を示す（A）．かつ病変は収縮傾向を示しており，それはCTよりも胸部X線でより明らかである．治療開始後2週間でこれらの所見は著明に改善している（B）．

7. サルコイドーシス

免疫異常からみた疾患の特徴とステロイドが効くメカニズム

　サルコイドーシスは，肺，リンパ節，眼，皮膚，神経系，心臓，筋骨格系など全身諸臓器に非乾酪性類上皮細胞肉芽腫を生じる原因不明の疾患である．多くは無症候性で予後は良好であるが，ときとして進行性の臓器障害をきたす．肺病変については，およそ7割の症例が数年以内に自然軽快するが，残りの症例では病変が遷延ないしは進行し，不可逆的な線維化に至ることがある．

　T細胞を中心とした獲得免疫応答の異常亢進が病態の中心にあると考えられ，ステロイドは異常免疫応答の抑制を介して肉芽腫の形成を抑制し，肉芽腫形成により引き起こされる臓器障害を改善する．

ステロイド治療に踏み切るタイミング

　無症候性であれば必ずしも治療を要さないが，**症状のある場合や臓器の機能障害を呈する場合**は治療を考慮する．治療の中心になるのはステロイドであり，眼病変に対してはまず局所投与が行われるが，その他の病変に対しては全身投与を行う．神経病変に対してはステロイドパルス療法が行われることがある．また，治療抵抗性病変やステロイドの減量により再燃する病変に対しては，免疫抑制薬（メトトレキサートやアザチオプリンなど）や生物学的製剤（TNF-α阻害薬，特にインフリキシマブなど）が併用されることもある．

　肺病変に対しても，機能障害のある場合に治療を行うとする前述の原則は同様に当てはまる．つまり，**進行性の線維化を示す病変に対して，さらなる進行を食い止める目的に治療を行う．**ただし，**実際に治療が必要となる症例は少ない．**ステロイド治療を行った症例では，重症度を反映しているだけかもしれないが，自然緩解群よりも再発率が高いとの報告もあり[3]，治療適応は慎重に判断する．肺病変の病期に応じた次に示す治療方針が推奨されている（**表5，図9**）．

表5 肺病変の病期（Stage）

病期（Stage）	胸部X線所見
0期	異常影がみられない
I期	肺門・縦隔リンパ節腫脹を認めるが肺野病変はない
II期	肺門・縦隔リンパ節腫脹および肺野病変を認める
III期	肺野病変のみ認める（線維化はない）
IV期	網状影，肺構築改変，蜂巣肺など進行した肺線維化

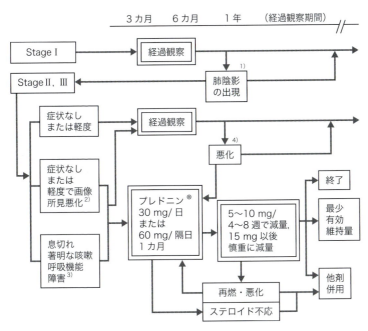

図9 肺サルコイドーシスの治療手順
1) 新たな肺野の陰影が出現した場合．
2) 胸部CTでの太い気管支・血管周囲の肥厚，無気肺の悪化であり，胸部単純X線での肺野の粒状影や綿花状陰影の増悪ではステロイドは使用せずに経過をみる．
3) %VC 80％以下，1秒率70％以下，PaO₂ 59 Torr以下を参考にする．
4) 臨床所見，自覚症状の増悪，肺野病変の増悪．
（文献4より引用）

サルコイドーシス

処方のポイント

治療方針はおおむね図9に示した通りである．**プレドニゾロン30 mgの連日投与もしくは60 mgの隔日投与**での治療開始が推奨されているが，最初は連日投与から開始した方がよい．徐々に減量を進め，維持期になったら，より副作用を減らすことをめざして，隔日投与に移行することも可能である．

> **処方例　治療開始時**
>
> プレドニン® 　5 mg錠　1回6錠　1日1回
> *初期量は4週間を目安に継続し，効果があれば漸減する．
> *減量のペースは2～4週ごとに5 mg程度とするが，減量が進んだらその次の減量幅を2.5 mg，1 mgと徐々に小さくしていく．

> **処方例　維持期**
>
> *①，②どちらかで進める．
> ①プレドニン® 　5 mg錠　1回1～2錠　1日1回
> ②プレドニン® 　5 mg錠　1回2～4錠　1日1回隔日投与
> *維持量は必要最小用量となるよう心掛ける．そのまま減量を進めて中止をめざすのもよい．
> *上記の量まで減量する前に再燃をくり返すようなら，免疫抑制薬などの併用を考慮する．

➡効果がみられなかったら

進行した線維化病変は不可逆的と考えられるため，著しい肺線維症に伴い呼吸困難が遷延している場合は，むやみな治療強化は行わず，むしろ副作用との兼ね合いからステロイドを慎重に減量する選択肢もある．活動性が持続していると考えられる場合，まずは診断に誤りがないか確認する（特に結核や悪性リンパ腫との鑑別が重要である）．そのうえで，サルコイドーシスとして治療強化が必要と判断されれば，免疫抑制薬，TNF-α阻害薬の併用を考慮する．

▶ 副作用が出たら

免疫抑制薬を併用してステロイドの必要量をできるだけ減らすことを考慮する．

ケーススタディ

症例 72歳女性．55歳時に両側肺門リンパ節腫脹（bilateral hilar lymphadenopathy：BHL）を指摘され，皮疹の生検で非乾酪性肉芽腫を認め，サルコイドーシスと診断された．ほかに症状はなかったため，無治療で経過観察とされていた．定期外来受診時の血液検査で可溶性IL-2受容体（sIL-2R）が1,223 U/mLと上昇し，胸部X線では著明なBHLを認め（図10A），サルコイドーシスの悪化もしくは悪性リンパ腫の合併を考慮し，精査を行った．胸部CTではBHL以外にリンパ節腫脹は認めなかったものの，肺野の所々に粒状影を認めた（図10B）．血清ACE活性は20.9 U/L，血清Caは9.5 mg/dL，IgGは1,013 mg/dLと上昇なく，心電図異常はなし，眼科を受診したが異常は指摘されなかった．

治療 サルコイドーシスの活動性亢進が疑われ，病期はⅡ期であると考えられたものの，肺野病変は軽度であり，症状もなかったことから，治療は行わず経過観察を続けた．sIL-2Rは緩徐に低下傾向を示し，胸部X線でも肺野病変の顕在化は認めていない．5年間経過観察を続けているが，なお無症状で経過しており，胸部X線ではわずかにBHLの縮小を認めている（図10C）．

解説 サルコイドーシスは必ずしも進行性の経過を示すとは限らず，本例のように長期間無症状で経過することも少なくないため，診断されてもただちに治療が必要であるとは限らず，治療適応は慎重に判断する．サルコイドーシスの活動性を示す指標として，血清蛋白質上昇，血清ACE活性上昇，血清Ca値上昇などもあげられるが，これらと比較してsIL-2Rはより鋭敏に活動性を反映する．一方で，稀ながら悪性リンパ腫がサルコイドーシスに合併することがあるので，sIL-2Rの上昇時にはリンパ腫への注意が必要である．

●サルコイドーシス

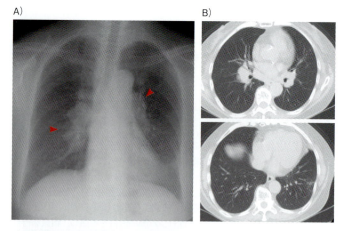

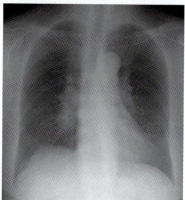

C）無治療にて5年経過後

図10　サルコイドーシスの胸部X線と胸部CT

上段の胸部X線（A）と胸部CT（B）は同時期に施行されたものである．著明なBHLを認め（▶），胸部CTでは左肺の一部に細かな粒状影の出現を認める．下段に示したフォローアップの胸部X線（C）では，BHLはわずかに縮小しており，肺野に新たな陰影の出現は認めない．

8. 多発血管炎性肉芽腫症

免疫異常からみた疾患の特徴とステロイドが効くメカニズム

多発血管炎性肉芽腫症(granulomatosis with polyangiitis:GPA)は,上気道・下気道を傷害する壊死性肉芽腫性炎症と,主に小型血管に生じる壊死性血管炎を特徴とする疾患である.長らくWegener肉芽腫症とよばれていたが,2012年のChapel Hill Consensus Conference(米国のChapel Hillで開催された血管炎に関する国際会議)にて呼称が変更された.頭頸部病変,神経病変,皮膚病変,腎病変など多彩な臓器病変を呈するが,上気道症状,肺症状,腎症状が3大主要症状とされ,それぞれ英語の頭文字をとってE,L,Kと称される.この3つの病変はE,L,Kの順に進行することが多い.肺には多発性の結節/腫瘤性病変や肺胞出血が生じるほか,気道病変(狭窄や気管支軟化症)も重要である.

本症は多くの例(9割近く)で抗好中球細胞質抗体(anti-neutrophil cytoplasmic antibody:ANCA)が陽性となり,**ANCA関連血管炎**とよばれる疾患群に含まれる(その他には,顕微鏡的多発血管炎,好酸球性多発血管炎性肉芽腫症がある).動物モデルでの知見などから,ANCAは病態成立に重要な役割を果たしていると推測されている.ANCAは好中球の細胞質にあるタンパク質を認識する抗体であるが,好中球は特に活性化状態において,このタンパク質を細胞表面に発現することがある.ANCAはこれを認識し,好中球をさらに活性化させる.黄色ブドウ球菌などによる感染症が本症の発症や再燃に関連しているともいわれており,そこに好中球の異常な活性化が関与している可能性も考えられている.

もちろん本症の病態に関与する免疫細胞は好中球だけではない.抗原を認識しANCAを産生する形質細胞の元となるB細胞,さらにB細胞の分化を促しANCAの産生を促すT細胞も関与する.リツキシマブによるB細胞除去療法が本症に有効であることが,B細胞の重要性を示している.ステロイドはこれらの免疫異常に介入し制御することで治療効果を発揮すると考えられる.

多発血管炎性肉芽腫症

●治療方針

本症を含め,ANCA関連血管炎に関しては,近年精力的に臨床研究が行われ,治療方針の改良が重ねられてきた.現在では,**寛解導入療法,およびその後の維持療法においても,ステロイドと免疫抑制薬の併用がコンセンサスを得た治療法**となっている.免疫抑制薬は重症度や時期(寛解導入期か維持期か)によりさまざまに選択されうるが,寛解導入期の標準的な免疫抑制薬はシクロホスファミドである.一方ステロイドは,時期・重症度を問わず必須の薬剤である.

処方のポイント

寛解導入期には重症度に応じてステロイドパルス療法を含め高用量のステロイドを使用し,病勢がコントロールされれば漸減を進めるのが原則である.しかし本邦と海外のガイドラインの中身を詳しくみると,推奨されているステロイドの使用法には相違がある(表6).その背景には,合併

表6 各ガイドラインの治療法の差異

	EULAR (2016年)	BSR/BHPR (2014年)	JMAAVプロトコール		
			軽症	重症	最重症
初期量 (/日)	1 mg/kg (最大80 mg)	1 mg/kg (最大60 mg) ±パルス	0.3〜0.6 mg/kg	0.6〜1 mg/kg ±パルス	0.6〜1 mg/kg ±パルス
減量法	12週で7.5〜10 mgに減量	12週で15 mgに減量	初期量を4週以上		
維持量 (/日)	7.5〜10 mg	言及なし	5〜10 mg		
併用治療	CYまたはRTX 臓器障害がない場合は,MTXまたはMMFを考慮		免疫抑制薬は適宜	CY	CY+血漿交換

EULAR:European League Against Rheumatism
BSR/BHPR:British Society of Rheumatology / British Health Professionals in Rheumatology
JMAAV:Japanese patients with MPO-ANCA-associated vasculitis
CY:シクロホスファミド
RTX:リツキシマブ
MTX:メトトレキサート
MMF:ミコフェノール酸モフェチル
(文献5を参考に作成)

症を有する高齢者が多いことへの配慮，ステロイド過量による感染症への懸念，一方でステロイドの急速な減量による再燃率の上昇への懸念などがある．どのように使用するのが最も適切であるのか，これからの研究で明らかになっていくものと思われるが，本書では，筆者が普段採用することの多い処方例をあげる．

> **処方例** 寛解導入療法
>
> プレドニン® 1回0.5 mg/kg 1日2回
> * 必ず免疫抑制薬もしくはリツキシマブを併用する．
> * 初期量は4週間を目安に継続とするが，反応がよければ期間の短縮は可能．
> * 減量ペースは1〜2週ごとに5〜10 mg程度とするが，免疫抑制薬が十分に使用できない場合は減量のペースはより緩徐にせざるを得ない．
>
> エンドキサン® 500〜750 mg/m² (体表面積) 3〜4週間ごとに点滴静注
> * 投与日には同時に1日2L程度の輸液，5-HT₃受容体拮抗薬，メスナの併用を行う．
> * はじめの3回までは投与間隔を2週間に短縮することもある．
> * 高齢者や腎機能低下例では投与量を20〜40％程度減量する．
> * 投与1〜2週間後に血球減少をきたす場合があり，その場合は回復するまで次回の投与を見合わせ，かつ減少の程度に応じて次回の投与量の減量ないしは中止を考慮する．

> **処方例** 寛解維持療法
>
> プレドニン® 5 mg錠 1回1〜2錠 1日1回
> * できるだけ少ない量で維持することが理想．そのために免疫抑制薬の併用は必要．しかし再燃なく5 mgまで減量できる例はそれほど多くない．

➡ 効果がみられなかったら

標準的治療のステロイドがすでに最大量に達していると考えられるので，ステロイドの投与量や投与期間をそれ以上増やすのは勧められない．ステロイドパルス療法を追加するのは許容されるが，あとは免疫抑制薬の変更，血漿交換の併用などでコントロールをめざす．

多発血管炎性肉芽腫症

➡️ 副作用が出たら
ステロイドの減量のペースを速めることを考慮する．

ケーススタディ

症例 21歳男性．3カ月前より湿性咳嗽，微熱を呈し，持続したため2カ月前に他院を受診．胸部X線で多発浸潤影を認め入院．気管支鏡検査を施行し，気管支粘膜に発赤を認めたが，咳嗽が強く経気管支肺生検は施行できなかった．PR3-ANCA陽性が判明し，GPA疑いにて当科を紹介受診．ただちに入院し治療を行うことを強く勧めたが，本人の意思が固く1カ月間経過観察された．しかし咳嗽の増悪，鼻出血・鼻閉の出現，眼痛も出現したため入院．前医で施行された鼻粘膜生検検体から小型血管のフィブリノイド壊死を伴う多核巨細胞の集簇を認め，GPAと診断された．

治療 強膜炎，副鼻腔炎，肺の多発浸潤影（図11A）を認め，3大主要症状のなかではE，Lに限局し，まだ早期の段階にあると思われたが，進行性は明らかで，プレドニン®80 mg/日（1 mg/kg）およびリツキシマブによる治療を開始した．プレドニン®は80 mg/日を4週間投与し，その後2週間ごとに10 mgずつ減量を進めた．リツキシマブは750 mg/日（375 mg/体表面積）を1週間ごとに4回投与した．強膜炎・副鼻腔炎は改善し，治療開始2カ月後のCTで肺の多発腫瘤影についても明らかな改善を確認した（図11B）．

解説 本例のように肺に浸潤影様の病変を呈するGPAも存在する．本例では経気管支肺生検も行ったが，そこでは血管炎や肉芽腫の像は認めなかった．経気管支肺生検は感染症や腫瘍など他疾患の除外には有用であるが，得られる検体は小さいため，必ずしも診断に至るとは限らない．患者は大柄であったためプレドニン®の開始用量は80 mgとなった．また，若年であることを考慮し，生殖機能に影響を及ぼす可能性のあるシクロホスファミドではなくリツキシマブを併用薬として選択した．

● 多発血管炎性肉芽腫症

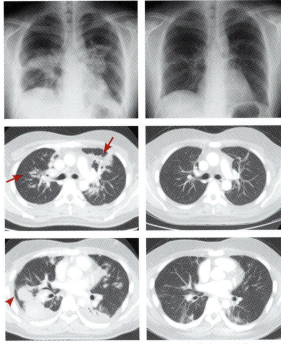

A）治療開始時　　　　　　　B）治療2カ月後

図11　多発血管炎性肉芽腫症の胸部X線と胸部CT

肺門部から末梢まで広がる浸潤影を両側性に認める（A）．一部には浸潤影の内部に気管支透亮像を認めるが（➡），右肺は腫瘤様の陰影を伴っているようにも見える（▶）．空洞形成や肺胞出血の像は明らかではない．治療後（B）にはこれらの所見の改善を認める．

文　献

［気管支喘息］
1）「喘息予防・管理ガイドライン2015」（一般社団法人日本アレルギー学会　喘息ガイドライン専門部会/監），協和企画，2015

［COPD］
2）「COPD（慢性閉塞性肺疾患）診断と治療のためのガイドライン 第4版」（日本呼吸器学会COPDガイドライン第4版作成委員会/編），メディカルレビュー社，2013

[サルコイドーシス]
3) Gottlieb JE, et al：Outcome in sarcoidosis. The relationship of relapse to corticosteroid therapy. Chest, 111：623-631, 1997
4) 日本サルコイドーシス/肉芽腫性疾患学会, 他：サルコイドーシス治療に関する見解-2003. 日サ会誌, 23：105-114, 2003

[多発血管炎性肉芽腫症]
5)「ANCA関連血管炎診療ガイドライン2017」(有村義宏, 他/編), 診断と治療社, 2017

第2部 各疾患別ステロイドの使い方

5. 脳神経疾患

深見祐樹，小鷹昌明，結城伸泰

総論

◆免疫性神経疾患の病態

体外からの異物に対して防御機構として働く本来の免疫が，神経や神経筋接合部に存在する自己抗原を攻撃することによって発症する．感染などを契機に自己免疫反応が惹起され，細胞傷害性T細胞あるいは自己抗体により，マクロファージ，サイトカイン，補体などが関与して炎症反応が拡大する．本項では，エビデンスを踏まえて副腎皮質ステロイド薬（ステロイド）を用いるべき免疫性神経疾患を概説し，その使用方法を述べる．

◆免疫性神経疾患におけるステロイドの作用機序

ステロイドには，自己免疫反応によって惹起された一連の炎症反応の抑制作用がある．また，免疫抑制作用は，主としてTリンパ球とBリンパ球に対する細胞活性化の抑制，各種サイトカインやケモカインの産生と作用との抑制，接着分子の発現抑制，などの作用により発揮される．すなわち，マクロファージの活性を抑え，IL-1に続いてIL-2産生を抑制することにより，Th1の細胞傷害性T細胞（感作T細胞）への分化を低下させる．結果として，マクロファージの貪食能，NK細胞活性に伴う遅延型アレルギーを抑制することで，それらが産生する炎症性サイトカイン（IL-1, 6, 8）を減少させる．IL-2は，B細胞が抗体産生細胞へ分化するのに必要なことから，抗体産生能も抑制する．

しかしながら，こうした一連の免疫反応抑制機構がすべての免疫性神経疾患に共通するわけではない．ステロイドや免疫抑制薬，インターフェロン，血漿浄化療法，免疫グロブリン大量静注療法（intravenous immunoglobulin：IV-Ig）などの免疫調節療法が，いずれの疾患でも有効であるとは限らない．また，発症機序の解明されていない免疫性神経疾患も多く，その薬理効果もわかっていない．実際には疾患によって治療反応性が異なり，選択される治療法も異なる．

◆免疫性神経疾患におけるステロイドのエビデンス

　本項では免疫性神経疾患におけるステロイド治療のエビデンスに対して，Cochraneライブラリーを用いて紹介する．国際的な医療評価プロジェクトであるCochrane共同計画が発行するデータベースでは，ランダム化比較試験（RCT）を行った論文を世界中から収集している．そのなかから科学的に信頼できる試験だけを選び，データをまとめて総合評価した結果をレビュー論文としてまとめている．

1. ギラン・バレー症候群

疾患概念と病因・病態

　ギラン・バレー症候群（Guillain–Barré syndrome：GBS）は，急速に発症する四肢筋力低下と腱反射消失・低下を主徴とする自己免疫性末梢神経疾患である．末梢神経の髄鞘が一次的に傷害されるacute inflammatory demyelinating polyneuropathy（AIDP）と，軸索が一次的に傷害されるacute motor axonal neuropathy（AMAN）とに大別される．本邦では，AMANが半数を占める．各種ウイルスや細菌による感染が引き金となり，自己免疫的機序を介して発症する．関連が確認されている病原体のうち *Campylobacter jejuni* が3割を占めて最も多い．AIDPの発症機序は明らかにされていないが，AMANの急性期血中には，ガングリオシド（GM1やGD1a）に対するIgG抗体が検出される．GBSから分離された *C. jejuni* の菌体外膜の構成成分であるリポオリゴ糖（lipo–oligosaccharide：LOS）とGM1，GD1aの糖鎖構造とが一致し，「分子相同性」の存在が明らかにされている．運動神経は，脊髄の前角に存在する運動ニューロンから軸索が伸び，神経筋接合部を経て骨格筋に達する．軸索はシュワン細胞が形成する髄鞘に覆われている．

　C. jejuni 腸炎後AMANの発症機序は，以下のように推測される．①GM1，GD1a様LOSを有する *C. jejuni* に感染し，免疫寛容の破綻をきたした患者で抗GM1 IgG抗体，抗GD1a IgG抗体などの抗ガングリオシド抗体が誘導され，血液-神経関門の脆弱な脊髄前根で神経軸索膜上のガングリオシドに結合する（図1）．②結合抗体により活性化された補体がランビエ絞輪に沈着して軸索膜を傷害し，電位依存性ナトリウムチャネルが消退しaxo–glial junctionが離開し，電気伝導が障害されて運動麻痺に至る．③機能的障害に引き続いて，器質的変化（ワーラー様変性）を生ずる．

● ギラン・バレー症候群

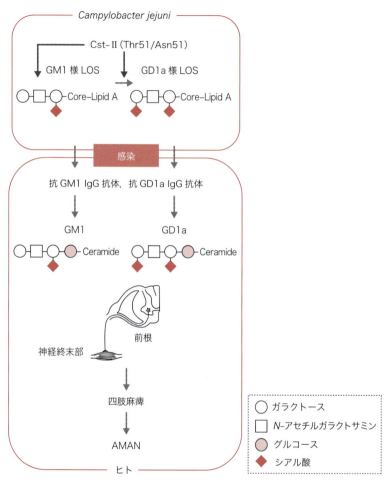

図1 *Campylobacter jejuni* 感染後 AMAN の発症機序
GBS 患者由来の *C. jejuni* リポオリゴ糖（LOS）は，GM1 および GD1a と共通の構造をもつ．シアル酸転移酵素（Cst-Ⅱ）は，菌株により多型があり酵素活性が異なる．*cst-Ⅱ*（Thr51）遺伝子をもつ菌株は GM1 様，GD1a 様 LOS を生合成し，患者血清中で抗 GM1 IgG 抗体，抗 GD1a IgG 抗体の産生が誘導され，神経軸索膜上の GM1，GD1a に結合し，四肢の筋力低下が生じて AMAN となる（文献1より引用）

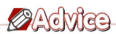

[Cochraneライブラリーにおけるステロイドのエビデンス[2]]

概要：2016年1月までのステロイドを用いた6つの対照試験（587例）から，主要評価項目を得た．

結果：中等度の質のエビデンスで，4週後の神経機能尺度の変化において，ステロイド投与群と非投与群との間に有意差は認めなかった．低いエビデンスレベルではあるが経口ステロイドを用いた4つの試験（120例）で，ステロイド投与群における4週後の回復は非投与群に比べて有意に劣っていた．経口とステロイド静注療法（パルス療法）とを併用した2つの試験（467例）でも，中等度のエビデンスで有意差はなかった．また，高いエビデンスでステロイド投与群において，糖尿病の合併は多かったが，高血圧は多くなかった．

結論：中等度の質のエビデンスの結果では，ステロイドの単独療法はGBSの治療を有意に促進せず，長期的な転帰には悪影響である．質の低いエビデンスとしては，経口ステロイド薬は回復を遅らせるという報告もある．

処方のポイント

　　軽症であっても症状の進行がみられる患者に関しては，神経内科医が常勤している医療機関に移送する．呼吸筋麻痺や球麻痺，自律神経障害（重度不整脈や血圧の変動など）がみられるような重症例では集中治療室において管理することが望ましい．治療は，重症化防止，罹病期間短縮，合併症や後遺症軽減を目的とし，以下に集約される．

① **ステロイドは，パルス療法も含めて単独では使用しない．**

② 単純血漿交換療法（plasma exchange：PE）は歩行可能な軽症例から重症例までに対して，免疫グロブリン大量静注療法（intravenous immunoglobulin：IV-Ig）は歩行不能な重症例に対して有効である．

③ AIDPとAMANとにかかわらず，GBS全体において，IV-IgはPEと同等かそれ以上の有効性が示されているので，高価ではあるが簡便性を考慮すると，IV-Igが第1選択である．IV-Igを発症から2週以内のなるべく早期に行う．

④ GBS全体では，IVIG単独よりも**メチルプレドニゾロン**（methylprednisolone：mPSL）を併用した方が，自力歩行となるまでの期間の短縮傾向がみられる．さらに，AMANでは，PEよりもIV-Igが，IV-Ig単独

よりもIV-IgとmPSLとの併用療法が，より有効とされている．AMANが半数を占める本邦では，電気診断に拠らず**IV-IgとmPSLとの併用療法が望ましい**．

⑤ 腎障害や脳・心臓血管障害などの血栓・塞栓症の危険性の高い患者では，危険の程度によりIV-Igを慎重に投与するか，PEを選択する．

⑥ 重症感染症や管理不良の糖尿病，活動性の消化性潰瘍，重篤な骨粗鬆症，緑内障，B型肝炎ウイルスキャリアなど，mPSLが投与できない場合にはIV-Igの単独療法を行う．

⑦ 本邦でのIV-Igは，「急性増悪期で歩行困難な重症例」に限って健康保険の適応を受けているが，軽症例でも進行性の場合，早期回復のために行うこともある．

⑧ IV-Igの再投与については，健康保険上「筋力低下の改善が認められた後，再燃することがあるので，その場合には本剤の再投与を含め，適切な処置を考慮する」とあるため，効果の乏しい例あるいは症状の変動する例では，血液粘度の上昇による血栓症に留意し，初回治療を終えてから1週以上空けて再投与する．

⑨ IV-Igが奏効していないように思えたとしても，すぐにPEには切り換えず，重症例に対してはIV-Igを再度行うことを考慮する．2回目で効果のある症例も経験する．

⑩ 表1に各治療に対する慎重を期する病態と，治療前に検査しておいた方がよい項目を示す．

処方例　IVIGとmPSL併用療法

① ソル・メドロール®注　1回500 mg　1日1回　点滴静注　5日間（保険適応外）
  * 生理食塩水200 mLに加えて，免疫グロブリンの開始前に2時間かけて点滴する．
② 献血ベニロン®-I　1回0.4 g/kg　1日1回　点滴静注　5日間
  * 初日の投与開始から30分間は0.01 mL/kg/分で投与し，副作用などの異常所見が認められなければ0.06 mL/kg/分まで徐々に投与速度を上げる．高齢，腎障害，血栓・塞栓症の危険性の高い患者には，2倍以上の時間をかけて慎重に投与する．ショック，無菌性髄膜炎，急性腎不全，血栓・塞栓，肝機能障害，湿疹などの副作用に留意する．

表1 各治療の慎重を期する病態と治療前に行う検査

	IV-Ig	IV-Ig と mPSL との併用療法	PE
慎重を期する病態	IgA 欠損症 腎障害 脳・心臓血管障害またはその既往 血栓・塞栓症の危険性 溶血性貧血 免疫不全 心不全		重篤な心疾患 低タンパク血症 出血傾向 感染症 体外循環不能 　血圧不安定 　不整脈 　血管確保不能 　40 kg 以下の低体重
		重症感染症 管理不良の糖尿病 活動性の胃潰瘍 緑内障 B型肝炎ウイルスキャリア	
共通して行う検査	尿検査（尿一般，沈渣，蛋白定量） 末梢血液検査 一般生化学検査 電解質 血沈，CRP 便潜血 心電図 胸部X線		
必ず行う検査	血清 IgG, IgM, IgA	空腹時血糖 HbA1c 肝炎の血清検査	血液凝固・線溶系 　出血時間，凝固時間 　PT，APTT，フィブリノーゲン 血清総タンパク，アルブミン
必要に応じて行う検査	クレアチニンクリアランス 糸球体濾過量 心臓・頸動脈超音波検査 脳 MRI，MRA クームス試験	経口ブドウ糖負荷試験 眼圧測定 消化器内視鏡検査	心臓超音波検査 Holter 心電図

ケーススタディ

症例 55歳男性．10年前から糖尿病を指摘され，5年前から経口血糖降下薬を服用していた．昨日から急に右足趾のしびれを自覚し，本日には右手指にも出現した．脳卒中を心配して近くの総合病院救急外来を受診した．意識清明，顔面筋力低下はなく，構音障害，嚥下障害もみられなかった．四肢筋力は，右下肢遠位筋のみ軽度の筋力低下を認めたが，歩行は可能であった．アキレス腱反射は消失していたが，病的反射は陰性であった．右上下肢遠位部

● ギラン・バレー症候群

優位のしびれ感と軽度の温痛覚低下を認めた．脳血管障害は脳CT所見から考えにくいと判断し，血糖の管理が不良であったことから糖尿病性ニューロパチーと暫定診断した．翌日かかりつけ医と相談するように説明し，帰宅させた．

翌朝，しびれ感および筋力低下は左上下肢にも出現し，徐々に進行した．午後には歩行できなくなり，呼吸苦を自覚するようになったため，再度，救急外来を受診した．相談された神経内科医の病歴聴取により，発症7日前に，発熱に続く下痢の先行感染症状が明らかとなった．支えてなんとか歩けたが，腱反射はすべて消失していた．末梢神経伝導検査では，遠位潜時，伝導速度は正常範囲内であったが，複合筋活動電位振幅の低下を認めた．

治療 AMANと診断し，IV-IgとmPSLとの併用療法を行った．発症10日の脳脊髄液検査では，細胞数 $1/\mu L$，タンパク149 mg/dLとタンパク細胞解離を認めた．後日，急性期血清中から，抗GM1 IgG抗体の上昇が確認され，便培養から*C. jejuni*が同定された．

2. 慢性炎症性脱髄性多発ニューロパチー

疾患概念と病因・病態

慢性炎症性脱髄性多発ニューロパチー（chronic inflammatory demyelinating polyneuropathy：CIDP）は，筋力低下や異常感覚で発症して他覚的感覚障害が加わり，症状がピークに達するまでに2カ月以上を要する自己免疫性多発ニューロパチーである．末梢神経に散在性あるいはびまん性に脱髄が生じ，左右対称性の筋力低下や感覚障害を呈し，腱反射は低下あるいは消失する．神経障害の分布や経過，治療への反応性が均一でないことから，不均一な病因を包括した症候群とみなされている．

典型CIDPが左右対称・びまん性なのに対し，非典型CIDPとして遠位優位型のDADS（distal acquired demyelinating symmetric）や非対称型のMADSAM（multifocal acquired demyelinating sensory and motor）などがある．これらの非典型CIDPでは，典型CIDPと比較しIV-Igへの抵抗性が示唆されており，やや治療反応性が異なっている．近年，末梢神経のランヴィエ絞輪部周辺の接着分子に対する自己抗体がみつかってきており，治療反応性もIV-Igよりステロイドでみられることが報告されている．これら自己抗体はIgG4サブクラスがメインであり，今後1つの疾患概念となり得るかもしれない．

Advice

[Cochraneライブラリーにおけるステロイドのエビデンス[3)]
概要：2014年10月までのRCTを対象とした．
結果：1つのバイアスの高い非盲検RCT（35例）において介入12週後にpredonisone投与群19例中12例で，非投与群16例中5例で神経障害度スコアの改善がみられた．またバイアスの低い二重盲検RCT（40例）で経口プレドニゾロン通常用量連日投与群と経口デキサメタゾン高用量月1回投与群との一年間での比較では，有意な差はなかった．しかし，経口デキサメタゾン高用量月1回投与群の方が有意に不眠や満月様顔貌といった副作用は少なかった．大規模な非RCTからはステロイドの有効性は示唆されているが，長期使用に関しては副作用を引き起こす．

結論：質の低い小規模のRCTにおいて，predonisone内服群と非治療群に統計学的な有意差は示すことができなかったが，有用である可能性は示唆された．中等度の質のRCTにおいて経口プレドニゾロン通常用量連日投与群と経口デキサメタゾン高用量月1回投与群では有意な差はなかったが，高用量月1回投与群の方が不眠や満月様顔貌の副作用は有意に少なかった．

処方のポイント

有効性が確立されている治療は，ステロイド，PE，IV-Igであるが，**第1選択は，簡便性と即効性の点からIV-Igである**．しかしながら，この治療だけでは免疫応答を終息させることができず，3週以上経った時点で再燃することが多い．**IV-Igに奏効して自己免疫疾患である根拠を得た時点で，寛解を維持するためにステロイドをすみやかに追加する**（図2）．ステロイドに反応しない例や減量時に再燃した例ではIV-Igを再開したうえで，シクロスポリンに切り換える．寛解を維持するためにIV-Igを反復することは，医療経済や患者QOL（quality of life）の面から推奨できない．

処方例　IV-Igに続くステロイド療法

①献血グロベニン®-I　1回0.4 g/kg　1日1回　点滴静注　5日間
* 初日の投与開始から1時間は0.01 mL/kg/分で投与し，副作用などの異常所見が認められなければ0.03 mL/kg/分まで徐々に投与速度を上げてよい．高齢，腎障害，血栓・塞栓症の危険性の高い患者には，慎重に投与するか，PEを選択する．
* 奏効する症例の多くは治療開始後数日で，遅くとも治療終了後2週以内に明らかな筋力の改善がみられる（稀に1ヵ月程度を要する例もあるが，後療法としてのステロイドの効果が発現しているのか，正確に判断できない場合もある）．IV-Igに反応しない症例では診断を再考する[4]．その目的において，神経生検を考慮してもよい．脱髄や再髄鞘化の所見を確認したうえで，IV-Igの追加投与は行わずステロイドを開始する．

②プレドニン®5 mg錠　1 mg/kg/日　1日1回　朝
* IV-Ig後に改善を認めた時点で，すみやかに開始する．4週間連日投与した後，週1錠ずつ漸減する．3錠連日まで漸減したら，その後は4錠隔日に切り換える．開始から起算して1年経過した時点で，4週ごとに1錠ずつ漸減して中止する（図3）．

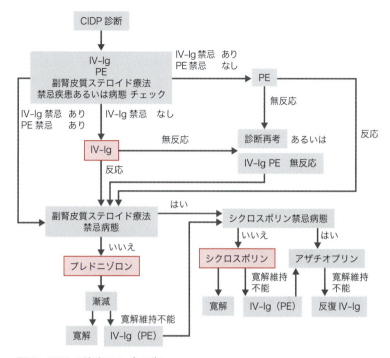

図2 CIDPの治療アルゴリズム
IV-Ig：免疫グロブリン大量静注療法，PE：単純血漿交換療法

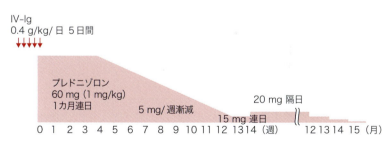

図3 IV-Igとステロイド療法による治療指針（体重60 kg例）

➡ 効果がみられなかったら

　ステロイド療法に反応しない症例が大体3分の1を占め，効果がみられても減量時に再燃する例がある．ステロイドが無効であることを再確認するようなことはせずに，漸減中止し，すみやかにIV-Igを再開したうえでシクロスポリン（ネオーラル®）に切り換える．シクロスポリンの作用発現までには時間を要すると考え，再燃時にはIV-Igを1～2回追加する．

➡ 副作用が出たら

　糖尿病や胃潰瘍，精神症状や緑内障などのステロイドの副作用がみられた場合には，できるだけ漸減し，シクロスポリンを使用する．

処方例　ステロイドにて寛解を維持できない症例におけるシクロスポリン療法

ネオーラル®　3 mg/kg/日　1日2回に分けて投与　朝・夕　（保険適応外）

* 血中トラフ値を100～150 ng/mLに維持する．内服後1週経過した時点でトラフ値を測定し，必要に応じて4 mg/kg/日，5 mg/kg/日と増量をはかる．
* 効果発現までには最低2カ月以上を要することを念頭に置き，6カ月間は続ける．その間に再燃したらIV-Igを追加し，トラフ値を150～200 ng/mLに設定する．ただし，5 mg/kg/日を超えないようにする．
* 寛解を1年維持できた症例では，その後6カ月ごとに20％ずつ減量する．再燃がみられても，寛解期間が延長すれば有効と判断して最低1年は継続する．
* 最も注意すべき副作用は，腎障害である．血清クレアチニン値が治療前に比べて30％以上上昇した場合はいったん減量し，上昇が持続する場合には中止する．

ケーススタディ

症例　43歳女性．頭痛，咽頭痛の15日後より，足のつま先のしびれを自覚した．翌日，歩きにくくなり，3日後には車のドアロックを解除できなくなった．座位からの起立が困難となり入院した．手袋・靴下型の異常感覚を訴え，四肢遠位部優位の左右対称性の筋力低下と腱反射消失を認めた．脳脊髄液検

● 慢性炎症性脱髄性多発ニューロパチー

査は，細胞数 3 /μL，タンパク 168 mg/dL であった．末梢神経伝導検査では，両側正中神経と尺骨神経の伝導ブロックと軽度の伝導速度の遅延を認めた．GBS と診断し，IV-Ig を行い，筋力低下は軽度残存したものの 4 週後に退院した．しかしながら，退院 1 カ月後に再度手指のしびれが出現し，数日後に四肢の筋力低下が増強した．それ以後，症状は 40 日以上の経過で緩徐に進行したため再入院した．

治療　再燃性の運動感覚障害と四肢の腱反射消失がみられ，位置覚，振動覚に伴う深部感覚障害が，表在感覚に比べて高度であった．末梢神経伝導検査では，明らかな運動神経の伝導速度遅延，伝導ブロック，遠位潜時の延長を認めた．再検討した結果，本症例は CIDP の診断基準を満たした[4]．そのため再度 IV-Ig を行い，ステロイドを開始した．徐々に症状は改善し，その後 2 年以上再燃していない．

3. 重症筋無力症

疾患概念と病因・病態

重症筋無力症（myasthenia gravis：MG）は，血清学的に，①神経筋接合部のシナプス後膜上のアセチルコリン受容体（acetylcholine receptor：AChR）に対する抗体が存在する抗AChR抗体陽性MG（図4），②筋特異的チロシンキナーゼ（muscle specific tyrosine kinase：MuSK）に対する抗体が存在する抗MuSK抗体陽性MG，③いずれの抗体も認められないdouble seronegative MGに分類される．抗AChR抗体は，そのほとんどがIgGサブクラス1に属し，補体介在性運動終板を破壊することにより，AChR量が減少することによってMG症状を引き起こす．抗MuSK抗体のサブクラスはIgG4が主体で，補体介在性運動終板の破壊のない神経筋接合部病理像が示されているが，その病態機序や胸腺の関与は不明である．また近年，低密度リポタンパク質（low-density lipoprotein：LDL）受容

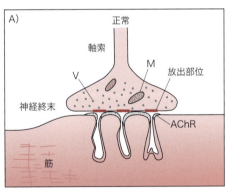
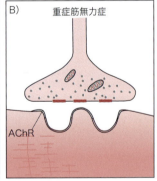

図4 正常（A）および重症筋無力症（B）の神経筋接合部
V：シナプス小胞，M：ミトコンドリア．
重症筋無力症の接合部の神経末端は正常であるが，AChR（点）数の減少，および平坦で単純化されたシナプス後膜壁とシナプス間隙の増大がみられる（文献5より引用）

表2 抗AChR抗体陽性MGと抗MuSK抗体陽性MGの対比

臨床像・免疫学的特徴	抗AChR抗体陽性MG	抗MuSK抗体陽性MG
頻度（％）	80〜85	5〜10
男女比	1：2	1：3
臨床像	眼症状で発症し全身型へ	発症時より眼筋・球麻痺型
眼筋型の頻度（％）	20〜40	3
筋萎縮の頻度（％）	10	26
クリーゼ合併率（％）	10〜20	33
抗コリンエステラーゼ薬	著効	不定
胸腺腫の合併率（％）	20〜30	0
自己抗体IgGサブクラス	IgG1	IgG4
神経筋接合部病理	補体介在性破壊あり	補体介在性破壊なし

（文献6より引用）

体関連タンパク質4（LDL-receptor related protein4：Lrp4）に対する自己抗体が報告されているが、いまだ症例数が少なく病態については十分わかっていない．

臨床症状の特徴は、運動の反復に伴い骨格筋の筋力が低下し（易疲労性）、休息により改善すること、夕方に症状が変動すること（日内変動）、日によって症状が変動すること（日差変動）である．初発症状としては眼瞼下垂や眼球運動障害による複視が多く、左右差が目立つことも多い．四肢の筋力低下は近位筋に目立ち、嚥下障害、構音障害、呼吸障害をきたすこともある．

全身型で抗AChR抗体が証明されないMG患者は約20％存在し、その約30％は抗MuSK抗体が陽性である．両者の臨床的な特徴を表2に示す．

Advice

[Cochraneライブラリーにおけるステロイドのエビデンス[7]]

概要：7つの試験（199例）を対象とした．
結果：眼筋型MGにおけるステロイド投与群43例は、プラセボ群に比べて利点を見出せなかった．偽薬群を対照に置いた全身型MGに関する2つの二重盲検試験があり、1つは13例の試験で6カ月の時点において、predonisone群の方で改善がわずかに優れていた．もう1つは20例の試験で、2週間という短期間での試験であったが、ステロイド群で有意な改善がみられた．ステロイド群（41例）とアザチオプリ

ン群（10例）との比較では，ステロイド群の治療反応率の方が劣っていた．ステロイド群とIV-Ig群における試験（33例）では14日の治療期間において治療反応に有意差はなかった．39例におけるステロイド用量の違いによる検討では，高用量の方が短期間で改善がみられた．

結論： 限られたエビデンスの結果において，プラセボに比べてステロイド治療は短期的な有効性を示す．ステロイド治療がアザチオプリンなどの免疫抑制薬，IV-Igと比較した場合のRCTでの有効性は示されていない．

処方のポイント（図5）

❶ 成人眼筋型MG

発症時から一貫して眼筋症状のみを示す症例はMG全体の2割弱を占める．眼筋症状で発症した症例の5～7割が全身型へ進展する（この全身型への進展は発症後1年以内に多い）．眼筋型MGには1～3割に自然寛解例がある一方，長期症状が固定してしまう例もある．胸腺腫があれば胸腺摘出を行うが，**胸腺腫を伴わない眼筋型MGでは抗コリンエステラーゼ薬単独での治療を試みる．全身型へ進展する恐れのある症例に対して全身型MGに準じてステロイドを使用する．**

❷ 成人全身型MG

胸腺腫を有する例では，年齢や重症度にかかわらず胸腺摘除術をまず考慮する．また，胸腺異常が疑われる例においても，抗AChR抗体が陽性であれば，発症から胸腺摘除術までの期間が短い方が予後良好であることから，胸腺摘除術が勧められる．2016年には，全身型非胸腺腫MG（18～65歳）を対象とした経胸骨拡大胸腺摘除術の有用性を検討したMGTX試験が発表されており，3年間の観察期間で胸腺摘除術併用群では有意に症状改善し，predonisone単独群よりステロイド投与量が少なくすむことが示された[8]．

術前の不安定な症状は術後増悪の危険因子であり，球症状や呼吸機能障害が目立つ重症例，クリーゼの例では，抗コリンエステラーゼ薬や血漿浄化療法（抗AChR抗体陽性・陰性にかかわらず，液性因子の除去に優れるPEを選択する）を行い，状態の改善を得たうえで胸腺摘除術を行う．**PEの効果は，短期かつ一過性なので，根治療法として術後にステロイドを加える．**術前のステロイド投与は国際的には行われていない．

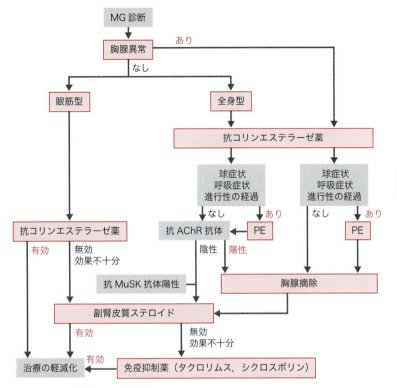

図5　MGの治療アルゴリズム
PE：単純血漿交換療法

❸ 抗MuSK抗体陽性MG

　女性に多く，すべての年齢で発症する．嚥下・構音障害が主であり，頸部筋力低下や呼吸筋障害が多い．一方，眼症状のみや筋萎縮を主体とする抗MuSK抗体陽性MGもあり，臨床症状のみでは抗AChR抗体陽性MGと区別はできない．

　抗MuSK抗体陽性の全身型MGでは胸腺異常を伴わないことが多いため，胸腺摘除術の有効性に乏しく第1選択にはならない．抗コリンエステラーゼ薬が著効することは少なく，また線維束性収縮などの副作用が出現しやすいため，効果の不定な例では使用を控える．**ステロイドや免疫抑制**

薬に対する反応は良好であり，特にステロイド（プレドニゾン）の内服が治療の主軸を担う．クリーゼや嚥下障害を伴う例では症状の改善が急がれるため，抗AChR抗体陽性MGと同様にPEを行い（トリプトファンカラムには抗MuSK抗体は吸着されないので，**免疫吸着療法を選択してはいけない**），症状が安定してからステロイドを加える．

> **治療法と処方例　MGにおける基本的なステロイド療法（図6）**
>
> プレドニン® 錠（5 mg）　1回1錠　朝　1日1回から開始
> * 初期増悪を起こすことがあるので少量から開始する．3日ごとに1錠ずつ漸増し，1 mg/kg（多くは10錠で安定するので，これ以上増量しなければならない例には滅多に遭遇しない）に達したら3カ月継続し，週に1錠ずつ隔日で漸減する．
> * 隔日10錠まで減量したら，その後は4週ごとに1錠ずつ減量する．この服薬量の場合には，開始から起算して61週経過した時点で中止する．

▶症状が増悪したら

　ステロイドの漸減・維持療法中に症状が増悪した場合には，ステロイドは維持して免疫抑制薬〔タクロリムス（プログラフ®）あるいはシクロスポリン（ネオーラル®）〕を加える．早期の改善を目的に，増悪した状態に準じてPEを加えてもよい．タクロリムスは，ほかの免疫抑制薬にはない神経筋接合部に対する直接作用も考えられており，良好な結果が期待できる．多くは2～3年でステロイドを中止できるが，少数はステロイド抵抗性または依存性で，年余にわたり少量のステロイドから離脱できない例

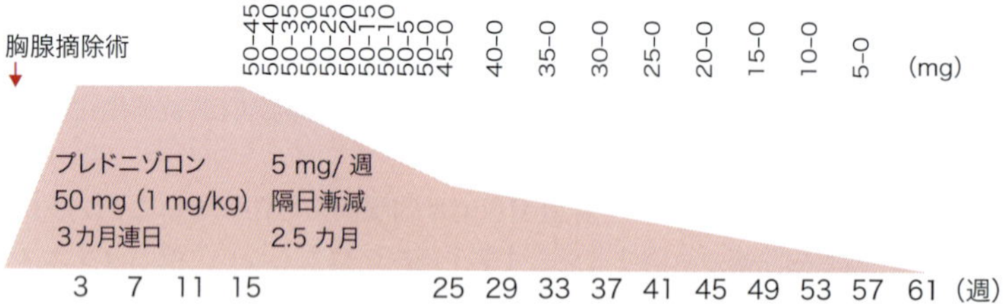

図6　胸腺摘除術後におけるステロイド療法による治療指針

もある.その際には,アザチオプリン(アザニン®)などのほかの免疫抑制薬を試みる価値はある.

▶副作用が出たら

糖尿病や胃潰瘍,精神症状や緑内障などのステロイドの副作用がみられた場合には,できるだけ漸減し,不十分であればタクロリムスかシクロスポリンを併用する.

> **処方例　ステロイドでは効果不十分の症例における免疫抑制療法**
>
> *①,②のどちらかを用いる.
> ①プログラフ®1 mgカプセル　1回3カプセル　1日1回　夕
> 　*プログラフ®の単独療法における有効性は確立していないため,現時点ではステロイドが効果不十分,または副作用により継続が困難な場合にステロイドとの併用で用いる.
> 　*腎不全,心不全,感染症,全身痙攣,意識障害,脳梗塞,血栓性微小血管障害,汎血球減少症の副作用は,ときに重篤となるため留意する.
> ②ネオーラル®　5 mg/kg/日　1日2回に分けて投与　朝夕
> 　*ネオーラル®は,胸腺摘除後の治療において,ステロイドが効果不十分,または副作用により継続が困難な場合に限って保険の適応が認められている.
> 　*効果がみられた場合には徐々に減量し,維持量は3 mg/kgを標準とする.
> 　*目標トラフ値は,200 ng/mLを超えないように調節する.
> 　*最も注意すべき副作用は,腎障害である.血清クレアチニン値が治療前に比べて30%以上上昇した場合はいったん減量し,上昇が持続する場合には中止する.

プログラフ®は胸腺適除術やステロイド使用の有無にかかわらず使用できる利点を有しているが,3 mg/日を上限としており,有効血中濃度に達しない症例も多い.ネオーラル®は胸腺摘除後の治療において,ステロイドが効果不十分の症例に限って認められているが,体重によって容量を設定できる.それぞれの利点と欠点を考慮して薬剤を選択する.

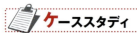
ケーススタディ

症例 48歳男性．2カ月前より疲労時や夕方になると左眼瞼下垂と複視をきたしていた．最近になり，全身の易疲労感と長時間会話を続けていると声が鼻に抜けることを自覚するようになった．左眼瞼下垂と右方視にて左眼の内転障害を認め，複視を訴えた．発声時に軟口蓋の挙上が軽度低下していた．両下肢にて軽度筋力低下を認め，深部腱反射は両下肢にて亢進していた．テンシロン試験が陽性で，抗AChR抗体価は56.0 nmol/Lであった．

治療 すみやかに抗コリンエステラーゼ薬を開始し，症状は軽減した．胸腺腫を認めたため，入院後早期に胸腺摘除術を行った．術後症状の悪化をみないことを確認し，ステロイド（プレドニン®）を開始した．プレドニン®を50 mg連日に増量した時点で，筋力低下はなくなり，複視も消失した．その後も症状の寛解が維持できたため，プレドニン®を徐々に減量した．

4. 多発性硬化症（NMOを含む）

疾患概念と病因・病態

多発性硬化症（multiple sclerosis：MS）は，中枢神経系の脱髄疾患であり，時間的，空間的に多発するのが特徴である．その原因は明らかでないが，病巣にはリンパ球やマクロファージの浸潤があり，炎症機序によるものと考えられている．HLA（human leukocyte antigen）クラスⅡ抗原などの遺伝的素因，高緯度などの環境的要因，さらには感染因子に対する曝露などの要因が，最終的に髄鞘を標的として自己免疫異常を惹起すると推定されている．

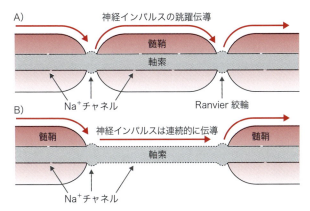

図7 正常神経線維（A）と脱髄神経線維（B）における神経伝導

A）髄鞘を有する軸索に跳躍伝導が起こり，神経インパルスがRanvier絞輪間をつぎつぎに跳躍して伝わっていく．Na^+チャネルは絞輪部に集中しており，ここで軸索の脱分極が起こる．B）脱髄の結果，Na^+チャネルが軸索全体に再配置され，低頻度の神経インパルスしか伝わらなくなる（文献9より引用）

第2部　各疾患別ステロイドの使い方

神経細胞の軸索は，周囲を髄鞘で覆われ神経インパルスを伝導する．この髄鞘が障害されると，神経インパルスの伝導遮断や異常伝導が起こる（図7）．MSの大部分は急性発症し，再発・寛解（後に進行性の経過に転ずるものも存在する）を示すが，数％は徐々に発症し最初から進行性の経過をとる．

Neuromyelitis optica（NMO）は，比較的重度の視神経炎および脊髄炎を特徴とする中枢性炎症性疾患である．その臨床経過や障害部位の特徴から，長年MSとの異同が論議されてきたが，NMOの患者血清中にNMO-IgGとよばれる抗体が証明され，本邦の視神経脊髄型MSの一部でもNMO-IgGが陽性となることが確認された．その後，このNMO-IgGの標的抗原として，aquaporin-4（AQP4）が同定されたことにより，MSとは異なる疾患概念と考えられている．両者の臨床的な特徴を表3に示す．また近年，小児の急性散在性脳脊髄炎（acute disseminated encephalomyelitis：ADEM）で見出されることがあるmyelin-oligodendrocyte glycoprotein（MOG）への自己抗体がAQP4抗体陰性のNMOやMSで検出されることが報告されている．

表3 NMOとMSの臨床的特徴

	NMO	MS
初発年齢	35歳以降にピーク	30歳前後にピーク
性差（男：女）	>1：3	1：2〜3
病巣の分布	脊髄・視神経が主体	中枢神経白質
再発の重症度	重症	軽症〜中等症
視神経障害の特徴	失明，半盲，両側同時障害	中心暗点
脊髄障害の特徴	横断性障害	片側優位
髄液所見 細胞数	増多（>50/mm^3）	正常〜軽度増多（<50/mm^3）
OB陽性率	10〜20％	65〜95％
併存する自己免疫疾患	50〜70％	まれ
血清抗AQP4抗体	陽性（80〜90％）	まれ
二次進行型	まれ	通常

（文献10より引用）

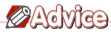

[Cochraneライブラリーにおけるステロイドのエビデンス[11]]

概要：6つの対照試験において377例（治療群199例，プラセボ群178例）が選択された．使用した薬は4つの試験でメチルプレドニゾロン140例（大量静注パルス療法を含む），2つの試験でACTH 237例であった．

結果：ステロイド群は治療5週以内の症状の固定と増悪に対する60％以上の抑制効果があり，最初の1週間でexpanded disability status scale（EDSS）スコアが1.5点の減少を認めた．これらは中等度のエビデンスレベルであった．ステロイドやACTH治療が新たな悪化を予防し，長期的な障害を悪化させるかどうかは不十分であった．メチルプレドニゾロンはACTHより有意に効果が高く，最初の5週以内においてメチルプレドニゾロン経口投与より静注投与の方が有意にリスクを減少させた．障害悪化から治療開始までの期間においては結果に影響を与えないようであった．短期間（5日）のメチルプレドニゾロン静注は15日間の長期投与より効果があった．ステロイドが1年以上の長期にわたって有効であるという結果は得られなかった．また，高用量メチルプレドニゾロンの短期治療における有害事象はなかったが，プラセボ群に比べてステロイド群で胃腸症状や精神症状，体重増加，浮腫の頻度がより高かった．

結論：ステロイド治療（特にメチルプレドニゾロン）は急性増悪に有効であり，症状の改善，回復を促進するが，長期間の障害への予防に対する効果の検証は不十分である．

処方のポイント

MSとNMOは病態と治療法が異なるため，両者を適切に鑑別することが重要である．高度の視神経炎と脊髄炎をくり返し，抗AQP4抗体が陽性であるような典型的NMOの場合には診断は容易であるが，比較的軽症の場合や脳MRIでMSらしい脳病巣を呈する場合など，臨床的には診断が困難な場合もある．その際には血清抗AQP4抗体の測定が有用で，抗体が検出されればNMOとして治療を開始する．また，抗体が検出されなかったとしても，高度の視神経炎と脊髄炎をくり返したり，3椎体に及ぶ脊髄MRI病巣を有したりなど臨床的にNMOが強く疑われる例では，NMOを念頭に治療方針を考える．

❶ MS

急性増悪期の治療，進行防止および再発防止の治療，急性期および慢性期の対症療法，リハビリテーションからなる．MSの初発時あるいは再発

時の急性期には，**できるだけ早く水溶性ステロイドの大量静注パルス療法を行う**（特に視神経障害のある例では，すみやかな治療開始が必要である）．パルス療法後に経口ステロイドによる後療法を行う場合は，2週間程度で漸減中止する．再発を確実に防止する方法はないが，インターフェロンβが再発率を有意に減少させることが二重盲検法で確かめられている．また近年，本邦においても疾患修飾薬（disease modifying drugs：DMDs）としてフィンゴリモド（イムセラ®・ジレニア®）やナタリズマブ（タイサブリ®），グラチラマー酢酸塩（コパキソン®），そしてフマル酸ジメチル（テクフィデラ®）といった薬剤が使用可能となり，再発予防への選択肢はさらなる広がりを見せている．

　再発を促進する因子として知られるストレス，過労，感染症などを回避するよう患者の指導に努める．急性期，慢性期には種々の対症療法が必要となり，痙縮，神経性膀胱，有痛性強直性痙攣，発作性徴候などがその対象となる．リハビリテーションはMSの回復期から慢性期にかけてのきわめて重要な治療法である．

処方例　MSの急性増悪期（図8）

①ソル・メドロール®注　1回1,000 mg　1日1回　点滴静注　3日間
　＊生理食塩水200 mLに加えて，2時間かけて点滴する．
②プレドニン®錠（5 mg）　1 mg/kg/日　1日1回　朝
　＊回復開始が不充分な場合は，メチルプレドニゾロンによるパルス療法終了後からプレドニゾロンの経口投与を開始し，11日間連日投与したら，その時点での後遺症の程度によらず中止する．

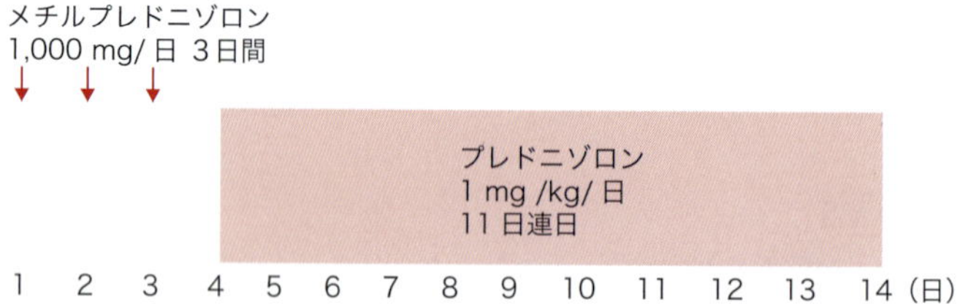

図8　ステロイドパルス療法と経口ステロイド療法による治療指針

❷ NMO

　NMOの発症年齢はMSに比べてやや高い．圧倒的に女性に多く，再発の頻度が高く重症例が多い．初発症状として視神経炎が多く，高度の場合には失明することもある．脊髄炎では横断性脊髄炎が多く，脊髄MRIで脊髄中央部に3椎体以上の長い病変が認められる．

　MS同様，NMOの急性増悪期には**ステロイドパルス療法**を行う．症状の改善が不十分な場合には，パルス療法をさらに1～2回追加する．しかしながら，MSに比べてパルス療法が無効の場合が多く，特に呼吸障害を伴うような頸髄病変を有する場合や失明の恐れがある場合には，早期から単純血漿交換療法の併用も考慮する．

　再発性のNMOでは，再発予防治療を開始する．MSで一般的なインターフェロンβは，NMOでは無効例が多いばかりか悪化例も報告されているため推奨されない．NMOの再発予防治療法は必ずしも確立されていないが，少量の経口ステロイド投与が長期の再発率を低下させることが示されており，通常は急性増悪期のステロイドパルス療法に引き続いて経口ステロイドを数カ月かけて漸減する．

　維持量に関しては明確な基準はないが，5～20 mg程度の維持量が必要なことが多い．投与期間に関しても明らかでなく，年余にわたる例が多い．またアザチオプリンなどの免疫抑制薬が再発予防に有効なこともある．

ケーススタディ

症例 40歳女性．30歳時に第1子分娩後左上下肢の脱力が出現し，1カ月間続いたが自然に寛解した．起床時から複視を自覚し，特に右方時で増強した．近医の眼科を受診し，翌日当科へ紹介された．眼位は正中で，眼瞼下垂はみられなかった．瞳孔は左右同大で3 mm，対光反射は直接，間接とも迅速であった．右注視時に左眼の強い内転制限と右眼の水平性眼振を認め，複視を訴えた．輻輳は保たれていた．視力低下はなく，眼底検査においても視神経乳頭の耳側蒼白や視神経の萎縮はみられなかった．脳MRIでは，左橋被蓋部と右頭頂葉白質にT$_2$強調画像で高信号域を示す病巣を認めた．ガドリニウムの造影効果も明らかであった．脳脊髄液検査は細胞数3／μL，タンパク28 mg/dLと正常であったが，オリゴクローナルバンドが検出された．神経徴候と左内側縦束に一致する病巣から左内側縦束症候群を考えた．妊娠出産

後の左片麻痺を初発症状として捉え，今回の再発とあわせて，時間的，空間的多発性を認めたことからMSと診断した．

治療 治療第2病日よりステロイドパルス療法を行い症状はすみやかに改善し，第20病日に複視は消失した．

5. Bell 麻痺, Hunt 症候群

疾患概念と病因・病態

　Bell 麻痺は特発性の末梢性顔面神経麻痺をさすが，現在その原因の多くは単純ヘルペスウイルス（HSV-1）の関連が示唆されている．HSV-1 感染による顔面神経麻痺は，神経浮腫と炎症細胞浸潤による脱髄および軸索障害であり，一部浮腫により二次的に顔面神経管内で虚血を生じ得る．そのため重症例では神経絞扼による圧迫をとり除くために顔面神経減荷術が行われることもあるが，多くはステロイドや抗ウイルス薬の治療で軽快する．

　Ramsay Hunt 症候群は Bell 麻痺に次いで多い末梢性顔面神経麻痺であり，帯状疱疹ウイルス感染により耳介や外耳道に帯状疱疹を伴い，聴神経症状を引き起こすために生じる．約1割で皮疹に先行し，顔面神経麻痺を発症する．皮疹の生じないものを zoster sine herpete という．Bell 麻痺より重症であり後遺症を残すことが多く，早期に抗ウイルス薬による治療を行うことが重要である．

Advice

[Cochrane ライブラリーにおけるステロイドのエビデンス[12]]
概要：Bell 麻痺におけるステロイド治療に関して7つの試験（895例）をメタ解析し，大規模研究でありバイアスは低いと考えた．
結果：ランダム化後6カ月の時点でステロイド治療群は79/452例（17％）で後遺症を認めたのに対し，コントロール群では125/447（28％）で後遺症を認めており，ステロイド治療群の方が有意に改善を認めていた．またステロイド治療で病的共同運動も有意に減少させた．副作用に関してはコルチコステロイド群とプラセボ群で有意な差はなかった．
結論：中等度から高い質の RCT から Bell 麻痺におけるステロイド治療の有用性が示された．

Bell麻痺・Hunt症候群

🔴 処方のポイント

疾患の重症度や患者の背景因子によって治療法を選択する．発症早期（1週間以内）より治療を開始することが望ましい．

軽症の場合は自然寛解することが多いが，ステロイド治療を行うことが推奨される．中等度以上のBell麻痺の場合にはステロイドに加え抗ウイルス薬も追加する．その他，メチルコバラミンの内服や閉眼困難による兎眼を予防するため適宜ヒアルロン酸（ヒアレイン®）点眼液を処方する．また十分なエビデンスはないが顔面マッサージの指導も行う．発症数日は治療していても症状が増悪することや，改善までは数カ月かかり，場合によって後遺症が残る可能性があることを説明する．麻痺が中等度以上で耳痛や味覚障害などを伴う場合は耳鼻科にコンサルテーションを行い，皮疹がある場合は皮膚科にもコンサルテーションを行う．

❶ 軽症例の場合

プレドニゾロン内服を30 mg/日または0.5 mg/kg/日で開始し，10～14日で漸減中止していく．強い耳痛や味覚障害などを伴う場合はHunt症候群の可能性を考え抗ウイルス薬を投与する．

❷ 中等度から重度の場合

プレドニゾロン内服を60 mg/日または1 mg/kg/日で5～7日間投与し，その後1週間で漸減中止する．Bell麻痺の場合は腎機能障害がなければバラシクロビル1,000 mg/日を5～7日間追加投与する．

Hunt症候群の場合はバラシクロビル3,000 mg/日もしくはファムシクロビル1,500 mg/日を投与する．顔面麻痺が高度の場合は入院でステロイド静注療法を考慮してもよい．

処方例　中等度のBell麻痺の場合

① プレドニン®5 mg錠　1 mg/kg/日　1日1回　朝
　＊5～7日間投与し，その後1週間で漸減中止する．
② バルトレックス®500 mg錠　1回1錠　1日2回　朝夕
　＊5～7日間投与することが推奨されている．強い耳痛や味覚障害などを伴う場合はHunt症候群の可能性を考え3,000 mg/日

1日3回 の処方とする.
③メチコバール®500μg錠　1回1錠　1日3回　毎食後
＊寛解または発症後8週間まで投与することが推奨されている[13]．

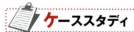
ケーススタディ

症例　43歳男性．受診前日夜間より左顔面の違和感を自覚し，翌日起床時に鏡を見たところ左眼の閉じにくさを認め，左口角から水がこぼれるため当科受診された．左前額部および眼輪筋，口輪筋の軽度から中等度の麻痺を認めた．軽度の左耳の痛みはあったが，味覚障害はなく，皮疹は明らかでなかった．中等度の左Bell麻痺と診断し，治療をおこなった．

治療　血液検査で糖尿病や腎機能障害がないことを確認し，プレドニゾロン（プレドニン®）内服を1 mg/kg/日で開始し，バラシクロビル（バルトレックス®）1,000 mg/日を処方した．リハビリテーションの指導も行い，発症約3カ月で症状はほぼ寛解した．

文　献

[ギラン・バレー症候群]
1) Yuki N：Human gangliosides and bacterial lipo-oligosaccharides in the development of autoimmune neuropathies. Methods Mol Biol, 600：51-65, 2010
2) Hughes RA, et al：Corticosteroids for Guillain-Barré syndrome. Cochrane Database Syst Rev, 10：CD001446, 2016

[慢性炎症性脱髄性多発ニューロパチー]
3) Hughes RA & Mehndiratta MM：Corticosteroids for chronic inflammatory demyelinating polyradiculoneuropathy. Cochrane Database Syst Rev, 1：CD002062, 2015
4) 小鷹昌明：慢性炎症性脱髄性多発ニューロパチーの新しい診断基準：ヨーロッパ連合神経学会・末梢神経学会共同作業部会報告からの新ガイドライン（改訂版）．神経内科, 73：202-207, 2010

[重症筋無力症]
5) Drachman DB：Myathenia gravis and other diseases of the neuromuscular junction.「Harrison's Principles of Internal Medicine 17th ed」(Fauci AS, et al, eds), p2672, McGraw-Hill, 2008
6) 本村正勝，松尾秀徳：重症筋無力症の発症機序．内科, 105：807-811, 2010

7) Schneider-Gold C, et al：Corticosteroids for myasthenia gravis. Cochrane Database Syst Rev,：CD002828, 2005

8) Wolfe GI, et al：Randomized Trial of Thymectomy in Myasthenia Gravis. N Engl J Med, 375：511-522, 2016

[多発性硬化症]

9) Hauser SL & Goodin DS：Multiple sclerosis and other demyelinating diseases.「Harrison's Principles of Internal Medicine 17th ed」(Fauci AS, et al, eds), p2611, McGraw-Hill, 2008

10) 越智博文：Neuromyelitis optica (NMO) の診断・治療. 内科, 105：778-782, 2010

11) Filippini G, et al：Corticosteroids or ACTH for acute exacerbations in multiple sclerosis. Cochrane Database Syst Rev,：CD001331, 2000

[Bell麻痺, Hunt症候群]

12) Salinas RA, et al：Corticosteroids for Bell's palsy (idiopathic facial paralysis). Cochrane Database Syst Rev,：CD001942, 2010

13) 日本神経治療学会治療指針作成委員会：標準的神経治療：Bell麻痺. 神経治療学, 25：171-185, 2008

第2部 各疾患別ステロイドの使い方

6. 甲状腺疾患

平岩哲也，花房俊昭

総論

◆ 甲状腺疾患の病態と分類

甲状腺は前頸部に位置する内分泌臓器で，甲状腺ホルモンを産生・分泌している．体表から触知可能な唯一の内分泌臓器であり，疾病頻度も高く，特に女性患者では甲状腺疾患を念頭に置いて診療にあたる必要がある．

患者の訴えとしては，前頸部腫脹〜腫瘤などの形態的な異常と，甲状腺機能異常に基づく体重変化，動悸，手指振戦，むくみ，便秘，皮膚乾燥などがあり，両者が併発していることもしばしばある．甲状腺機能異常は，血中甲状腺ホルモン高値を示す甲状腺中毒症と，低値を示す甲状腺機能低下症に大きく分けられる．また，その病態には自己免疫疾患，腫瘍，感染症，炎症性疾患，外因性機能異常，先天性疾患などがあり，代表的なものとして橋本病，バセドウ病，無痛性甲状腺炎，甲状腺がん，結節性甲状腺腫，急性化膿性甲状腺炎，亜急性甲状腺炎，先天性甲状腺機能低下症などがあげられる．

◆ 甲状腺疾患におけるステロイド治療

ステロイド投与を検討すべき甲状腺疾患は限られており，亜急性甲状腺炎，甲状腺眼症，橋本病の急性増悪，粘液水腫性昏睡などである．亜急性甲状腺炎以外の疾患では専門医による診療が好ましく，特に後者2つはステロイド投与の適応・方法についても確立していない．そのため，本項においては亜急性甲状腺炎に対するステロイド治療について述べることとする．

1. 亜急性甲状腺炎

疾患の特徴とステロイドが効くメカニズム

　本疾患はウイルス感染を引き金に起こるとみなされており，しばしば先行する上気道炎症状を示す．発熱や特徴的な症状である**自発痛・圧痛を伴う硬い甲状腺腫**を示し，動悸，体重減少，発汗過多などの甲状腺中毒症状を認める．一方で，本症患者群ではHLA-B35保有率が正常コントロール群に比して高いことがさまざまな人種・民族において示されており，遺伝的素因が発症に影響していると考えられている．現時点では，本疾患を自己免疫疾患であるとするのに十分な証拠はなく，同様に自己免疫疾患ではないとする証拠もない．ステロイドが効くメカニズムは不明であり，抗炎症作用によるものと思われる．診断については，日本甲状腺学会が「亜急性甲状腺炎（急性期）の診断ガイドライン」を示しているので参照していただきたい（**表1**，http://www.japanthyroid.jp/doctor/guideline/japanese.html#akyuu）．

　疾患概念を把握し，一度経験していれば，亜急性甲状腺炎患者の多くは容易に診断可能である．しかし，前頸部の痛みが軽微な場合など非典型例では診断に難渋することもあり，不明熱の原因の1つにあげられる．また，硬く結節性の甲状腺腫を呈するので，画像検査が未発達であった頃には甲状腺がんと間違われることもあったという．

　本症以外で有痛性の甲状腺腫をきたす代表的疾患には，診断ガイドラインの除外規定に示されているものがある．これらの鑑別は，血液生化学検査，超音波検査，穿刺細胞診を組合わせて行う．**亜急性甲状腺炎では特徴的な超音波所見を示し**，かつ，超音波検査は低侵襲ですぐに結果を確認できるので特に有用である．

ステロイド治療に踏み切るタイミング

　亜急性甲状腺炎は基本的に自然軽快する炎症性疾患であり，軽症例では

表1 亜急性甲状腺炎（急性期）の診断ガイドライン

a）臨床所見
　有痛性甲状腺腫
b）検査所見
　1．CRPまたは赤沈高値
　2．遊離T_4高値，TSH低値（0.1μU/mL以下）
　3．甲状腺超音波検査で疼痛部に一致した低エコー域

1）亜急性甲状腺炎
　a）およびb）のすべてを有するもの
2）亜急性甲状腺炎の疑い
　a）とb）の1および2
除外規定：橋本病の急性増悪，囊胞への出血，急性化膿性甲状腺炎，未分化がん

【付記】
①上気道感染症状の前駆症状をしばしば伴い，高熱をみることもまれでない．
②甲状腺の疼痛はしばしば反対側にも移動する．
③抗甲状腺自己抗体は高感度法で測定すると未治療時から陽性になることもある．
④細胞診で多核巨細胞を認めるが，腫瘍細胞や橋本病に特異的な所見を認めない．
⑤急性期は放射線ヨード（またはテクネシウム）甲状腺摂取率の低下を認める．

日本甲状腺学会ホームページ「亜急性甲状腺炎（急性期）の診断ガイドライン」より引用

　非ステロイド系抗炎症薬（NSAIDs）の内服のみで治癒を得られる．しかし，自覚症状や炎症所見が強いとき，クリーピング（最初に痛みを生じた部位の反対側の甲状腺片葉に痛みが生じること）を認めた場合には，症状の軽減を図るためにプレドニゾロン（プレドニン®，もしくはプレドニゾロン）の内服が必要である．

処方のポイント

> **処方例　中等症以上の亜急性甲状腺炎**
>
> プレドニン®　5 mg錠　1回3〜6錠　1日1回　朝食後
> ＊1〜2週間ごとに5〜10 mgずつ漸減する．通常，投薬開始後数日間で劇的な症状の改善を示すが，急激に減量すると再燃することがある．

Point：投薬量の調節には，触診，CRP 値や血沈値，甲状腺超音波所見が有用である．硬い結節性甲状腺腫や炎症所見が遷延するとき，超音波所見にて広範で境界不明瞭な低エコー域を認めるときには減量を慌てないようにする．

甲状腺中毒症状に対しては，βブロッカー投与などの対症療法を行う．

> **処方例　甲状腺中毒症状に対しての対症療法**
>
> 〈βブロッカー投与例〉
> ＊①，②のいずれかを用いる．
> ①インデラル®（10 mg or 20 mg 錠）1回1錠　1日3回　朝昼夕食後
> ②ロプレソール®（20 mg or 40 mg 錠）1回1錠　1日3回　朝昼夕食後

Point：本症における血中甲状腺ホルモン上昇の機序は，破壊性甲状腺炎（甲状腺濾胞細胞が破壊されることによりプールされていた甲状腺ホルモンが血中に出てくる病態）によるものであり，抗甲状腺薬（メルカゾール®やチウラジール®）は無効であるばかりか，副作用をきたす可能性もあり，有害でさえある．

➡ 効果がみられなかったら

プレドニゾロン投与後にも症状の軽快を得られない場合には，診断の再検討が必要である．

➡ 副作用が出たら

易感染性，骨粗鬆症，耐糖能障害などの副作用が考えられるが，本疾患でのプレドニゾロン投与期間は通常 40〜90 日間程度であり，実際にこうした副作用が問題となることは少ない．しかし，もともと耐糖能障害のある患者では，**血糖値**をモニターして慎重に経過観察する．

ステロイド骨粗鬆症についての最近の考え方では，少量であっても3カ月間以上ステロイドを投与する際には，ビスホスホネート製剤（フォサマック®，ボナロン®）などの併用が推奨されている．本疾患のステロイド治療においても考慮されるべきかもしれない．

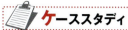

症例 56歳女性，全身倦怠感，発熱，頸部痛を訴え来院した．来院2週間前より発熱と咽頭痛が出現し，近医にて感冒薬を処方された．しかし，38℃台の発熱と頸部の圧痛も認めるようになったため，当科を紹介受診となった．
【現症】血圧118/64 mmHg，脈拍92/分・整，体温36.8℃．頸部に表面不整で硬い甲状腺腫（横径5.2 cm）を触知し，両葉に自発痛・圧痛を認めた．眼球突出なし．胸腹部に異常所見なし．
【血液検査】WBC 9,820/μL，好中球70％，CRP 8.14 mg/dL，赤沈102 mm/時と炎症反応を認めた．TSH＜0.005 μU/mL，FT_4 3.91 ng/dL，FT_3 10.71 pg/mLと甲状腺中毒症を示した．TSHレセプター抗体，抗サイログロブリン抗体，抗TPO抗体はいずれも陰性であった．
【超音波検査】初診時では甲状腺はびまん性に腫大し，両葉に辺縁不明瞭で不均一な低エコー領域を認めた（図1）．

治療 自覚症状，身体所見，血液検査結果，超音波所見から亜急性甲状腺炎と診断し，プレドニン® 20 mg朝1回内服投与を開始した．症状は数日間で劇的に改善し，血液検査結果，超音波所見を参考にプレドニン® 内服量を徐々に減量していった（表2）．経過中，特に症状の再燃やクリーピング現象は認めず，当科受診より第42病日に超音波検査を行い（図2），翌日よりプレドニン® 中止とした．

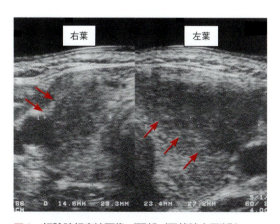

図1 初診時超音波画像〔頸部（甲状腺水平断）〕
不均一な低エコー領域（→）を認める．詳細は本文参照

表2 臨床経過とプレドニン®投与量の推移

Day	FT₄ (ng/dL)	CRP (mg/dL)	TV (mL)	プレドニン® (mg)
1	6.91	7.20	42.7	20
15	1.93	0.29	18.1	10
29	0.88	0.27	8.2	5

FT_4：遊離サイロキシン，CRP：C-reactive protein，TV：超音波測定による甲状腺体積

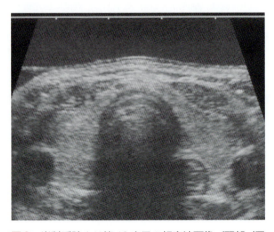

図2 当科受診より第42病日の超音波画像〔頸部（甲状腺水平断）〕
低エコー領域の消失を認める

文 献

1) Bennedbaek FN & Hegedüs L：The value of ultrasonography in the diagnosis and follow-up of subacute thyroiditis. Thyroid, 7：45-50, 1997
2) Hiraiwa T, et al：Two cases of subacute thyroiditis presenting in pregnancy. J Endocrinol Invest, 29：924-927, 2006
3) 吉田克己：亜急性甲状腺炎の診断と治療．「よくわかる甲状腺疾患のすべて」（伴　良雄/編），pp39-45，永井書店，2003
4) Farwell AP：Subacute thyroiditis and acute infectious thyroiditis. 2005 Introduction to hypothyroidism.「Werner and Ingbar's The Thyroid」（Braverman LE & Utiger RD, eds），Lippincott Williams and Wilkins, pp536-547, 2005

7. 消化管・肝疾患

永山和宜, 渡辺 守

総論

◆消化管「自己」免疫疾患の病態

消化管は「内なる外界」であり, 常時, 食物などを通じて無数の異種抗原にさらされている. これに伴い消化管粘膜には独自の免疫機構が進化していて, ある程度局所で免疫システムが完結していると思われる部分すらある. いやむしろ, 自然免疫の寄与が大きいと考えられる粘膜免疫は, 自己免疫疾患が通常対象としている獲得免疫(細胞性免疫・液性免疫)と比較して, 種を越えて(すなわち長きにわたって)保存された免疫システムともいえる. 消化管の粘膜免疫を支配するメカニズムの研究は, 間違いなく現在の免疫学における最先端分野であるが, 同時に, 基礎研究の知見が臨床に恩恵をもたらす途上にあるトピックも多い.

消化管粘膜免疫の破綻により生じると考えられる疾患の治療では, 消化管のもつこの特殊性を意識することが重要である. すなわち,

①潰瘍性大腸炎(ulcerative colitis:UC)とクローン病(Crohn's disease:CD), さらにステロイドによる免疫抑制の効果が示されているCronkhite-Canada症候群やMenetrier症候群, Schönlein-Henoch紫斑病など, どれをとっても**原因が「自己」抗原であることが確認されていない**. 常在菌を含めた細菌, さらには食物抗原が関与している可能性すら残されている. また, 病態形成の機序も判明していない(各論参照).

②CREST症候群や腸管ベーチェット病などを若干の例外として, 通常, 膠原病内科が扱う典型的な自己免疫疾患の症状が消化管にあらわれることはなぜか少ない. これは通常の獲得免疫が必ずしも消化管粘膜免疫では中心的役割でない可能性を示唆している. **全身性の自己免疫疾患と考えられる患者で消化器(特に消化管)症状が特に前景に出ている場合には, 薬の副作用や日和見感染など副次的な病因があることを先に考えた方がよいことが多い**.

③関節リウマチなど, 多くの自己免疫疾患で最初に用いられる**非ステロイド性抗炎症薬(NSAIDs)をほぼ用いない**. 確かに5-アミノサリチル酸

(5-ASA) 製剤は有効であるが、通常の NSAIDs はほとんど効果がないばかりか、ときに有害でさえあると考えられている．

◆肝胆膵自己免疫疾患の病態

一方、肝胆膵領域では、消化管に比べると通常の自己免疫疾患に近いアプローチが可能である．多くの場合、臓器特異性が比較的強い．

1) 肝臓

肝臓での自己免疫疾患の代表である自己免疫性肝炎（autoimmune hepatitis：AIH）では、一応疾患標識となる抗体が同定されている〔抗平滑筋抗体は保険適応外で、抗可溶性肝抗原（soluble liver antigen：SLA）抗体は一般的には商業的に測定できない〕．またHLA（human leukocyte antigen）との密接な関連も確立しており（日本ではDR4）、大筋では原因は自己抗原と考えられている．寛解導入にステロイドは通常欠かせない薬剤であり、その重要性は大きい．原発性胆汁性胆管炎（primary biliary cholangitis：PBC）での抗ミトコンドリア抗体は有名であり対応抗原もおおむね推定されているが、ステロイド投与が予後を改善しないため本書の枠からは外れる．

2) 胆道

胆道の自己免疫疾患は日本では少なく、原発性硬化性胆管炎が中心となろう．IgG4高値を間接指標にすることはあるものの、疾患標識抗体がないこと、ステロイドの長期的な有効性について否定的な見解が多いことから詳述しない．IgG4関連疾患の部分症としてUCに伴って生じることがある．近年、ステロイドの有効性との関連を模索することを主な目標として、病態の整理が活発に試みられている．

3) 膵臓

膵臓では自己免疫性膵炎が中心である．ステロイドが奏効し、組織上リンパ球の浸潤が認められるので免疫異常を背景にしているのであろうが、IgG4関連疾患の代表ではあるものの、直接の疾患標識抗体がないこと、そして何より診断の一環として組織を得ることが事実上不可能であるため気づきにくい．CTとPETの併用で診断率はかなり上がったが、PETを使える環境は限られており診断に到達することが簡単でない．しかし慢性膵炎類似疾患でほぼ唯一進行を止められる病態のため、知識として病名を知っ

ておくことが必要である．なお，peptide AIP（autoimmune pancreatitis）なるタンパク質と自己免疫性膵炎の密接な関連を報告した論文が出され[1]，IgG4が上昇しない亜型が2型自己免疫性膵炎としてほぼ確立された．なお，頻繁にガイドラインが改訂されている領域であり，2型では膵がんとの鑑別のため生検が必須とされている．診療水準の進歩に臨床家が敏感に反応することが求められる．

4）全身性自己免疫疾患の一分症としての肝胆膵障害

肝胆膵領域でも，系統的自己免疫疾患ないし血管炎の分症として臓器障害が出ることは少ない．ときに目にするのが全身性エリテマトーデス（systemic lupus erythematosus：SLE）に伴ういわゆるlupus hepatitisとよばれる肝障害と稀に遭遇する胆嚢炎である．前者は一見AIHと同様の臨床像を呈することがあるので，AIHをみた際には一応ACR（アメリカリウマチ学会）のSLE診断基準に沿ってスクリーニングをしてみることが望ましい．ほかではPBC・自己免疫性膵炎でのシェーグレン症候群，CREST症候群合併に一応の注意が必要である．

◆各論に入る前に―とりあえず身につけてほしいこと

本書の主な読者である初期研修医，あるいは専門医としてのトレーニングをはじめて間もない頃の先生方は，1人でステロイドの適応判断・用量設定・効果判定・減量判断・副作用管理を担うことはないだろう．指導医と相談して，最初は言われるままに使って質問をしつつ徐々にコツを盗む，のが通常ではないだろうか．EBMはとりこぼしのない安全な医療には有用であるが，それぞれの症例を治療する，ということはすぐれて一回性・個別性の強い出来事である．このレベルではEBMは必要条件であっても十分条件とはなりえない．ステロイドの使い方は専門医の立場でも難しい．7割の患者で大過なく診療できる，という程度であればガイドラインやクリニカルパスでも何とか対応できるが，それ以上になると行間を読む力が求められるし，それが経験であり専門性というものである．特に，通常の症例と経過が異なるときに漠然とでもよいから異状を感じとる嗅覚，要は問題設定能力なのだが，これをもつことが必須である．筆者自らが通った道に対する反省も含めて，読者諸兄には「**迷ったら無理をしないで相談する．専門医とは相談できる友好関係を築いておく**」スタンスをぜひ身につつ

けていただきたい．

　これから各論に入り，UC・CD・AIHの3疾患について詳説するが，とりあえず消化器内科を回るとき，あるいは3～4年目の（消化器）内科後期研修医に覚えておいてほしい原則を以下に示す．これ以上のことは，この原則を踏まえたうえで，それぞれの症例がもつ多様性や社会的なことを含めた諸事情を勘案することになる．科学的な根拠を踏み外さないうえで全人的な配慮も忘れない，個々の症例に最適な治療を創っていただきたい．

◆疾患各論で特に強調したいメッセージについて
[全体として]
- 消化器内科領域の疾患でステロイドを使う場合，消化器症状そのものないし生化学的検査数値が標的となる場合が大部分であり，効果判定が比較的容易である一方で他臓器の変化に目がいきにくい．よって，**副作用について全身像を把握**することが重要である

[UC について]
- ステロイドは5-アミノサリチル酸製剤につぐ第2段階の薬剤．経口・注腸・静注の使い分けが必要．寛解導入はできるが，寛解維持効果はないため**長期の連用を極力避ける**．最近は免疫調節薬あるいは生物学的製剤を併用してステロイドから早期に離脱することが広く行われつつある
- 一見類似した内視鏡像を呈しうる，UCではない疾患がある．ステロイドを使う前に，まず診断を確実につける．特にアメーバ赤痢とサイトメガロウイルス腸炎（ステロイド不応時）の確実な除外は必須である．
- **総投与量10 g〔プレドニゾロン（prednisolone：PSL）換算〕**は手術適応の有力な指標であり，外科との連携を考える
- UCに対して生物学的製剤（抗TNF-α抗体）の保険適応が承認されたが，現在も最初から用いる位置づけにはなっていない．この点，場合によっては初期から積極的に生物学的製剤を用いるCDの場合と異なる．依然として，ステロイド抵抗性，依存性を示す難治症例に対して慎重に使うこと，また専門施設のみで用いることが許される薬として位置づけるべきと考える

[CD について]
- 生物学的製剤（抗TNF-α抗体など）が用いられるようになり，ステロ

イドの治療上の位置づけが微妙に変化しつつある．充分に把握したうえで，個々の症例においてはガイドラインを必ずしも絶対視せず，**最新の情報に接している指導医など専門家との密な相談**が必要である

- 複数の抗TNF-α抗体製剤（レミケード®，ヒュミラ®）が承認された．まだ，抗TNF-α抗体製剤間で得意とする病態の差が評価されている段階ではないが，複数の製剤が選択肢となったことは，CD治療における生物学的製剤の位置づけをさらに変化させる作用をもたらすであろう．なお，2017年3月に抗IL-12/23p40抗体製剤であるウステキヌマブ（ステラーラ®）が承認された．使い分けなどに関してはここ数年の知見の集積を待ちたい

- ステロイドは潰瘍病変を改善するが，維持効果はない．また，内瘻・外瘻の別を問わず瘻孔閉鎖効果はない．増悪期だけの短期間の使用に限定されていくものと推測される．すなわち，疾患の自然経過を変化させうるか，という点で，ステロイド・免疫調節薬・生物学的製剤の相互比較についてのエビデンスがさらに蓄積されることが期待される．CD治療は過渡期にあると考えてよい

- 先ごろ，ついに本邦でもブデソニドの内服薬が承認された（ゼンタコート®）．欧米では確固たる評価が確立しており，今後，CD治療におけるステロイド製剤の筆頭になることが予想される．また，向こう数年で複数の経口分子標的薬が承認される見込みであり，新しい治療薬の情報収集に常に貪欲であってほしい

［AIHについて］

- 一部の軽症例でウルソデオキシコール酸単剤での治療が行われるが，標準的にはステロイドが第1選択である（PSL換算0.6〜0.8 mg/kg/日より）．2〜3週間初期量投与として漸減とする．重症例でのポイントは，劇症肝不全に陥る前に疑って診断し治療を開始することにつきる（高度の免疫抑制を要すると感染症合併率が著しく上昇する）

- ステロイド長期連用になることが多いため，減量途上で**二次性の副腎不全**がないことを確認する

- 外来管理では事実上生化学指標のみで効果判定することになるため，コンプライアンスの維持に留意する

1. 潰瘍性大腸炎

免疫異常からみた疾患の特徴とステロイドが効くメカニズム

　潰瘍性大腸炎（ulcerative colitis：UC）は，基本的に大腸のみに限局する粘膜層・粘膜下層の慢性炎症である．組織病理学的には crypt abscess（陰窩膿瘍）が比較的特徴的とされるが，疾患特異的ではない．腸管外合併症が少ないことから，主な免疫異常は消化管（大腸）局所の粘膜免疫にあると考えられている．後述するクローン病が典型的には Th1 優位の炎症病態を示すため，対比の意味を含めて Th2 優位が強調される傾向もあったが，特定のサイトカインの関与や抑制性 T 細胞の異常を支持する所見も増えているなど，UC における免疫異常の本態はいまだ明らかでない．

　ステロイドの作用は，局所への炎症細胞浸潤を非特異的に抑制することにあると考えられ，その結果としてびらんや潰瘍が改善すると思われる．しかし，ステロイドそのものは傷害粘膜の再生に寄与しないため，寛解維持効果はない．

ステロイド治療に踏み切るタイミング

　UC は特定疾患に指定されており，しかも患者数が20万人に近いこともあって診断基準や治療指針[2]は整備されており容易にアクセス可能である．初期研修でも救急外来などで初診として出会う可能性がある疾患であり，一度は読んでおきたい．

❶ ステロイド製剤の選び方

　ステロイド製剤としては坐薬，注腸，経口，点滴静注があり，この順に全身への影響が大きくなるため敷居が高くなる．前提として，5-ASA 製剤（ペンタサ®）またはサラゾスルファピリジン（サラゾピリン®）投与が試みられることが求められているが，UC の場合，直腸にペンタサ®を到達させるには少なくとも9錠/日の内服が必要であるし，サラゾピリン®

の場合，やはり尿や汗などすべてがオレンジ色に染まるのは患者にとって快くない．一度は大腸内視鏡を施行して罹患範囲を決め，左側大腸炎型なら注腸，直腸炎型なら坐薬製剤については早めに試みてもよいであろう．なお最近，大腸のみで放出されるDDS（ドラッグデリバリーシステム）を用いた5-ASA製剤（アサコール®，リアルダ®）が発売された．これらの有効性についてほかの既存製剤と直接優位性を示した報告は限られているが，注目に値する．なお，非常に硬く，大きい製剤であることを事前に患者さんに話しておいた方がよいであろう．ペンタサ®も新しい剤形が開発されており，5-ASA製剤としていかに多い量を少ない内服回数で大腸に到達させるか，が薬剤選択での中心的なポイントになっている．また，サラゾピリン®を新規に導入することはかなり少なくなったといえよう．

　内服ステロイドの適応であるが，**初発例で発熱などの全身症状がある，5-ASA製剤などでも排便が1日4回以上で出血を伴う，最も明快なのは排便のために夜間覚醒する，**というような状況では考慮すべきである．PSLで0.6〜0.8 mg/kg/日が基本であるため，易感染性が問題となることと，副作用管理のため，できれば入院での開始が望ましい．排便回数と出血の程度，体温は投与初期には非常に重要な指標であり，できれば患者に記録してもらうとよい（日記タイプの手帳を配布している製薬会社もある）．

❷ ステロイド投与にあたっての注意点

　ステロイド投与の前に必ず考えるべきことは，「この症例は本当にUCであるのか」を確認することである．UCの内視鏡像は典型的なものでは比較的診断が容易である（ようにみえる）．しかし，ステロイド投与を考えるような中等症・重症例では縦走潰瘍を伴ったり，深掘れ潰瘍が多発していることも多い．最低でも便培養は必須，腸結核・アメーバ赤痢を極力他覚的所見として除外したい．また，再燃例ではサイトメガロウイルス感染を血中抗原検査などで除外しておきたい．

　治療指針に示されている強力静注・動注については，シクロスポリン（CsA），タクロリムス投与（頻回の血中濃度測定が必要になるが）が可能，あるいは，抗TNF-α抗体を視野に入れることの可能な施設に限定されると考えた方が安全である．同時に緊急手術の体制（連携も可）がとれることも要する．効果がなかった場合，高度の免疫抑制下というハイリスクの

なかでタイミングを失さずに次の手を打たなければならないからである．しかも，このような薬剤使用症例での緊急手術は一般的に周術期合併症が多く（特に現在は抗TNF-α抗体投与1週間以内の手術は避けられる傾向にある），複数回の手術を要することが一般的で，外科医あるいは患者さんへの負荷が大きい．読者の先生がそのような体制のある施設にいるのであれば専門医（消化器内科・下部消化管外科）との連携の下で治療にあたっていただきたい．

処方のポイント

❶ 初期投与量の設定

適応について，およその判断基準は上に述べた．経口での全身投与では，一応副腎皮質ステロイドの日内変動を考慮するのが一般的であり，**朝に多くを配分する**．

処方例 中等症の増悪に対する標準処方例

〈体重50〜60 kgの例〉
プレドニン® 5 mg錠　1回6錠　1日1回　朝食後
プレドニン® 5 mg錠　1回2錠　1日1回　昼食後

Point：H_2ブロッカーなどで酸抑制などの上部消化管副作用予防を行うかどうかについて，エビデンスレベルはそれほど高くないようだが，禁忌とする積極的な理由は指摘されておらず，原則的には併用すべきと考える（例 ガスター® 20 mg錠　1回1錠　1日2回）．もちろん，プロトンポンプインヒビターなどでも構わない．

栄養経路は，ステロイド全身投与を行う症例では禁食が基本だが，最初は末梢静脈栄養でねばるか，中心静脈栄養に踏み切るかは，病勢の強さ，ステロイドへの反応のよし悪しなどから総合的に判断する．感染リスクからも中心静脈路を確保する必然性はない．

ステロイドに対して反応を示す場合，比較的その徴候は早くにあらわれる．UCの場合，CRPなどの血液所見にそれほど高度の異常を示さない増悪の方がむしろ多い．CRPが10 mg/dLを超えるような場合には，非常に重症であるか，他疾患が潜在する可能性を常に念頭に置くべきである．か

ように血液所見で判断しにくい疾患であるので，効果の徴候を必ず身体所見で捉えることを旨とする．何より，腹痛の軽減と，夜間の（排便による）覚醒が減ることを重視する．次が出血量であるが，減ってくるのは数日遅れる印象がある．

早期における治療効果の把握としては，身体所見として腹部所見と体温は当然として，CRPなどの血液所見，血糖値，腹部X線（初期には巨大結腸が出現しないことを把握しつつ治療する）が中心となる．またUCでは特に，精神的にやや敏感な（ちょっとした変化に気づきやすい反面気にしすぎる，ともいえる）面がある人が多いのでステロイド投与による気分変化，すなわち躁鬱傾向の有無と不眠にならないことに配慮する．

➡ 効果がみられなかったら

禁食として，上記のステロイド投与量を2週間続けて改善がない場合は強力静注もしくはタクロリムス，CsAあるいは生物学的製剤に移行するか，診断を再検討するかを判断することになるが，前述のように本書の射程を超えるため省略する．また白血球除去療法，腸管内除菌（あるいはプロバイオティクス）療法の併用，注腸ステロイド投与での全身ステロイド投与量の減量については常に最新の情報を参照されたい．

❷ 減量の考え方

ステロイドに反応した後の減量について述べる．排便回数が1日3〜4回程度まで，夜間覚醒がなく，顕性下血がなければ，初期投与量で3週間投与した後に下記のように減量する．

> **処方例** ステロイド反応後の減量
>
> 〈排便回数が1日3〜4回程度まで，夜間覚醒がなく，顕性下血がない場合〉
> 初期投与量で3週間投与，20 mgまでは5 mg/2週間
> それ以後はさらに緩やかに（例えば 2.5 mg/2週間）減量

Point：プレドニン® として5 mg以下に減量する前には，必ずACTH・コルチゾールの日内変動と，できればrapid ACTH負荷試験を行い，二次性の副腎不全を否定しておく．

潰瘍性大腸炎

　排便回数と出血量が最も鋭敏な再燃指標である．一方で，生物学的製剤の時代がUCにも訪れたことから，単に臨床症状のみで判断するのではなく，内視鏡による評価，つまり粘膜寛解の確認が求められる方向に移行しつつある．ステロイド依存性となり，免疫抑制薬もしくは生物学的製剤に切り替えなければならない症例も多い．また，ステロイドには寛解維持効果がないことが証明されているので，長期にステロイドに頼りすぎることは慎むべきである．

　一方で免疫抑制薬の長期使用については，まだ十分な知見が集積されているとは言えない面もあるが，妊娠に関連する対応を含めて，専門施設の間ではおおむね好意的に受け入れられている．これから日本でのエビデンス確立が求められている分野である．

　また，潰瘍性大腸炎はほぼ大腸に限局した疾患であるので，ステロイドと大腸全摘の得失を測ることも必要である．ステロイドの副作用，大腸全摘の手術リスク，さらに術後のQOL (quality of life) 低下の可能性と度合いなどを総合して，累積ステロイド投与量がPSL換算で10 gとなった時点で手術を外科と検討するのが現時点での一応のコンセンサスである．試算していただけるとわかると思うが，この量には意外に早く到達してしまうことに注意したい（例えば，プレドニン®1日10 mgを内服し続けていれば3年足らずで10 gに達してしまう）．

ケーススタディ

症例　典型的な症例シナリオ：28歳の未婚女性．22歳時に他県でUCと診断され，公費受給している．問診では初発時は左半結腸型で，1年ほどステロイドを内服したあと，サラゾピリン®6錠/日で下血のない状態であったという．最近，転居してきて職場も変わったが，排便回数が1日6回くらいに増加し，毎回少量ながら出血を伴うようになったため近医を受診，注腸造影を受けた．全結腸にわたってハウストラの消失を認めたが，検査後から発熱，毎回の出血，夜間も排便で覚醒するようになり受診した．

治療・解説

[どう考え，どう動くか？]

① 発症から6年，1年のステロイド内服ということは標準的には7〜8gの累積量か？即手術，というほど切迫してはいないようである
② 少なくとも初回はステロイドが有効であったらしい
③ 転居・転職：UC増悪の契機となる1つの典型的なパターンである
④ 注腸造影：エビデンスはないようだが，しばしば増悪の契機になる
⑤ 罹患範囲の変化（進展）：しばしばみられるので注意（ちなみに小児ではほぼ必発）
⑥ 夜間の覚醒：排便のために覚醒するようだと，少なくとも中等症以上と考えた方がよい．きちんと治療する必要がある．発熱も同様の重症サイン

少なくとも中等症の増悪と判断して入院，禁食とした．便培養陰性，念のため赤痢アメーバ抗体も陰性，さらに血中サイトメガロウイルス抗原も陰性を確認して，大腸内視鏡をグリセリン浣腸のみで施行，直腸は全周性・連続性の浅い，びらんで血管透見も消失しておりUCに矛盾しなかった（図1）．ここまでを確認してプレドニン® 40 mg/日の内服を開始した．

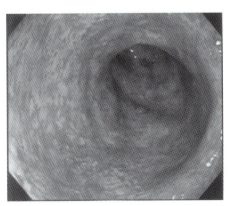

図1 潰瘍性大腸炎の直腸所見
（巻頭カラー 写真1参照）
びまん性全周性の浅いびらんと易出血性，浮腫状粘膜と血管透見の消失を認める

潰瘍性大腸炎

[どう考え, どう動くか？]

① ひとまず環境の変化を吸収するためにも, 入院が望ましい
② ここに提示した検査は必須. 内視鏡前の時間が長いのであれば, ツベルクリンあるいはクォンティフェロン（QFT）などもしておくととりこぼしがない
③ 増悪時の無理な全大腸内視鏡は患者が辛いばかりである. 浣腸のみで見える範囲内の情報でもほかの検査を併用すれば大体のことは把握できる. 特に本例は注腸で全大腸型であることが期せずして判明している
④ 前回, ステロイドが有効であった（らしい）. 今回も有効である可能性はある. また, シクロスポリンは別として免疫抑制薬は概して効果発現が遅い（月の単位）. タクロリムスはガイドライン通りのスケジュールで投与すると, やはり適切な血中濃度に達するのに時間がかかる（そこを見越して多めに投与することはあるが一般的には推奨できない）. 第1選択はやはりステロイドであるが, 日本では本邦発のエビデンスをもった治療である白血球除去療法の併用も考える（高価だが有害事象が少ない）. なお, 寛解導入に用いる免疫抑制薬と, アザチオプリン（AZA）, 6-MPのようないわゆるimmuno-modulatorは, 同じ免疫抑制薬のなかでも区別して考えたい. もっとも, タクロリムスなどは将来的には維持治療に用いられる可能性もあり, 必ずしもその境界は明確でない. ちなみに, この症例シナリオの段階では生物学的製剤はまだ考慮の対象にはならない, というのが現時点では大方のコンセンサスであろう

● 補助療法も加えてのアプローチ

治療開始が早かったことも幸いして血管内脱水の程度が軽く, 体質もあるのか, 両側肘静脈に18Gの留置針を容易におけそうで, ブラッドアクセスがよかった. そこで, 週1回の白血球除去療法〔GCAP（granulocytapheresis）またはLCAP（leukocytapheresis）〕を併用した. 幸いに有害事象もなく, ステロイドと白血球除去の併用から3週間ほどで排便回数も1日2回, 出血もほぼなくなった. 解熱はステロイド開始から5日ほどで達成されていた. ステロイド開始後3週間で35 mg/日に減量し, 同時に免疫抑制薬を開始した. 夜間覚醒がなくなった時点で低残渣食を再開した.

[どう考え, どう動くか？]

① 白血球除去療法は日本発の治療法で世界的なエビデンスとしても認知されつつある. ステロイドへの上乗せ効果と単独での寛解導入効果があると考えられている. 保険上は週1回であるが, 最近は週2回治療の成績も報告されている. 一応は一連の治療で10回までとされている. 単価が

かなり高いので保険診療の枠組みにも多少の配慮を
②一方，白血球除去にはブラッドアクセスが必要である．できれば両側の肘静脈にアクセス可能であることが望ましい．50 mL/分という流量が確保できれば，とりあえず実施可能なので，できれば末梢ルートで治療を完結したい
③UCの患者はおおむね本例のように若年なので，末梢輸液2週間以内，という栄養サポートチーム（nutrition support team：NST）介入の原則を多少逸脱しても大きな害はないように思うが，治療効果が明確になった段階で徐々に経口摂取を再開することは精神的な安定にもつながる
④免疫抑制薬は保険適応上の問題が若干あるが，そこを度外視すればアザチオプリン（イムラン®）より6-MP（ロイケリン®）の方が多少効果発現は早い．初期には骨髄抑制と肝毒性に注意する．ただし6-MPは粉薬かつ細胞毒性があるため調剤が難しく（自動分包機をほかの患者と共用できない），受け入れられる薬局に制限があるため事前の準備が必要である．都市部では何とかなることも多いが，地方ではそのような配慮もしたい

　その後は順調にステロイド減量を続け，免疫抑制薬は同量継続のままプレドニン®25 mg/日になったところで退院とし，外来治療とした．一時的に母親に同居してもらい，生活環境の安定を図った．その後は順調な経過でプレドニン®5 mg/日となり，副腎機能確認のうえ，ステロイド離脱の予定である．近々結婚の予定もあり，UCと付き合いながらの挙児を検討しつつある．胎児への催奇形性の問題は，薬によっても異なるが多少は考慮する必要があり，妊娠中の再増悪の可能性も考えると計画妊娠が望ましい．

2. クローン病

免疫異常からみた疾患の特徴とステロイドが効くメカニズム

　クローン病（Crohn's disease：CD）はUCとならんで炎症性腸疾患の代表的疾患である．診断・治療に関してUCと同じようにガイドラインが整備されている[3]．前述のようにCDはUCと比較すると，よりTh1優位に偏った疾患であると考えられている．生物学的製剤がまずCDに応用されたのも，部分的にはそういう研究成果が背景にあるものと考えられる．しばしばCDは腸管を舞台としたリウマチに喩えられるが，これは多分にレトリックの問題であり，背景となる免疫異常が同一であるという確たる証拠があるわけではない．なおUCに比べれば患者数は少ないが，明らかに増加傾向にあり，UCと比べて増加のスピードが速くなった可能性を指摘する向きもある．

　UCとCDでは罹患範囲，問題となる病態，自然経過が全く異なる．まず，**CDは口腔から肛門に至るまですべての消化管を侵す**．これは，極論すれば大腸全摘をしてしまえば問題の多くが解決してしまうUCとは決定的に異なる．しばしば小腸型・大腸型・小腸－大腸型に分けられるが，発症時点での治療困難性の予測因子にはなるものの，自然経過を追えば，少なからぬ症例で結局は当初一見罹患していなかった小腸病変（あるいは大腸病変）も出現する．再燃－再手術サイクルをくり返せば，最後には短腸症候群となり在宅IVH（intravenous hyperalimentation：中心静脈栄養）を余儀なくされる．第2に，UCが基本的に粘膜固有層の疾患であるのに対して，**CDは腸管壁全層にわたる疾患**である．CDの潰瘍のみで穿孔性腹膜炎を起こす，ということはめったにないが，治療や自然経過で潰瘍が治癒する過程で瘢痕狭窄をきたす．狭窄が高度になると一種の機械的腸閉塞になり手術あるいはバルーン拡張が必要となる．技術の進歩に伴いバルーン拡張のような非手術的な手法の適応範囲が広がりつつあるが，短期的な治療の確実性は外科治療には及ばない．しかし，吻合部ではしばしば

潰瘍病変が再燃し，同じことをくり返す．また，CDの大きな特徴の1つである瘻孔形成は，しばしば狭窄と共存する．瘻孔には内瘻と外瘻の2種類があるが，腸管同士の内瘻を除くと瘻孔が形成された場合には著しくQOLを損なう．特に，腸管皮膚瘻や腸管膀胱瘻の生活に与える影響は大きく，また女性での腸管腟瘻は妊孕性に重大な影響を及ぼす．

●治療方針

　CDにおけるステロイドの役割は何であろうか．潰瘍病変を短期的に改善する効果はある．しかしUCの場合と同様，**寛解維持効果はない**ことが証明されている．さらに，ステロイドにはできてしまった狭窄を改善する効果はない．また同じように，できてしまった瘻孔を閉鎖することもできない．ここだけをみると，ステロイドがCDにおいてすでに過去の薬になってしまった印象さえある．事実，現在の日本ではガイドライン上，なるべく副作用の少ない，あるいは安価な薬から用いて生物学的製剤を最後にとっておくという考え方が採用されているが，生物学的製剤の効果が知られ，またリウマチでの経験から自然経過を変えうるかもしれないとの期待もあり，生物学的製剤を最初に用いる，いわゆるtop-down therapyが専門施設では広まっており，EBMとしてもそれなりの説得力をもちはじめている．完全ヒト型の製剤が認可され，生物学的製剤の選択肢が複数になったことはこの傾向に拍車をかけるものと考えられる．なお，今のところ，生物学的製剤2剤（レミケード®，ヒュミラ®）の間に効果の面で決定的な優劣は報告されていない．

　かくも旗色の悪いステロイド製剤であるが，ステロイドの最大の利点は使用経験がとにかく豊富であることである．生物学的製剤は海外を含めてもたかだか10年足らずの知見であるのに対して，ステロイド投与の経験は50年に近い．**短期的な使用にとどめる，という限定をつけたうえで，ステロイドを適切に使える能力を身につけておくこと**が，CDの臨床でも少なくとも当面は必要であろう．なお，欧米で広く用いられてきたブデソニドが本邦でも承認された．病変が消化管に限局されている症例では，吸収されにくいことはメリットである．クローン病治療におけるステロイド製剤の役割が，積極的な方向で見直されることにもつながるであろう．

クローン病

ステロイド治療に踏み切るタイミング

❶ ステロイド投与の前に行うべきこと

　前述のような経緯で，CDに対してステロイドが用いられる状況は徐々に少なくなってきている．肛門周囲膿瘍のように明確な感染が存在する場合には**感染コントロールを優先**する．また，その後ステロイドを**使用する場合にも抗菌薬**（特にメトロニダゾールのように嫌気性菌に広く有効でCDそのものへの有用性が指摘されているものが望ましい）**の併用を考慮する**．また，CDの場合にも，一見CDのようにみえるがCDでない疾患を誤診する危険が存在する．そのなかで最も重大なものが腸結核である．特に初発例では可能な限り病変部の生検に加え，最低でもツベルクリン反応，できればクォンティフェロンもしくはT-spotを行っておく．またステロイド投与を要すると判断した場合には，禁食あるいは栄養療法を先行させて可及的に腸管の安静をはかることが少なくとも本邦では望ましいと考えられている．

❷ 急性期の潰瘍病変の治療

　急性期の潰瘍病変に対する治療では，発熱などの全身症状や体重低下が進行する場合など，身体所見で重症度を判断することが重要である．まず5-ASA製剤や，栄養療法による腸管安静をはかる．これに反応しないときにステロイドを考慮する．**検査所見ではCRPなどはUCよりは異常値を示しやすいが**，全くCRPが陽性化しないCDの増悪も少なからず存在するので，あまり検査所見に頼り過ぎない．ステロイド投与量については，基本的には指針を参考にしていただきたいが，全身症状を伴っているような場合は，ほかの疾患の場合と同様に中途半端な量ではなく，**PSLとして0.8～1.0 mg/kg/日を使用**する．経口投与で朝を多くするのは型通りでよい．前述のようにあくまで，**ステロイドは潰瘍病変の急性期からの離脱を目的としているので，5-ASA製剤などを早期から併用しつつ2週間程度で減量に入る**．栄養療法の併用と程度は症例によるが，やはり急性期は絶食として成分栄養から再開していくのが安全であろう．

　急性期の潰瘍病変で，ときに大量出血例が存在する．なかなか治療の難しい病態であり，いずれ手術が必要になる可能性もあることを考慮すると，

コイル塞栓などのIVR（interventional radiology）も行いにくく苦慮することが多い．再出血の頻度も高いため準緊急程度の手術となることも多いが，ステロイドの使用も一応は視野に入る．ただし，ステロイド使用下での手術は危険度が高いため，通常より適応判定には慎重さを要する．生物学的製剤の有効性は今後症例が集積されると思われる．最新の情報に接することをお勧めする．生物学的製剤の投与は手術リスクにならないという意見もあり，その意味ではよい選択肢なのかもしれない．

❸ 吻合部再発に対するステロイドの役割

手術後の吻合部には3年で80〜90％の症例で潰瘍（いわゆるアフタを含む）の再発をみるとされる．そのすべてが再手術につながるわけではないと考えられているが，放置することは望ましくない．現在ではこのような症例へのステロイド長期使用は原則として行われず，**5-ASA製剤・栄養療法・免疫抑制薬・生物学的製剤の四者から選択**されるようになってきている．長期予後についてのおのおのの優劣はmass studyとしては結論が出ていないので，個々の症例で患者の嗜好をとり入れつつ単独あるいは併用して治療するのが現時点で最善と考える．ただし，少なくとも**5年単位の将来を視野に入れて行うべき治療**であり，継続した診療体制の確立した施設での管理が望ましい．

処方のポイント

❶ 適応基準，副作用

適応基準については上に述べたとおりで，用法はUCの場合に準じる．副作用に対する基本的な考え方もUCの場合と同様である．

❷ 効果判定

UCとCDで異なるのは効果判定である．ステロイド投与で解熱効果が得られてCRPが下がるのは薬理学的にも当然である．したがって，もしこれらの指標が改善しなければ，診断が違うか背景に重大な合併症があるか，いずれにせよ治療そのものの妥当性を検討する．

腹痛，下血，体重減少などの症状は症例によって異なるため短期的な効

クローン病

果判定指標はさまざまであるが，いずれにしても**UCの場合より効果発現には時間がかかる**と考えた方がよい．明らかな悪化がなければ2週間くらいはやみくもに処方を変更しない方がよいと思われる．しかし，それでも特にもともと腹部症状に乏しいCDの場合には，効果判定が困難なことがある．UCでもときとしてみられるが，症候としての改善と粘膜局所の内視鏡所見の改善が乖離することがCDでは多い．特にCDでは，一見効果が得られているようにみえても粘膜所見に改善がない症例があり問題となる．小腸型では難しいが，大腸に評価可能な病変がある症例では，可能な限り内視鏡所見を確認して粘膜寛解をめざした治療を行うべきである．粘膜寛解を重視する視点から，これからは本邦で高度の発展をとげた栄養療法も再び注目の度合いが高まることになるかもしれない．

❸ 減量の考え方

減量に関してはおおむねUCと同様に行うが，あくまでステロイドの効果は急性期の潰瘍病変を改善することにあり，粘膜再生にまでは寄与しないことに注意して**短期での離脱を図る**．ステロイド離脱が困難な症例では早めに免疫抑制薬ないし生物学的製剤の使用を検討し，ステロイド投与に固執しない．

ケーススタディ

症例 典型的な症例シナリオ：21歳男性，薬学部学生．手術歴はない．18歳より痔瘻の診断として近医肛門科で治療されていた．自分でも治りが悪いと認識していた．特に誘因がなく発熱と漠然とした腹部鈍痛が持続し，1日5回ほどの下痢が2カ月持続するため来院した．来院時CRP 10.3 mg/dL，TP 5.2 g/dL，Alb 2.4 g/dL，Hb 10.4 g/dL（小球性），自己抗体陰性，最高で38℃台の弛張熱を認めた．直腸診では肛門周囲に色素沈着があり，過去に瘻孔があったとは思われたが，現在，明らかな肛門周囲膿瘍や瘻孔を認めなかった．

治療・解説
[どう考え，どう動くか？]

CDの初発例としては，典型的な症例である．この段階では難治性痔瘻の既往歴からCDを疑うことが唯一最大の手がかりである．ただし，前医を批判するようなことを決して言ってはならない．「後医は名医」である．肛門周囲

の綿密な診察は必須である．

便培養・赤痢アメーバ抗体は陰性，ツベルクリン反応は中等度陽性（BCG接種後），腹部X線は正常，CTでも明らかな異常を指摘できず，腸管の拡張所見はない．入院まで少し時間を要したので上部消化管内視鏡を施行，十二指腸球部と胃前庭部にアフタ様の小潰瘍を認め，生検で非乾酪性肉芽腫が認められた．入院して検索したところ，小腸造影・注腸で空腸・回腸に3カ所の狭窄があったが口側の拡張はなく，内瘻・外瘻とも認めなかった．大腸内視鏡では上行結腸に縦走潰瘍がみられたが潰瘍底の線維形成は少なく，拡張は保たれていた（図2）．大関節炎など，腸管外合併症はなかった．

［どう考え，どう動くか？］

他疾患の除外はUCの場合と同様．CDでは上部消化管にも所見があることが多く，外来検査としても容易であるため上部消化管内視鏡は欠かせない．本例のように，それで典型的な組織所見が得られてしまうこともある．ここに提示した検査所見から読みとるべきは以下の通り．

① 小腸に多発狭窄：限りなくCDを示唆する
② 狭窄口側の拡張がない：まだ狭窄病変（潰瘍の瘢痕狭窄）としての歴史が浅いことが示唆される．実際上は，生物学的製剤の禁忌に必ずしもならない

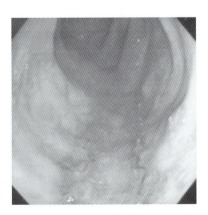

図2　クローン病のS状結腸に認められた縦走潰瘍（巻頭カラー 写真2参照）
腸管内腔の拡張は保たれている．生検では非乾酪性の肉芽腫を認めた

③瘻孔がない：(痔瘻以外の) 瘻孔 (特に外瘻) がないことは生物学的製剤の使用を少し待てるかもしれない根拠となる．腸管外合併症がないことも同様で，CD に伴う大関節炎では生物学的製剤がきわめて有効であることが経験的に知られている

以上より，現状として non-penetrating type の小腸大腸型クローン病と診断した．

患者が専門的知識を有することにかんがみて，生物学的製剤とステロイドの選択についてはある程度患者の選択に任せたところ，初回例でもありステロイドを希望した．したがって最初は禁食，病勢がやや落ち着いてから栄養療法(エレンタール®1,500 kcal/日)併用のもとにペンタサ®3 g/日に加えてプレドニン®40 mg/日で加療した．

まもなく解熱し，血清タンパク・貧血も改善傾向を認めた．UC の場合と同様に，免疫抑制薬を先行して開始しつつステロイドの減量を行った．内視鏡では上部消化管の病変は肉眼的に消失し，上行結腸粘膜には多少の炎症性ポリープはあるものの潰瘍は大体消失した．栄養療法もある程度行えており，完全ではないものの 1 日 1,000 kcal 程度はエレンタール®を用いている．その後 2 年がたつが，CRP 陰性が持続しており，発熱もなく，血清アルブミンの低下や貧血の進行もない．また，腹痛も出現しておらず，現時点では狭窄の出現もないと考えられる．次回の増悪が出現した際にもう一度ステロイドを使うか生物学的製剤の使用に踏み切るかについて，薬剤師となった本人も知識を駆使して方針検討の議論に参加し，ともに十分考える時間的余裕が得られている．

[どう考え，どう動くか？]

CD の治療は UC 以上に長期にわたり，困難な選択を余儀なくされるケースも多い．患者が専門知識を有するほど，患者も納得できる治療法を選択することが治療関係維持のためにも必要である．本例ではステロイドを選択して良好な結果が得られたが，前述のように生物学的製剤の先行も考慮されうる．ただし，生物学的製剤の副作用を予防する観点からも，時間が許せば免疫抑制薬の先行が望ましい．将来，狭窄に対してインターベンションが必要になる可能性まで視野に入れたうえでの治療選択が必要である．またある意味でUC 以上に長期にわたって「付き合わなければいけない」疾患であるため，呈示したように患者自身の考えを適切に反映させる工夫も必要である．

3. 自己免疫性肝炎

免疫異常からみた疾患の特徴とステロイドが効くメカニズム

　自己免疫性肝炎（autoimmune hepatitis：AIH）は，代表的な臓器特異的自己免疫疾患の1つであり，肝臓が臓器障害の場となる．疾患標識抗体が多くの場合存在すること，中年以降の女性に好発することなど他臓器の自己免疫疾患と共通した特徴をもつ．日本人のAIHは大部分が抗核抗体and/or抗平滑筋抗体陽性である．抗LKM（liver-kidney microsome）-1抗体陽性のⅡ型とよばれる病型は非常にまれで，しかも大部分はHCV（hepatitis C virus）-RNA陽性のⅡb型であり，これは治療する場合には現在では経口抗ウイルス薬（direct-antiviral agents：DAA）を用いるのが一般的であり，AIHとしては扱わない．

　肝炎そのものの発症機序はほかの慢性肝炎と同様に明らかでないが，疾患標識抗体があること，HLAとの関連があることから何らかの標的自己抗原があるものと考えられる．また，肝浸潤リンパ球の解析などから，基本的にTh1優位の病態と考えられている．

●治療方針

　ステロイドは肝炎の鎮静化にきわめて有効であり，寛解維持効果もある．減量中の再発はときにみられるが低頻度であり，それも大半はPSLで5 mg/日以下の少量にまで減量したところで生じる．このような背景から免疫抑制薬が用いられることはむしろ稀で，逆に軽症例ではウルソデオキシコール酸（ursodeoxycholic acid：UDCA，ウルソ®）が試みられることがある．UDCAには軽度の免疫抑制作用があることが示唆されており，UDCA 600 mg/日とPSL 5 mg/日が大体等価と推定されている．もっとも，これはAIHの治療に際してのみ用いられる考えなので，胆汁酸を通じた作用も当然寄与しているのであろう．

●急性発症AIHにおける注意点

　AIHは多くの場合潜行発症でALT異常そのものは軽微にとどまる一方，

自己免疫性肝炎

発症時の肝線維化は進行していることが多いと考えられていたが、急性発症例もある。このような症例では治療が遅れると劇症肝不全となりうる。全国で年間数百例以内と考えられ稀ではあるが、非B非C型の急性肝障害では鑑別の1つに入れることが重要である。劇症肝不全となってから高度の免疫抑制をかけることは日和見感染症の合併率を上げると考えられる。一方、共通の発症機序を有する可能性もあるが、一部の症例では薬物性肝障害との区別をつけにくい場合があり、今後の課題である。

ステロイド治療に踏み切るタイミング

❶ 診断とステロイド投与のタイミング

診断そのものはスコアリングによって操作的に行いうるので、大半の症例では診断自体に迷うことは少ない。**ステロイドを投与すると劇的に組織像が変化するので、極力投与前に肝生検を行うことが望ましい**。IgG高値、抗核抗体（または抗平滑筋抗体）陽性で非B非C型の肝障害であれば、出血傾向など禁忌要因がなければ肝生検の適応である。ステロイドを使わないで治療することのできる軽症例の選択に関して明確なコンセンサスはないが、ステロイド投与を視野に入れたうえであれば、UDCA先行投与が許容される対象として、現実的にはビリルビン・アルブミン正常でALT 200 IU/L以下が1つの目安になろうかと思われる。1～2カ月の治療に対する反応をみて、ステロイドに移行するかどうかを決めればよいであろう。

❷ 注意を要する症例

注意が必要なのはAIHとほかの原因による肝炎の合併時である。C型慢性肝炎ではAIH様の検査所見を示すことがある。AIHとC型慢性肝炎の混合病像と考えられる症例については、ステロイドとインターフェロンの選択が治療の成否に決定的な意味をもち、かつときとして鑑別困難であるので専門医に委ねるべきである。特に、**自己免疫機序が主体の症例にインターフェロンが投与されてしまった場合の副作用は重大である**。この合併は比較的多いので注意したい。

これに対してB型慢性肝炎ないしB型肝炎ウイルスキャリアでのAIH発症に遭遇する頻度は低い（筆者の個人的印象としては、単純な偶発合併で

遭遇するであろう症例数よりも少ない感がある）ものの，単独でのステロイド使用は**原則禁忌**であるので，治療の必要がある場合には抗ウイルス薬の併用などきわめて慎重な対応を要する．C型慢性肝炎合併例以上に危険であるので，安易に治療を開始してはならない．ガイドラインによりフローチャートが整備されているので参考にしていただきたい[4]．

AIH症例における肝細胞がん発症のリスクについては明確なコンセンサスは得られていない．しかし，ある程度がん化リスクが高くなると考えて管理することが望ましく，特に肝硬変になっていると考えられる症例を中心に定期的な腹部超音波検査と腫瘍マーカーのチェックが望ましいと考えられる．

処方のポイント

❶ 標準的なステロイド投与量

ステロイドを投与する場合，PSL 0.6〜0.8 mg/kg/日から開始する．

> **処方例　自己免疫性肝炎初療例**
> 〈体重50〜60 kgの例〉
> プレドニン®5 mg錠　1回4錠　1日1回　朝食後
> プレドニン®5 mg錠　1回2錠　1日1回　昼食後

治療が奏効していれば，投与開始後3〜4日程度で血液検査の結果に反映する．重症例でも初期にはこの量で一応の反応を示すので，全く改善がみられない場合には診断に立ち戻って再考すべきである．

❷ 減量方針の立て方

治療にきちんと反応すれば2〜3週間でトランスアミナーゼはほぼ正常化するので，その時点で減量に入る．

> **処方例　トランスアミナーゼ正常化後の減量**
> 減量スピードは当初は2〜3週間に5 mgずつ
> 15 mgからは2〜3週間に2.5 mgずつ
> ＊総投与期間にもよるが，5 mg以下に減量するときには副腎皮質機能のチェックを行った方が安全．

自己免疫性肝炎

> ＊上部消化管症状で内服困難にならない限りは，UDCA を併用してよい

Advice

ステロイドの長期内服では，しばしば ST 合剤がニューモシスチス肺炎予防目的で併用されるが，薬物性肝障害の合併と再燃の区別がつかない恐れがあるため，あまり用いられない．同様に，骨粗鬆症予防のための薬剤併用もガイドライン上は推奨されているが，薬物性肝障害の頻度の点から肝炎診療の現場では現時点ではあまり普及していない．今後の課題であろう．

また，AIH の外来治療では大半の症例が無症状であり，ALT の数値のみで治療が行われる場合が多い．やむをえないことではあるのだが，ときにステロイド内服のコンプライアンスそのものが低下することがある．予期せぬ増悪をみたときにはまず内服遵守の度合いを確認することが必須である．不用意な服薬中止は副腎不全のリスクを含め，経過を複雑にするので，時折確実な内服継続を指導することが重要である．

ケーススタディ

症例 典型的な症例シナリオ：52 歳，既婚女性でずっと国内在住．BMI は 23 で特に体重の変動はない．週に 1 回くらい少量の飲酒をするが連日の習慣としての飲酒歴はない．健康食品類を含めて常用薬はなく，これまで自治体検診で肝障害を指摘されたことはない．家族にも肝疾患の人はおらず，最近の海外渡航もない．眼球の黄染を自覚して来院した．食事は当日朝までにきちんととれていた．来院時至急検査では TP 8.5 g/dL, Alb 3.4 g/dL, AST 386 IU/L, ALT 856 IU/L, ALP 411 IU/L（正常上限は 280 IU/L），γ-GTP 85 IU/L, TTT 9.2 単位（正常上限は 4 単位），ZTT 28.1 単位（正常上限は 12 単位），T-Bil 4.2 mg/dL, D-Bil 2.8 mg/dL, PT 71％, HBs 抗原陰性，HCV 抗体陰性，腹部超音波では特に肝胆道系をはじめとして異常を認めなかった．

治療・解説
[どう考え，どう動くか？]
　病歴からみて肝障害が年余にわたって持続していたとは考えにくい．また，薬物性肝障害（健康食品摂取の聴取は重要）・アルコールの関与・脂肪肝に

伴う肝障害〔若干の飲酒はするようなので非アルコール性脂肪性肝炎（non-alcoholic steatohepatitis：NASH）とはいえないかもしれない〕もほぼ否定的である．急性肝炎のうち，B型肝炎はHBs抗原陰性より一般診療のレベルでは否定できる．腹部超音波は重要で，閉塞性黄疸を最初に除外しておくことはこの年齢層では必須である．もちろん，肝の腫大・萎縮がないことを把握するのも必要である．本例ではいずれも問題ないようである．一方で，食思不振などの全身症状を欠いており，この段階で（発黄しているので原則は入院であるが）少しゆっくり検索できるだろうと推測できる．とはいえ，A/G比が低そうであること，膠質反応，特にZTTが高いことからIgG高値が予想され，このあたりが手がかりとなる．

　追加検査を提出して入院管理とし，翌日に肝生検を行った．戻ってきた血液検査結果では，IgG 2,914 mg/dL（IgMとIgAは正常範囲），血清電気泳動でMタンパク陰性，抗核抗体640倍（homogeneous, cytoplasmic），抗DNA抗体陰性，抗平滑筋抗体320倍，抗ミトコンドリア抗体陰性，HCV-RNA定性陰性，IgM型抗A型肝炎ウイルス抗体陰性，HLA-DRは4と9であった．

[どう考え，どう動くか？]

　結果は至極無難なところで特に解説を要さないと思われるが，過不足のない検査範囲がどの程度かがポイントとなる．つまり，検査提出時点での問題である．急性のC型肝炎，さらにA型肝炎（最近は40歳代以下での抗体陽性率はかなり下がってきている）を否定すること，SLEでないことを抗DNA抗体でスクリーニングすること，血液疾患（多発性骨髄腫など）を，IgMやIgAが抑制されず，できれば電気泳動でMタンパク陰性を確認することで除外することが必要である．抗平滑筋抗体とHLAは保険適応がないので省かざるをえない場合もあるが，状況が許せば測っておきたい．また，肝疾患の臨床では治療前の保存血清をとっておく習慣をつけたい．治療に対する反応が思わしくないときに治療前の血清に立ち戻りたくなることがしばしばある．特に，不幸にして血漿交換を要したようなときは治療前血清がないと診断の裏づけをすることすらできなくなる．

　肝生検では門脈域にリンパ球，形質細胞の浸潤を認め，目立った胆管病変（細胆管周囲の炎症細胞浸潤）はなく，線維化は比較的進行しており（P-C結合がありF3に相当），中心静脈周囲の線維形成はみられなかった（図3）．脂肪滴もみられず，自己免疫性肝炎として矛盾しない所見であったが，臨床所見からの予測より線維化は進行していた．

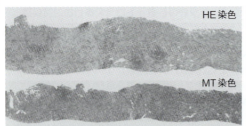
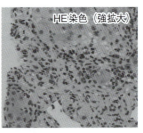

図3 AIHの生検組織（巻頭カラー 写真3参照）
炎症も強く，強拡大では形質細胞を中心とした炎症細胞の門脈域への浸潤を認める．線維化も比較的進んでおり，小葉改築傾向を伴っている

　プレドニン®30 mg/日の投与を開始したところ，トランスアミナーゼは急速に改善し，2週間でALTが正常化し，顕性の黄疸もなくなった．治療への反応が良好であることを確認してウルソ®600 mg/日を併用した．プレドニン®を3週間で25 mg/日に減量するとともに退院とし，以後外来加療とした．以後15 mg/日までは2〜3週間に5 mgのペース，以後は2〜3週間に2.5 mgのペースで減量を続け，順調に5 mg/日までの減量に成功した．治療開始から2カ月ほどでIgGはほぼ正常化して安定し，胆道系酵素もほぼ正常域に入った．

[どう考え，どう動くか？]

　実際には，典型例（本例のように血液所見のみで診断基準上も確診の領域に入ってしまうような症例）では必ずしも肝生検の結果を待たずにステロイドを開始する場合も多い．事前の予測より線維化が進行していることがAIHではしばしば見受けられる．特に，PTの低下傾向が続くようなときには早期に治療を開始することが求められる．ステロイド減量の速さについて定石はないが，15 mg/日以下では減量を遅くして肝炎の再燃がないことを確認しつつ進めることが基本である．とはいえ通常の症例では，膠原病内科の専門医に比べるとかなり思い切って減量しても問題はあまり起きない．ただし，5 mg/日以下はときに再燃をくり返す症例があるため，一度でも減量中に再燃した症例は2回目の減量では慎重さが求められる．

　外来ではどうしてもALTの数値が関心の中心となり，単調な診療となりやすいため，コンプライアンスの維持と，ほかの薬を内服しなかったかどうかに注意を払う．再燃かと思うとじつは薬物性肝障害によるものだった，ということはときに経験する．

以上，消化器内科領域でのステロイドの用い方について，総論ならびに各論としてUC・CD・AIHについて簡単に述べた．当然といえば当然であるが，確実な診断を事前につけること，身体所見を正しく評価することの重要性を強調した．すでに述べたように個別性がきわめて高くマニュアル化しにくい領域であるため，診療にあたっては，処方例のみをみるのではなく，まず一度は該当する章を通読していただきたい．ともあれ，最低限おさえておかなければいけないことには一応触れたので，これを基礎に最新の情報を収集していただきたい．

謝辞：稿を終えるにあたり，初版草稿作成の際に後期研修医の立場でコメントしてくださった，蘆澤正弘先生（現自治医科大学内科学講座血液学部門助教），新田沙由梨先生（現東京医科歯科大学医学部消化器病態学特任助教）の両名に深謝します．

文　献

[総論]
1）Frulloni L, et al：Identification of a novel antibody associated with autoimmune pancreatitis. N Engl J Med, 361：2135-2142, 2009

[潰瘍性大腸炎]
2）「潰瘍性大腸炎・クローン病 治療指針 平成28年度改訂 （平成29年1月25日）」，厚生労働科学研究補助金　難治性疾患克服研究事業「難治性炎症性腸肝障害に関する調査研究」（鈴木班）平成28年度分担研究報告書．pp339-345, 432-434, 2017

[クローン病]
3）「潰瘍性大腸炎・クローン病 治療指針 平成28年度改訂 （平成29年1月25日）」，厚生労働科学研究補助金　難治性疾患克服研究事業「難治性炎症性腸肝障害に関する調査研究」（鈴木班）平成28年度分担研究報告書．pp351-354, 2017

[自己免疫性肝炎]
4）「B型肝炎治療ガイドライン 第3版」（日本肝臓学会/編），資料3, 2017
https://www.jsh.or.jp/medical/guidelines/jsh_guidlines/hepatitis_b

第2部 各疾患別ステロイドの使い方

8. 皮膚科疾患

石川　治

総論

◆ 皮膚疾患へのステロイド使用の特徴

　皮膚疾患に対するステロイド使用の特徴としては，まずステロイド外用薬の多用があげられる．ステロイド外用薬は表1に示すように5段階に強さがランクづけされ，さらに基剤として軟膏，クリーム，ローション，貼付薬などさまざまな種類がある．顔面や陰部などではステロイド外用薬の吸収はよいが，角層の厚い手掌や足底などでは吸収が悪く，症状，部位を勘案して外用薬の強さと基剤の種類を決定する必要がある．すなわち顔面や陰部などの吸収のよいところでは，ステロイド外用薬の局所副作用が出現しやすいため，長期間の強力なステロイドの外用を避けなければならない．またびらんや潰瘍のある場合は，刺激の強いクリーム基剤より軟膏基剤を選択することが望ましい．一方，後述するように皮膚疾患のなかでも重症の薬疹や自己免疫性水疱症などでは積極的にステロイドの全身投与を行う．

◆ 皮膚疾患へのステロイド使用の効果判定

　ステロイドの効果は，皮疹の軽減，改善という肉眼的所見により容易に判定できることが多い．この肉眼的所見とさまざまな血液学的所見などを併せてステロイドのランクや投与量を決定し，適宜変更する．

Advice

　皮膚科疾患でステロイドの内服や点滴を行う場合は，アナフィラキシーショックなどの救急疾患か，ある程度重症皮膚疾患であるということを意味し，研修医は指導医の適切な指導のもとで，年齢，体重，合併症などさまざまな条件を勘案して慎重に処方量を決定し，対処しなくてはならない．重症アトピー性皮膚炎，重症薬疹，自己免疫性水疱症などにおいては二次感染を併発する恐れもあったり，原因薬剤の同定，血中自己抗体の測定や皮膚病理検査が必要となることが多く，すみやかに紹介状を書いて専門医に治療をゆだねるのがベストの選択と考える．

本項では日常比較的よく出会うアトピー性皮膚炎，蕁麻疹，虫刺症，薬疹，自己免疫性水疱症，結節性紅斑を取り上げ，診断基準と標準的治療法を述べる．

表1 ステロイド外用薬のランク

strongest	
	クロベタゾールプロピオン酸エステル（デルモベート®） ジフロラゾン酢酸エステル（ジフラール®，ダイアコート®）
very strong	
	モメタゾンフランカルボン酸エステル（フルメタ®） ベタメタゾン酪酸エステルプロピオン酸エステル（アンテベート®） フルオシノニド（トプシム®） ベタメタゾンジプロピオン酸エステル（リンデロン®-DP） ジフルプレドナート（マイザー®） アムシノニド（ビスダーム®） ジフルコルトロン吉草酸エステル（ネリゾナ®，テクスメテン®） 酪酸プロピオン酸ヒドロコルチゾン（パンデル®）
strong	
	デプロドンプロピオン酸エステル（エクラー®） デキサメタゾンプロピオン酸エステル（メサデルム®） デキサメタゾン吉草酸エステル（ボアラ®，ザルックス®） ベタメタゾン吉草酸エステル（ベトネベート®，リンデロン®V） フルオシノロンアセトニド（フルコート®）
medium	
	プレドニゾロン吉草酸エステル酢酸エステル（リドメックス） トリアムシノロンアセトニド（レダコート®，ケナコルト-A®） アルクロメタゾンプロピオン酸エステル（アルメタ®） クロベタゾン酪酸エステル（キンダベート®） ヒドロコルチゾン酪酸エステル（ロコイド®）
weak	
	プレドニゾロン

1. アトピー性皮膚炎

免疫異常からみた疾患の特徴とステロイドが効くメカニズム

アトピー性皮膚炎は，寛解，増悪を繰り返し，痒みのある皮疹を主病変とする疾患である．炎症が増強したときには病変部にT細胞を中心とする細胞浸潤を認め，これらが表皮での湿疹病変の形成に寄与する．この炎症の惹起，悪化には病変部で産生されるさまざまなサイトカインや接着分子の発現が関与している．ステロイドはこのT細胞の活性化を抑え，さまざまなサイトカインや接着分子の発現を抑制し，アトピー性皮膚炎に効果を示す[1]．

●治療方針

治療の中心はステロイド外用薬になるが，ステロイド外用薬は**表1**に示すように5段階の強さに分けられる．どのような症状，部位にどの強さのステロイド外用薬を使用するかは**表2，3**に示すような「アトピー性皮膚炎治療ガイドライン」[2,3]に従うとよい．

ステロイド治療に踏み切るタイミング

乾燥症状のみを主体とする軽微例ではステロイド外用薬は必要ないが，**紅斑を伴う軽症例以上ではステロイド外用薬の使用が第1選択となる**．

表2 アトピー性皮膚炎の重症度のめやす

重症度のめやす（厚生労働科学研究班）
軽 症：面積に関わらず，軽度の皮疹のみみられる．
中等症：強い炎症を伴う皮疹が体表面積の10％未満にみられる．
重 症：強い炎症を伴う皮疹が体表面積の10％以上，30％未満にみられる．
最重症：強い炎症を伴う皮疹が体表面積の30％以上にみられる．
＊軽度の皮疹：軽度の紅斑，乾燥，落屑主体の病変
＊＊強い炎症を伴う皮疹：紅斑，丘疹，びらん，浸潤，苔癬化などを伴う病変

文献2より引用

処方のポイント

❶ 軽微例

表3にみられるように炎症症状に乏しい乾燥症状が主体である．この場合はステロイド外用薬を用いずに，保湿剤などの外用を行いスキンケアにつとめる．

> **処方例** アトピー性皮膚炎：軽微
>
> ＊①，②のいずれかを用いる．
> ①ヒルドイド® ソフト軟膏　1日2回　外用
> ②ヒルドイド® ローション　1日2回　外用
>
> **Point**：アトピー性皮膚炎の場合，特に冬期に乾燥症状が悪化することが多いので注意が必要である．発汗の多い夏期にはシャワー浴を勧める．

➡ 効果がみられなかったら

ヒルドイド® ソフトで効果がみられない場合，尿素軟膏，ワセリンなどが奏効する可能性があり，処方を変更する．尿素含有製剤をびらん，潰瘍がある皮膚に塗布すると尿素の刺激により痛みを生じることがあるので注意する．

表3　アトピー性皮膚炎の皮疹の重症度と外用薬の選択

皮疹の重症度とステロイド外用薬の選択		
	皮疹の重症度	外用薬の選択
重症	高度の腫脹/浮腫/浸潤ないし苔癬化を伴う紅斑，丘疹の多発，高度の鱗屑，痂皮の付着，小水疱，びらん，多数の搔破痕，痒疹結節などを主体とする	必要かつ十分な効果を有するベリーストロングないしストロングクラスのステロイド外用薬を第一選択とする．痒疹結節でベリーストロングクラスでも十分な効果が得られない場合は，その部位に限定してストロンゲストクラスを選択して使用することもある
中等症	中等度までの紅斑，鱗屑，少数の丘疹，搔破痕などを主体とする	ストロングないしミディアムクラスのステロイド外用薬を第一選択とする
軽症	乾燥および軽度の紅斑，鱗屑などを主体とする	ミディアムクラス以下のステロイド外用薬を第一選択とする
軽微	炎症症状に乏しく乾燥症状主体	ステロイドを含まない外用薬を選択する

文献3より引用

> **処方例** アトピー性皮膚炎：軽微（ヒルドイド®無効時）
>
> ウレパール®クリーム　1日2回　外用

❷ 軽症例

軽症例は乾燥および軽度の紅斑，鱗屑などを主体とする．軽症では**表1**のmedium以下のステロイド外用薬を第1選択とする．

> **処方例** アトピー性皮膚炎：軽症
>
> アルメタ®軟膏　1日2回　外用

➡ 効果がみられなかったら

乾燥症状が激しい部分にはヒルドイド®ソフトを併用する．

> **処方例** アトピー性皮膚炎：軽症（乾燥症状が激しい部分に対して）
>
> ヒルドイド®ソフト軟膏　1日2回　外用
> アルメタ®軟膏　1日2回　外用

❸ 中等症例

中等症例は中等度までの紅斑，鱗屑，少数の丘疹，掻破痕などを主体とする．中等症では**表1**のstrongないしmediumクラスのステロイド外用薬を第1選択とする．

> **処方例** アトピー性皮膚炎：中等症
>
> ボアラ®軟膏　1日2回　外用

Point：炎症症状の鎮静後にステロイド外用薬を中止する際には，急激に中止することなく，症状をみながら1日1回の外用や，低いランクのアルメタ®軟膏外用に変更し，徐々に中止する．

➡ 効果がみられなかったら

痒みが強く掻破している場合は外用のみで軽快しないことも多く，抗アレルギー薬の内服を併用する．

> **処方例　アトピー性皮膚炎：中等症（内服の併用）**
> アレロック® 5 mg錠　1回1錠　1日2回　朝夕食後
> ボアラ®軟膏　1日2回　外用

❹ 重症例

高度の腫脹/浮腫/浸潤ないし苔癬化を伴う紅斑，丘疹の多発，高度の鱗屑，痂皮の付着，小水疱，びらん，多数の搔破痕，痒疹結節などを主体とする．必要かつ十分な効果をもつvery strongないしstrongクラスのステロイド外用薬を第1選択とする．

> **処方例　アトピー性皮膚炎：重症**
> アンテベート®軟膏　1日2回　外用

Point：顔面は高い薬剤吸収率を考慮して，原則としてmediumクラス以下のステロイド外用薬か免疫抑制薬FK506を含有するタクロリムス含有軟膏（プロトピック®軟膏）を用いる．ただしタクロリムス含有軟膏はびらん面に外用すると刺激反応があるので，まずステロイド外用薬で病変部が軽快してから使用するとよい．ステロイド外用薬の使用時は局所の副作用の発生に十分注意し，1日2回の外用は1週間程度にとどめ，間歇投与に移行し，休薬期間を設けながら使用する（例えば4日間外用，3日間休薬など）．重症例では伝染性膿痂疹やカポジ水痘様発疹症なども合併している場合があり，皮膚科専門医を受診させることが望ましい．顔面の場合，酒皶，にきびダニ皮膚炎，顔面白癬などと誤診されていることが多い．

➡ 効果がみられなかったら

強い浮腫，浸潤，紅斑を伴う苔癬化病変または痒疹結節でvery strongクラスでも十分な効果が得られない場合は，その部位に限定してstrongestクラスを使用するが，このような重症例は皮膚科専門医を紹介受診させることが望ましい．

> **処方例　アトピー性皮膚炎：重症（strongestクラスの使用）**
> デルモベート®軟膏　1日2回　外用

➡️ 副作用が出たら

上記のようにステロイド外用薬を適切に使用すれば，副腎不全，糖尿病，満月様顔貌などのステロイドの全身投与でみられる全身的副作用は起こり得ない．局所的副作用のうち，ステロイド潮紅，皮膚萎縮，多毛，細菌・真菌・ウイルス皮膚感染症などはときに生じうるが，外用の休止と適切な処置により回復する．ステロイド外用薬の使用後に色素沈着がみられることがあるが，皮膚炎自体に伴う色素沈着であり，ステロイド外用薬による副作用ではない．

❺ 乳幼児，小児例

原則として，重症と中等症では上記**成人例より1ランク低い**ステロイド外用薬を使用する．中等度の紅斑，鱗屑，丘疹のある場合はmediumクラスのステロイド外用薬，強い苔癬化を伴う紅斑，丘疹が多発した場合はstrongクラスのステロイド外用薬を用いる．

> **処方例** アトピー性皮膚炎　幼児：中等症
> ロコイド®軟膏　1日2回　外用

Point：乳幼児，小児例では親がステロイド忌避（steroidphobia）の場合があるので，親にもステロイド外用薬の効果と副作用を十分に説明し，納得を得たうえで処方することが重要である（Advice参照）．

➡️ 効果がみられなかったら

痒みが強く搔破している場合は外用のみで軽快しないことも多く，抗アレルギー薬の内服を併用する．

> **処方例** アトピー性皮膚炎　幼児：中等症（抗アレルギー薬の併用）
> ザジテン®ドライシロップ　1回0.03 mg/kg　1日2回　朝夕食後
> ロコイド®軟膏　1日2回　外用

📝 Advice

適切な強さと量のステロイド外用薬を使用している限り，全身への副作用の心配はまずなく，皮膚萎縮，感染症などの局所の副作用が出現した場合は，外用の休止と適切な処置により回復する．

ケーススタディ

症例 20歳男性．幼児期よりアトピー性皮膚炎があり，近医でステロイド外用薬などの加療を受けていたが完治しないため，3カ月前より民間療法を始めた．「ステロイドなどの毒素を体外へ出す必要がある」と説明を受け，ステロイド外用薬を中止し，断食療法をしたところ，全身が潮紅，腫脹し，39℃台の発熱が続くため来院した．

治療 紅皮症を呈しており，発熱，リンパ節腫脹もきたしていたために，直ちに入院した．プレドニン®20 mg/日より内服開始し，顔面にロコイド®軟膏，躯幹，四肢にマイザー®軟膏を1日2回外用した．発熱は速やかに消失し，皮疹，痒みも改善し，4日目よりステロイドの減量を開始し，10日でステロイド内服を中止し退院した．外来で抗アレルギー薬の内服とステロイドの外用により経過は良好である．

解説 このような急性増悪時にはステロイド外用薬のみではコントロールできないことが多い．
① 本症例のように民間療法を受けてアトピー性皮膚炎の症状が悪化する症例は非常に多い．ほとんどの場合，民間療法ではステロイドの使用を諫める説明を患者が受けてきており（洗脳状態），ステロイドの使用には十分な説明が必要である．本症例のように紅皮症と発熱もみられるような症例では，短期間のステロイド内服が奏効する．また，外用薬の正しい使用法などを患者に教育する意味で，短期間の入院がその後の良好な外来フォローアップにつながることが多い．
② アトピー性皮膚炎の悪化時は，膿痂疹や単純ヘルペスウイルスの重症感染であるカポジ水痘様発疹症などを伴っていることもあり，速やかに皮膚科専門医にコンサルトした方がよい．
③ この症例のように4日目よりプレドニン®10 mg内服，10日目より内服ステロイド中止しても，その後抗アレルギー薬内服とステロイド外用薬でコントロールできる症例が多く，皮疹軽快後の長期の内服は避ける．

2. 蕁麻疹

免疫異常からみた疾患の特徴とステロイドが効くメカニズム

蕁麻疹では，アレルギー性あるいは非アレルギー性の機序により皮膚肥満細胞が脱顆粒を起こし，ヒスタミンをはじめとする化学伝達物質が皮膚組織内に放出されることにより皮膚微小血管の拡張と血漿成分の漏出が起こり，紅斑および局所的浮腫（膨疹）が生じる．ヒト皮膚肥満細胞を高濃度のステロイドで処理しても，抗原およびサブスタンスPにより *in vitro* で遊離されるヒスタミン量には影響しない[4]．一方，肥満細胞の分化，増殖，遊走を促進する幹細胞因子（stem cell factor：SCF）の線維芽細胞による産生は副腎皮質ホルモンにより抑制される[5]．つまり，慢性蕁麻疹でステロイドを内服すると症状が抑制される理由の1つは，SCFの産生を抑えることにより肥満細胞の分化，増殖，遊走を抑えるためと考えられる．さらに，慢性蕁麻疹患者の一部に抗IgEレセプター抗体（すなわち自己抗体）が証明されている．

●治療方針

2005年蕁麻疹・血管性浮腫の治療ガイドライン作成委員会より蕁麻疹・血管性浮腫の治療ガイドラインが作られ[6]，2011年に改訂された[7]．このガイドラインが現在では日本の蕁麻疹・血管性浮腫の標準的治療と考えられ，以下はこのガイドラインに沿って説明する（図1，2）．

ステロイド治療に踏み切るタイミング

ステロイドを用いるのは，図1に示すように急性期にアナフィラキシーショックの部分症状として蕁麻疹が出現する場合，全身の膨疹が激しく，痒みが耐え難く，日常生活に支障がある場合である．

処方のポイント

一部のアスピリン喘息，アスピリン不耐症などではコハク酸エステル，またはパラベンなどの防腐剤に対する過敏性があり，それらを含有した薬

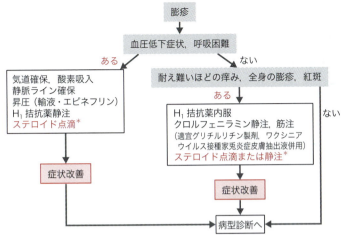

* 一部のアスピリン喘息などではコハク酸エステル，またはパラベンなどの防腐剤に対する過敏性があり，それらの薬剤によりかえって症状を悪化させることがあるので急速な静注を避け，点滴開始後は注意深く症状を観察する

図1　蕁麻疹の診療手順　（文献6より引用）

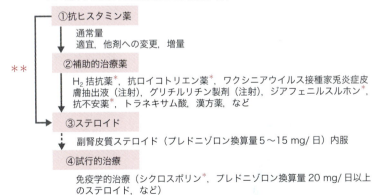

図2　特発性の蕁麻疹に対する治療手順　（文献7より引用）

剤によりかえって症状を悪化させることがある．薬剤の急速な静注を避け，**点滴開始後は注意深く症状を観察しなければならない**．小児への投与量は基礎疾患の有無などにもよって全然違い，まず小児科医にコンサルトするのが不可欠である．

❶ アナフィラキシーショックの部分症状としての蕁麻疹

血圧低下，呼吸困難がある場合は，まず気道確保のため仰臥位にし，前頸部を引き上げて舌根沈下を防止する．酸素吸入を行い，喉頭浮腫が強い場合は気管内チューブを挿入する．続いて血管確保し，エピネフリン注射，ステロイドの点滴静注を行う．

> **処方例　アナフィラキシーショック**
> ボスミン®　0.2 mL　皮下注
> ソル・メドロール®　1 g　点滴静注

➡ **効果がみられなかったら**
ドパミン塩酸塩の持続点滴とステロイドの点滴静注を追加する．

> **処方例　アナフィラキシーショック（追加の処方）**
> イノバン®　2 μg/kg/分　点滴静注
> ソル・メドロール®　1 g　点滴静注

❷ 全身の膨疹が激しく，痒みが耐え難く，日常生活に支障がある場合

ステロイド静注を行い，H_1拮抗薬を内服し，症状改善がみられるか観察する．

> **処方例　蕁麻疹：重症**
> プレドニン®　30 mg　静注
> ジルテック®　10 mg錠　1回1錠　1日1回　夕食後

➡ **効果がみられなかったら**
1つのH_1拮抗薬の内服で効果がみられない場合，ほかのH_1拮抗薬内服に変更する．

> **処方例** 蕁麻疹：ジルテック®無効時
>
> アレグラ®　60 mg錠　1回1錠　1日2回　朝夕食後

ケーススタディ

症例　37歳女性．歯科衛生士．既往歴：アトピー性皮膚炎，アレルギー性鼻炎．家族歴：特記すべきことはない．2年前からリンゴを食べると口腔粘膜にチクチクした感じと息苦しさを感じたため，リンゴを食べないようにしていた．今日の夕食前にバナナを食べたところ，リンゴを食べたときと同じような症状が出現したため，救急外来を受診し皮膚科を紹介された．

治療・解説　症状からoral allergy syndrome（OAS）を疑った．既往歴にアレルギー性鼻炎があり，歯科衛生士であることからゴム手袋を装着する機会も多いことより，latex-fruit syndromeの可能性が高いと考えた．原因食物を確定するため，ラテックスおよびラテックスと交差反応を起こす可能性のある果物によるプリックテストを行った．その結果，ラテックス，バナナ，メロン，リンゴが陽性であった．

解説　食物アレルギーには，その感作機序からクラス1とクラス2とがある．クラス1は古典的食物アレルギーであり，経口感作を介して原因食物を経口摂取することにより発症する．クラス1のアレルゲンは消化酵素や熱にも安定である．クラス2は花粉症などに伴うOASであり，感作経路は吸入，接触，経口がある．花粉の抗原と食物抗原との相同性が高いため，交差反応により発症する．クラス2のアレルゲンは消化酵素や熱には不安定である．

OASは食物による口腔付近に限局した即時型アレルギー反応であり，摂取15分以内に口腔粘膜の刺激感，掻痒感，腫脹，喉頭閉塞感，鼻炎，結膜炎様症状が出現する．代表的なOASにはpollen-food allergy syndromeとlatex-fruit syndromeがある．前者はシラカンバの花粉に感作された状態でリンゴ，サクランボ，キウイ，モモ，ネクタリンなどを摂取すると発症する．後者はラテックスに感作された状態でバナナ，キウイ，アボガド，クリ，リンゴ，イチジク，メロンなどを摂取すると発症する．

軽症であれば抗ヒスタミン薬内服，重症であればアナフィラキシーに準じた治療を行う．原因食物の同定には，プリックテスト，CAP-RAST（IgE）が有用である．

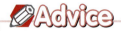

[最近の話題①]

食物が原因の蕁麻疹は摂取後2時間以内に症状が出現することが多い．しかし，納豆のネバネバが抗原となる蕁麻疹の場合，摂取から発症までに約12時間を要する．その理由は，ネバネバの構成成分で抗原となるポリガンマグルタミン酸（PGA）が高分子であるため，消化管で分解されて抗原を露出した低分子となって吸収されるまでに長時間を要するからである．PGAは主に納豆に含まれるが，食物の保存剤，化粧品用の保湿剤，医薬品のDDS担体，健康補助食品用のミネラル吸収促進剤などとしても用いられていることに留意して，診断と生活指導を行う．

[最近の話題②]

慢性蕁麻疹の7〜8割は原因不明の特発性蕁麻疹が占める．さまざまな治療に抵抗する例も少なくない．このような難治性の慢性特発性蕁麻疹に対する治療薬としてヒト化抗IgEモノクローナル抗体（オマリズマブ，商品名ゾレア®）が2017年3月に保険収載された．成人および12歳以上の患者が対象であり，1回300 mg，4週ごとに皮下注射する．

ただし，日本皮膚科学会およびアレルギー学会は，オマリズマブ（ゾレア®）が生物学的製剤の1つであることをかんがみ，適正使用を推進する視点から，蕁麻疹に対する本薬の使用を当分の間，皮膚科専門医またはアレルギー専門医が，喘息およびアナフィラキシーに対応できる医療施設で使用すること，と注意喚起している．

なお，現在使用されている主な抗ヒスタミン薬について表4にまとめた．

表4 現在使われている主な非鎮静性抗ヒスタミン薬

	一般名	商品名	1回投与量（成人）	1日投与回数	増減または倍量投与	最高濃度到達時間（Tmax）	半減時間（T1/2）
三環系	エピナスチン	アレジオン	10 または 20 mg	1回	—	1.9	9.2
	オロパタジン	アレロック	5 mg	2回	—	1.0	8.8
	ロラタジン	クラリチン	10 mg	1回	—	2.3	14.5
	デスロラタジン	デザレックス	5 mg	1回	—	1.7	19.5
	ルパタジン	ルパフィン	10 mg	1回	倍量可	0.9	4.7
ピペリジン系	エバスチン	エバステル	5 または 10 mg	1回	—	5.2	18.5
	フェキソフェナジン	アレグラ	60 mg	2回	—	1.2	2.4
	ベポタスチン	タリオン	10 mg	2回	—	1.2	2.4
	ビラスチン	ビラノア	20 mg	1回	—	1.5	9.3
ピペラジン系	セチリジン	ジルテック	10 mg	1回	20 mgまで可	1.4	6.7
	レボセチリジン	ザイザル	5 mg	1回	10 mgまで可	1.0	7.3

3. 虫刺症

免疫異常からみた疾患の特徴とステロイドが効くメカニズム

ハチ刺症により全身的なアナフィラキシーショックが起こることがある．これは初回刺傷後，ハチ毒を抗原としてIgE抗体が産生され，2度目以降の刺傷時に，このIgE抗体に基づくアレルギー反応から重篤なアナフィラキシーショックを起こすためである．ステロイドは線維芽細胞による幹細胞因子（SCF）の産生を抑えることにより，肥満細胞の分化，増殖を制御し，さらに血管透過性の亢進を抑制し，虫刺症に効くと考えられる．

●治療方針

まず重篤なアナフィラキシーショックを起こしているかどうか，バイタルサインをチェックする．アナフィラキシーショックを起こしている場合は迅速な救急救命処置が必要であるが，皮膚症状のみの場合は外用，内服治療にほとんどの例が反応する．

ステロイド治療に踏み切るタイミング

アナフィラキシーショックを起こしている場合は，全身管理のもとステロイド点滴を行う．

処方のポイント

アナフィラキシーショックの場合，詳しい問診を行う余裕がない．**アスピリン喘息，アスピリン不耐症などを合併し，コハク酸エステル，またはパラベンなどの防腐剤に対する過敏性があり，それらの薬剤によりかえって症状を悪化させることがある．急速な静注を避け，点滴開始後は注意深く症状を観察する．**また，小児への投与量は基礎疾患の有無や症例によっても全然違い，まず小児科専門医にコンサルトすべきである．

❶ ハチ刺症による全身的なアナフィラキシーショック

血圧低下,呼吸困難がある場合はまず気道確保のため,仰臥位にし,前頸部を引き上げ,舌根沈下を防止する.酸素吸入を行い,喉頭浮腫が強い場合は気管内チューブを挿入する.続いて血管を確保し,エピネフリン注射,ステロイドの点滴静注を行う.

> **処方例　アナフィラキシーショック：ハチ刺症**
> ボスミン®　0.2 mL　皮下注
> ソル・メドロール®　1 g　点滴静注

➡ 効果がみられなかったら

ドパミン塩酸塩の持続点滴とステロイドの点滴静注の追加を行う.

> **処方例　アナフィラキシーショック：ハチ刺症(追加の処方)**
> イノバン®　2 μg/kg/分　点滴静注
> ソル・メドロール®　1 g　点滴静注

Point：ハチ刺症によるアナフィラキシーショック死亡例は日本で年間20～30例である.山中の仕事でハチ刺症による全身的なアナフィラキシーショック時の救急救命措置がすぐに行えないことが予想される場合は,インフォームドコンセントを得て,自己注射が可能なエピペン®を処方する.

> **処方例　アナフィラキシーショック：ハチ刺症(自己注射)**
> エピペン®　1本

❷ 蚊刺過敏症

蚊刺過敏症の多くは小児にみられ,蚊刺部に腫脹,硬結などの激しい皮膚症状に加えて,39～40℃の発熱や肝障害,リンパ節腫大などの全身状態を伴う[8].経過中にEB(Epstein-Barr)ウイルス関連症候群としてのリンパ網内系疾患,慢性活動性EBウイルス感染症,ウイルス関連血球貪食症候群を合併し,末梢血にNK細胞増多症があることが多い.

処方例	蚊刺過敏症：重症

プレドニン® 0.5 mg/kg/日
＊症状が改善すれば2週間前後で漸減中止する．

Point：プレドニン®は急性症状を改善させるが，予後を改善させるかどうかは不明である．EBウイルス関連症候群として，リンパ腫発症を常に注意してフォローする必要がある．

❸ 毒蛾皮膚炎

ドクガ，チャドクガ，モンシロドクガなどの毒針毛により，梅雨から夏にかけ好発する．痛みと痒みの混在する小型の紅斑と丘疹が多発し，露出部だけでなく，毒針が飛来，刺入しうる被覆部にも出現する[9]．

処方例	毒蛾皮膚炎

マイザー®軟膏　1日2回　外用

Point：毒蛾皮膚炎ではほかの虫刺症と比較して痒みが強く，短期間で自然軽快しにくいため，strongあるいはvery strongクラスのステロイド外用薬を使用した方がよい場合が多い．

ケーススタディ

症例　50歳女性．昼に自宅庭のアオキの手入れをした．夕方ころから，左眼瞼が淡紅色調に腫脹して開眼困難となったため救急外来を受診．

治療　受診時血圧は125/90，SpO$_2$は99％で呼吸困難はなかった．左眼瞼の浮腫が著明で，左前腕，上腕，胸部にかけ小豆大前後の浮腫性紅斑が融合し，痒みが激しい．重症のチャドクガ皮膚炎と診断し，プレドニン®（5 mg錠）1回2錠，アレグラ®（60 mg錠）1回1錠を1日2回，朝夕食後に内服，躯幹，四肢にマイザー®軟膏外用を2日間行った．3日目には開眼も正常になり，紅斑，痒みも改善し，プレドニン®（5 mg錠）1回2錠，1日1回，朝食後，アレグラ®（60 mg錠）1回1錠，1日2回，朝夕食後に内服とし，メサデルム®軟膏外用に変更し，6日目に皮疹はほぼ消褪した．

虫刺症

> **解説**

①本症例のように,開眼困難などの日常生活が困難になる例では,プレドニン®を短期間内服投与する.ステロイド内服に反応し改善傾向を示せば,減量する.

②ドクガの食草はソメイヨシノ,ウメ,バラ,カキ,クリ,クヌギ,コナラ,ツツジ,グラジオラス,チャ,ツバキ,クワ,イタドリなどで,チャドクガの食草はチャ,ツバキ,サザンカなどである.発症季節,問診と症状から本症は診断できる.

4. 薬疹

免疫異常からみた疾患の特徴とステロイドが効くメカニズム

薬疹の臨床病型には，表5に示すようにさまざまな種類のものがある．しかし，発症機序については未だ不明な点も多い．本項で取り上げるStevens-Johnson症候群は，活性化された細胞傷害性Tリンパ球の表皮細胞攻撃の結果と考えられ[10]，ステロイドはこの細胞傷害性Tリンパ球の活性化と作用を抑制する．

●治療方針

まず薬の内服，点滴歴，造影剤使用の有無などを詳細に問診し，原因薬

表5 薬疹の主な臨床型

播種状紅斑丘疹型
多形紅斑型
扁平苔癬型
固定薬疹
蕁麻疹型
Stevens-Johnson症候群（SJS）型
中毒性表皮壊死症（toxic epidermal necrolysis：TEN）型薬疹
薬剤性過敏症症候群（drug-induced hypersensitivity syndrome：DIHS）型
紅皮症型
紫斑型
湿疹型
光線過敏型
結節性紅斑型
痤瘡型
血管炎型
エリテマトーデス型
水疱型

剤を予想し,可能な限り中止,変更する.漢方薬,常備薬,健康食品,サプリメントについても確認しておく.粘膜を含めた全身の皮疹をくまなくチェックし,バイタルサインをとり,全身管理がすぐに必要なものかどうかを判断する.

ステロイド治療に踏み切るタイミング

Stevens-Johnson症候群(SJS),中毒性表皮壊死症(toxic epidermal necrolysis:TEN)型薬疹,薬剤性過敏症症候群(drug-induced hypersensitivity syndrome:DIHS)などの重症薬疹では,基本的にステロイドの全身投与を行う.固定薬疹では原因薬の中止とステロイドの外用で軽快することが多い.

処方のポイント

重症型薬疹では,ステロイドパルス療法も含めたステロイド全身投与を行わないと改善しないことが多い.パルス療法が無効な場合には,ガンマグロブリン大量静注療法,血漿交換療法を行う.

❶ Stevens-Johnson症候群(SJS)

本邦での診断基準を表6に示す[11].被疑薬剤を中止,変更し,プレドニゾロン(プレドニン®)を全身投与する.

処方例 Stevens-Johnson症候群
プレドニン®　5 mg錠　1回4錠　1日1回　朝食後
プレドニン®　5 mg錠　1回4錠　1日1回　昼食後
プレドニン®　5 mg錠　1回2錠　1日1回　夕食後
＊症状が改善すれば1週ごとに10％ずつ漸減する.

表6 Stevens-Johnson症候群（SJS）診断基準（2016）

概念	発熱と眼粘膜，口唇，外陰部などの皮膚粘膜移行部における重症の粘膜疹を伴い，皮膚の紅斑と表皮の壊死性障害に基づく水疱・びらんを特徴とする．医薬品の他に，マイコプラズマやウイルス等の感染症が原因となることもある．

主要所見（必須）
1. 皮膚粘膜移行部（眼，口唇，外陰部など）の広範囲で重篤な粘膜病変（出血・血痂を伴うびらん等）がみられる．
2. 皮膚の汎発性の紅斑に伴って表皮の壊死性障害に基づくびらん・水疱を認め，軽快後には痂皮，膜様落屑がみられる．その面積は体表面積の10％未満である．ただし，外力を加えると表皮が容易に剥離すると思われる部位はこの面積に含まれる．
3. 発熱がある．
4. 病理組織学的に表皮の壊死性変化を認める．
5. 多形紅斑重症型〔erythema multiforme（EM）major〕を除外できる．

副所見
1. 紅斑は顔面，頸部，体幹優位に全身性に分布する．紅斑は隆起せず，中央が暗紅色の flat atypical targets を示し，融合傾向を認める．
2. 皮膚粘膜移行部の粘膜病変を伴う．眼病変では偽膜形成と眼表面上皮欠損のどちらかあるいは両方を伴う両眼性の急性結膜炎がみられる．
3. 全身症状として他覚的に重症感，自覚的には倦怠感を伴う．口腔内の疼痛や咽頭痛のため，種々の程度に摂食障害を伴う．
4. 自己免疫性水疱症を除外できる．

診断　副所見を十分考慮の上，主要所見5項目をすべて満たす場合，SJSと診断する．初期のみの評価ではなく全経過の評価により診断する．

文献11より引用

➡ 効果がみられなかったら

3日間メチルプレドニゾロン（ソル・メドロール®）のパルス療法を行う．

> **処方例** Stevens-Johnson症候群（パルス療法）
>
> ソル・メドロール®　1g/日　3日間　点滴静注
> ＊その後は上記プレドニン®量の内服で経過観察．

表7 中毒性表皮壊死症(TEN)の診断基準(2016)

概念 広範囲な紅斑と全身の10%以上の水疱・びらん・表皮剥離など顕著な表皮の壊死性障害を認め,高熱と粘膜疹を伴う.原因の多くは医薬品である

主要所見(必須)
1. 広範囲に分布する紅斑に加え体表面積の10%を超える水疱・びらんがみられる.外力を加えると表皮が容易に剥離すると思われる部位はこの面積に含める.(なお,国際基準に準じて体表面積の10〜30%の表皮剥離は,SJS/TENオーバーラップと診断してもよい)
2. 発熱がある.
3. 以下の疾患を除外できる.
   ・ブドウ球菌性熱傷様皮膚症候群(SSSS)
   ・トキシックショック症候群
   ・伝染性膿痂疹
   ・急性汎発性発疹性膿疱症(AGEP)
   ・自己免疫性水疱症

副所見
1. 初期病変は広範囲にみられる斑状紅斑で,その特徴は隆起せず,中央が暗紅色のflatatypicaltargetsもしくはびまん性紅斑である.紅斑は顔面,頸部,体幹優位に分布する.
2. 皮膚粘膜移行部の粘膜病変を伴う.眼病変では偽膜形成と眼表面上皮欠損のどちらかあるいは両方を伴う両眼性の急性結膜炎がみられる.
3. 全身症状として他覚的に重症感,自覚的には倦怠感を伴う.口腔内の疼痛や咽頭痛のため,種々の程度に摂食障害を伴う.
4. 病理組織学的に表皮の壊死性変化を認める.完成した病像では表皮の全層性壊死を呈するが,軽度の病変でも少なくとも200倍視野で10個以上の表皮細胞(壊)死を確認することが望ましい.

診断 副所見を十分考慮の上,主要所見3項目のすべてを満たすものをTENとする.全経過を踏まえて総合的に判断する.

文献11より引用

❷ 中毒性表皮壊死症(TEN)

本邦の診断基準を表7に示す[11].被疑薬剤を中止,変更し,プレドニン®を全身投与する.中等症には0.5〜1 mg/kg/日,重症例には1〜2 mg/kg/日,最重症例にはソル・メドロール®1gのパルス療法から開始する.

> **処方例** 中毒性表皮壊死症（TEN）
>
> プレドニン® 　5 mg錠　1回4錠　1日1回　朝食後
> プレドニン® 　5 mg錠　1回4錠　1日1回　昼食後
> プレドニン® 　5 mg錠　1回2錠　1日1回　夕食後
> ＊症状が改善すれば1週ごとに10％ずつ漸減する．

➡ 効果がみられなかったら

3日間ソル・メドロール®のパルス療法を行う．あるいはガンマグロブリンの大量投与を行う．

> **処方例** 中毒性表皮壊死症（TEN）：パルス療法，ガンマグロブリン療法
>
> ＊①，②のいずれかを用いる．
> ①ソル・メドロール®　1 g/日　3日間　点滴静注
> ②ヴェノグロブリン®　400 mg/kg/日　4日間　点滴静注

❸ 薬剤性過敏症症候群（DIHS）

診断基準を表8に示す[12, 13]．DIHSを起こす薬剤は限られており，原因薬剤を同定することは比較的容易である．被疑薬剤を中止，変更し，プレドニン®を全身投与する．

> **処方例** 薬剤性過敏症症候群（DIHS）
>
> プレドニン® 　5 mg錠　1回4錠　1日1回　朝食後
> プレドニン® 　5 mg錠　1回4錠　1日1回　昼食後
> プレドニン® 　5 mg錠　1回2錠　1日1回　夕食後
> ＊遷延化する場合が多く，発熱，肝機能障害など全身症状をみながら漸減する．

表8 薬剤性過敏症症候群（DIHS）診断基準

概念 高熱と臓器障害を伴う薬疹で，薬剤中止後も遷延化する．多くの場合，発症後2～3（4）週間後にHHV-6の再活性化を生じる

主要所見

1. 限られた薬剤投与後に遅発性に生じ，急速に拡大する紅斑．多くの場合，紅皮症に移行する
2. 原因薬剤中止後も2週間以上遷延する
3. 38℃以上の発熱
4. 肝機能障害
5. 血液学的異常：a.b.cのうち1つ以上
    a. 白血球増多（11,000/mm³以上）
    b. 異型リンパ球の出現（5％以上）
    c. 好酸球増多（1,500/mm³以上）
6. リンパ節腫脹
7. HHV-6の再活性化

典型DIHS 1～7すべて

非典型DIHS 1～5すべて．ただし4に関しては，その他の重篤な臓器障害をもって代えることができる

参考所見

1. 原因薬剤は，抗けいれん薬，ジアフェニルスルフォン，サラゾスルファピリジン，アロプリノール，ミノサイクリン，メキシレチンであることが多く，発症までの内服期間は2～6週間が多い
2. 皮疹は，初期には紅斑丘疹型，多形紅斑型で，後に紅皮症に移行することがある．顔面の浮腫，口囲の紅色丘疹，膿疱，小水疱，鱗屑は特徴的である．粘膜には発赤，点状紫斑，軽度のびらんがみられることがある
3. 臨床症状の再燃がしばしばみられる
4. HHV-6の再活性化は，①ペア血清でHHV-6 IgG抗体価が4倍（2管）以上の上昇，②血清（血漿）中のHHV-6 DNAの検出，③末梢血単核球あるいは全血中の明らかなHHV-6 DNAの増加のいずれかにより判断する．ペア血清は発症後14日以内と28日以降（21日以降で可能な場合も多い）の2点で確認するのが確実である．
5. HHV-6以外に，サイトメガロウイルス，HHV-7，EBウイルスの再活性化も認められる
6. 多臓器障害として，腎障害，糖尿病，脳炎，肺炎，甲状腺炎，心筋炎も生じうる

文献13より引用

5. 自己免疫性水疱症

免疫異常からみた疾患の特徴とステロイドが効くメカニズム

天疱瘡, 水疱性類天疱瘡では, それぞれ表皮細胞間デスモゾーム, 表皮基底膜のヘミデスモゾームを構成するタンパクが患者血清中の自己抗体により壊される. ステロイドは自己抗体の産生を抑制するとともに, 局所での炎症反応を鎮静化することにより, 水疱形成が抑えられると考えられる.

●治療方針

血中抗デスモグレイン1, 3抗体・抗BP180抗体の測定, 皮膚生検, 直接免疫組織化学法, 間接免疫組織化学法などにより診断を確定した後, ステロイドを投与する.

ステロイド治療に踏み切るタイミング

自己免疫性水疱症ではステロイド全身投与が第1選択のことが多く, 診断が確定次第, 全身投与を考える.

処方のポイント

自己免疫性水疱症は比較的高齢者に好発し, また, ステロイドも長期全身投与になることが多いため, **副作用の予防対策を十分に行う**.

❶ 尋常性天疱瘡

表皮細胞間のデスモゾームを構成するデスモグレインに対する自己抗体ができ, 表皮内水疱を形成する[14]. 抗デスモグレイン3抗体のみ陽性の粘膜型と抗デスモグレイン1, 3抗体ともに陽性の皮膚粘膜型とに分けられる. **軽症にはプレドニゾロン (プレドニン®) 20〜40 mg/日, 中等症〜重症には40〜60 mg/日を初期投与量として開始する**[15].

> **処方例** 尋常性天疱瘡
> プレドニン®　5 mg錠　1回4錠　1日1回　朝食後

● 自己免疫性水疱症

> プレドニン® 5 mg 錠　1回4錠　1日1回　昼食後
> プレドニン® 5 mg 錠　1回2錠　1日1回　夕食後
> ＊症状が改善すれば，1～2週間ごとに5～10 mgずつ減量する．

➡ 効果がみられなかったら

3日間メチルプレドニゾロン（ソル・メドロール®）のパルス療法を行う．

> **処方例　尋常性天疱瘡（パルス療法）**
> ソル・メドロール®　1 g/日　3日間　点滴静注
> ＊その後は上記プレドニン®内服で経過観察．

❷ 水疱性類天疱瘡

表皮基底膜部のヘミデスモゾームに対する抗BP180抗体ができ，表皮下水疱を形成し，全身に緊満性水疱ができる[16]．プレドニン®を全身投与する．**軽症には20～40 mg/日，中等症～重症には30～50 mg/日**を初期投与量として開始する．

> **処方例　水疱性類天疱瘡**
> プレドニン® 5 mg 錠　1回4錠　1日1回　朝食後
> プレドニン® 5 mg 錠　1回2錠　1日1回　昼食後
> ＊症状が改善すれば，1～2週間ごとに5～10 mgずつ減量する．

➡ 効果がみられなかったら

テトラサイクリンとニコチン酸アミドの併用療法を行う．DDS（4-4'-diaminodiphenylsulfone）が有効な例もある．

> **処方例　水疱性類天疱瘡（併用療法）**
> ＊①と②または③を併用する．
> ①テトラサイクリン（アクロマイシン®）250 mg カプセル　1回1カプセル　1日4回　毎食後，就寝前
> ②ニコチン酸アミド（ゾンネ）　1回50 mg　1日3回　朝昼夕食後
> ③ジアフェニルスルホン（プロトゲン®）25 mg 錠　1回1錠　1日2回　朝夕食後

6. 結節性紅斑

免疫異常からみた疾患の特徴とステロイドが効くメカニズム

　結節性紅斑の発症機序は，細菌などの種々のアレルゲンに対する免疫複合体による脂肪組織の血管を場としたⅢ型アレルギー説や遅延型過敏反応説があり，現在なお不明である[17]．結節性紅斑は症状名であり，表9に示すように，さまざまな原因で生じる．

●治療方針

　原因となる基礎疾患をまず検索する．連鎖球菌など細菌感染症が考えられる場合は抗菌薬投与を行う．疼痛，関節痛が強い場合は非ステロイド性抗炎症薬（NSAIDs）を併用する．発熱，関節痛など全身症状が強く，感染症が否定された症例ではプレドニゾロン（プレドニン®）を全身投与する．20〜30 mg/日を初期投与量として開始する．

表9　結節性紅斑の原因

感染症
溶連菌感染症
ハンセン病
結核
ウイルス感染症
真菌症
薬剤
ベーチェット病
Sweet病
サルコイドーシス
潰瘍性大腸炎
クローン病
白血病，悪性腫瘍

●結節性紅斑

ステロイド治療に踏み切るタイミング

　発熱，関節痛など全身症状が強く，感染症が否定された場合はステロイドを全身投与する．

処方のポイント

　通常，ステロイド全身投与により数日以内に発熱，関節痛などの全身症状は改善し，紅斑も数週間で消褪することが多く，経過をみながら投与量を漸減する．

> **処方例　結節性紅斑**
> プレドニン® 　5 mg錠　1回2錠　1日2回　朝昼食後
> ＊症状が改善すれば，1〜2週間ごとに5〜10 mgずつ減量する．

➡効果がみられなかったら

　ヨードカリを併用する．

> **処方例　結節性紅斑（ヨードカリの併用）**
> ヨードカリ　1回300 mg　1日3回　朝昼夕食後

文　献

［アトピー性皮膚炎］
1) 中村晃一郎：ケモタキシスと治療．皮膚の科学，5：21-23, 2006
2)「厚生労働科学研究・アトピー性皮膚炎治療ガイドライン2008」(河野陽一，山本昇壯/監), 厚生労働科学研究, 2008
3) 加藤則人，他：アトピー性皮膚炎診療ガイドライン 2016年版．日皮会誌，126：121-155, 2016

［蕁麻疹］
4) 秀　道広：慢性蕁麻疹にステロイドは必要である．Visual Dermatology, 5：498-499, 2006
5) Finotto S, et al：Glucocorticoids decrease tissue mast cell number by reducing the production of the c-kit ligand, stem cell factor, by resident cells：in vitro and in vivo evidence in murine systems. J Clin Invest, 99：1721-1728, 1997
6) 秀　道広，他：蕁麻疹・血管性浮腫の治療ガイドライン．日皮会誌，115：703-715, 2005
7) 秀　道広，他：蕁麻疹診療ガイドライン．日皮会誌，121：1339-1388, 2011

[虫刺症]
8) 岩月啓氏：蚊刺過敏症．「最新皮膚科学大系16『動物性皮膚症 環境因子による皮膚障害』」（玉置邦彦/総編集），pp10-14，中山書店，2003
9) 久保容二郎：有毒鱗翅類による皮膚炎．「最新皮膚科学大系16『動物性皮膚症 環境因子による皮膚障害』」（玉置邦彦/総編集），pp43-51，中山書店，2003

[薬疹]
10) 塩原哲夫：薬疹，中毒疹の概念．「最新皮膚科学大系5『薬疹，中毒疹』（玉置邦彦/総編集），pp2-7，中山書店，2004
11) 塩原哲夫，他：重症多形滲出性紅斑 スティーヴンス・ジョンソン症候群・中毒性表皮壊死症診療ガイドライン．日皮会誌，126：1637-1685，2016
12) 藤山幹子：drug-induced hypersensitivity syndrome（DIHS）．「最新皮膚科学大系5『薬疹，中毒疹』（玉置邦彦/総編集），pp56-66，中山書店，2004
13) 橋本公二：Drug-induced hypersensitivity syndrome（DIHS）．日皮会誌，116：1575-1581，2006

[自己免疫性水疱症]
14) 天谷雅行：天疱瘡の病態生理．「最新皮膚科学大系6『水疱症，膿疱症』」（玉置邦彦/総編集），pp6-20，中山書店，2002
15) 橋本公二：尋常性天疱瘡．「最新皮膚科学大系6『水疱症，膿疱症』」（玉置邦彦/総編集），pp33-38，中山書店，2002
16) 橋本 隆：類天疱瘡の発症機序．「最新皮膚科学大系6『水疱症，膿疱症』」（玉置邦彦/総編集），pp82-90，中山書店，2002

[結節性紅斑]
17) 山崎雙次：結節性紅斑．「最新皮膚科学大系4『紅斑・滲出性紅斑 紫斑 脈管系の疾患』」（玉置邦彦/総編集），pp11-16，中山書店，2003

第2部 各疾患別ステロイドの使い方

9. 眼科疾患

高村悦子

総論

　眼科領域において，ステロイドは，**全身投与および局所投与として種々の眼炎症性疾患の治療**に用いられている．期待される作用機序は眼疾患ごとに異なるが，**抗炎症作用と免疫抑制作用**を期待して使用している点は，全身疾患と大きな違いはない．

　疾患の病態，重症度，炎症の部位を考慮し，急性期の症状を速やかに改善し，視機能障害をできるだけ残さないような工夫がされなければならない．そのためには，眼組織への効率的なステロイドの移行を考慮した投与量，投与方法を考える必要がある．

◆眼炎症に対するステロイドの投与方法

　眼炎症に用いるステロイドの投与方法としては，**内服，パルス療法などの全身投与，点眼，結膜下注射，テノン囊下注射などの局所投与**があげられる．眼疾患に対するステロイドの種類や投与方法，投与量は，炎症の部位（局在），重症度，病態により選択される．結膜，角膜，虹彩などの眼球の前方に位置する前眼部の炎症，例えば，アレルギー性結膜炎，春季カタル，虹彩炎（前部ぶどう膜炎）では，点眼薬や結膜下注射が炎症部位への薬剤の効果的な移行が期待できる．一方，ベーチェット病，サルコイドーシスなど脈絡膜，網膜，視神経など後眼部の炎症に対しては点眼の効果はほとんど期待できないため，テノン囊下注射や全身投与が選択される．

　ステロイドの大量全身投与を行う疾患としては，Vogt-小柳-原田病，交感性眼炎，視神経炎があげられる．治療開始の遅れや十分なステロイドが投与されなかった場合には，炎症が遷延化し視力の改善が望めなくなる．

　内因性ぶどう膜炎では，約80％は原因不明であり，非特異的な消炎あるいは免疫抑制のために，ステロイドが選択される．Vogt-小柳-原田病以外のぶどう膜炎では，点眼，結膜下注射，テノン囊下注射などのステロイドの局所投与が中心である．局所投与で消炎できない場合に全身投与を

表 ステロイド点眼薬の作用による分類

作用	薬剤名	製品名	濃度
強	ベタメタゾン デキサメタゾン	リンデロン® サンテゾーン®	0.1% 0.1%
中	デキサメタゾン ベタメタゾン フルオロメトロン	サンテゾーン® リンデロン® フルメトロン®	0.02% 0.01% 0.1%
弱	フルオロメトロン	フルメトロン®	0.02%

考慮する．ベーチェット病のぶどう膜炎では，ステロイドの全身投与では**離脱に伴い重篤な眼発作**を起こすことがあり，ステロイドは局所投与を主体とし，免疫抑制薬の全身投与との併用が基本である．

　白内障，緑内障，網膜剥離，角膜移植など，内眼手術の術後にも消炎を目的にステロイド点眼薬を投与する．術後の炎症の程度にもよるが，中等度のステロイド点眼薬（表）を抗菌点眼薬と併用で用いる場合が多い．

◆ステロイド点眼薬の副作用

　ステロイドが全身に種々の副作用を起こすことはよく知られているが，ステロイド点眼薬の副作用の特徴としては，**眼局所にも眼圧上昇**[1]や感染症の悪化など重篤な副作用を起こすことである．最も注意する必要があるのは，**ステロイド緑内障**[2]である．緑内障は，眼圧上昇により視神経が傷害され視野が狭くなり，放置すればいずれは失明に至る疾患である．ただし，ステロイドによる眼圧上昇は通常可逆的なので，早期に発見し，点眼中止や，点眼回数を減らすなどの管理により，大事に至ることは回避できる．しかし，眼圧上昇は自覚症状を伴わないため，患者自身が気づくことはなく，眼圧測定が早期発見の方法となる．そのため，**ステロイド点眼中は1〜2週間ごとに眼科での検査を行う必要**がある．患者がステロイド点眼薬により眼圧が上昇するか否かは遺伝的に規定されており，かなりの頻度で起こりうる．また，ステロイドであれば種類，投与量，経路にかかわらず眼圧上昇をきたしうるが，量依存性であることから，**点眼薬，眼軟膏などの眼局所への投与が最も危険**となる．眼圧上昇は多くの場合可逆的とはいえ，長期投与ではときに不可逆的となることもある．これらのことを考えると，**ステロイド点眼薬は，定期的な眼圧チェックを行うことが不可**

能な眼科専門医以外では処方すべきではない.特に小児では検査に協力が得にくいうえに,ステロイド点眼により眼圧上昇をきたす頻度が高いため,ステロイド点眼薬の投与は慎重に行う必要がある[3].

1. アレルギー性結膜炎

免疫異常からみた疾患の特徴とステロイドが効くメカニズム

　アレルギー性結膜疾患は，アレルギー性結膜炎，春季カタル，アトピー性角結膜炎，巨大乳頭結膜炎に分類される．いずれもⅠ型アレルギー反応による結膜のアレルギー炎症が主体である．アレルギー性結膜炎は，肥満細胞の脱顆粒により結膜に遊離したヒスタミンなどのメディエーターが結膜の血管や神経に作用し症状をきたす．春季カタルなどの重症例では，アラキドン酸カスケードを介した炎症の関与もある．これらの反応に加え，T細胞から産生されたIL-4, 5, TGF-βなどのサイトカインが好酸球の活性化，遊走，結膜線維芽細胞の増殖に働き，石垣状乳頭の形成や角膜上皮障害など重症化に関与している．ステロイドはこれらのアレルギー炎症を抑え，炎症局所でのサイトカイン，好酸球の働きを抑制する．

●治療方針

　抗アレルギー点眼薬だけでは症状の治まらない中等症から重症のアレルギー性結膜疾患にステロイド点眼薬を併用する[4]．

ステロイド治療に踏み切るタイミング

　アレルギー性結膜疾患の第1選択薬は抗アレルギー点眼薬である．スギ花粉によるアレルギー性結膜炎では，花粉飛散開始前であれば抗アレルギー点眼薬による初期療法を行い，花粉飛散期には，外出時にはゴーグルや眼鏡を用いて積極的に抗原回避を行う．抗アレルギー点眼薬で治療を開始し，花粉飛散ピーク時で抗アレルギー点眼薬や人工涙液による洗眼では眼掻痒感などの症状が治まらないときには，ステロイド点眼薬を併用する．スギ花粉によるアレルギー性結膜炎では，通常0.1％フルオロメトロン（フルメトロン®）点眼薬を1日2～4回用い，症状が改善すれば中止する．**低濃度の0.02％フルオロメトロン（フルメトロン®）点眼薬では，あまり効果は期待できない**．また，0.1％ベタメタゾン（リンデロン®）点

アレルギー性結膜炎

眼薬のような作用の強いステロイド点眼薬やステロイドの全身投与を行うことは稀である．

　春季カタル，アトピー性角結膜炎などの重症例でも，治療の基本は，抗アレルギー点眼薬であり，かゆみを抑え，搔爬行動を制御することで，アレルギー炎症の悪化を防ぐ．しかし，抗アレルギー点眼薬だけでは症状を抑えることは難しく，カルシニューリン阻害点眼薬（シクロスポリン，タクロリムス），単独またはステロイド点眼薬を併用する[5]．角結膜所見の悪化時，すなわち，角膜びらんや充血や眼脂を伴う乳頭所見の悪化を伴う重症例では，0.1％シクロスポリン（パピロック®ミニ）点眼薬または0.1％タクロリムス（タリムス®）点眼薬とステロイド点眼薬を併用する[6]．この場合，**ステロイド点眼薬は0.1％フルオロメトロン（フルメトロン®）点眼薬などの中等度の作用を有するものを選択する**．角膜所見を伴う場合が多いので，抗菌薬の点眼や就寝前に眼軟膏を併用する．角結膜所見が改善すれば，ステロイド点眼薬の漸減をはかる．これらの治療を**1～2カ月続けても症状の増悪傾向があれば，カルシニューリン阻害点眼薬やステロイド点眼薬の点眼回数を増やす．最近ではステロイド内服，ステロイド瞼板下注射の追加や，外科的治療を併用する**ことは以前より減っている．また，症状がいったん軽快しても，経過中に炎症の再燃がみられた場合は，再び中等度作用のステロイド点眼薬を併用する．

処方のポイント

❶ 軽症例

　抗アレルギー点眼薬を開始するが，花粉飛散量増加により眼搔痒感などの症状が改善しないときには，低濃度ステロイド点眼薬を併用する．

> **処方例　スギ花粉による季節性アレルギー性結膜炎**
> アレジオン®点眼液　1日4回
> 0.1％フルメトロン®点眼液　1日2回（症状が強いときのみ）
>
> **Point**：ステロイド点眼薬を継続する場合は，低濃度であっても眼圧上昇の危険があり，2～3週間ごとの定期的な眼圧測定が必要．

アレルギー性結膜炎

➡️ 効果がみられなかったら

抗アレルギー薬の内服（保険適応外）を追加する．また，防腐剤無添加人工涙液での洗眼，眼鏡装用など花粉回避のセルフケアを勧める．

➡️ 副作用が出たら

ステロイド点眼薬により**眼圧上昇**が起きた場合，点眼の中止，回数，濃度の減量を行う．

❷ 中等～重症例（春季カタル）

抗アレルギー点眼薬，免疫抑制点眼薬にステロイド点眼薬を併用する．ステロイドの種類や濃度は重症度に応じて選択する．

> **処方例　春季カタル（軽症～中等症）**
> *①，②，必要に応じて③を併用．
> ① 0.1％パタノール®点眼液　1日4回
> ② 0.1％パピロック®ミニ点眼液　1日3回
> ③ 0.1％フルメトロン®点眼液　1日2～4回（充血，眼脂増強時）

> **処方例　春季カタル（重症，楯状潰瘍）**
> 0.1％パタノール®点眼液　1日4回
> 0.1％タリムス®点眼液　1日2回
> 0.1％フルメトロン®点眼液　1日4回（角膜所見の改善がみられれば回数，濃度など漸減）

➡️ 効果がみられなかったら

> **処方例　春季カタル（重症，楯状潰瘍）**
> *①～③のいずれかを用いる．
> ① プレドニン®5 mg錠　1回1錠　1日1回　1～2週間
> ② ケナコルト-A®注（40 mg/mL）　1回0.2 mL　上眼瞼結膜下注射
> ③ 外科的治療（乳頭切除術）

➡️ 副作用が出たら

ステロイド点眼を減量または中止．

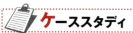

症例 10歳男児．眼掻痒感，充血，眼脂を主訴に受診．アトピー性皮膚炎の既往歴がある．結膜の充血は著明で，石垣状乳頭増殖，粘液膿性の眼脂を伴っている．角膜所見は軽度の点状表層角膜炎である．結膜擦過物に好酸球が多数認められ，血清学的検査（CAP-RAST）でハウスダスト，スギ，ダニが陽性である．

経過および治療 春季カタルと診断し，抗アレルギー点眼薬，0.1%フルメトロン®点眼液1日4回，パピロック®ミニ点眼液1日3回を開始した．1カ月後には症状が改善し，フルメトロン®点眼液を1日2回に減量した．症状は落ち着いていたが，3カ月後に，眼掻痒感，異物感，流涙が出現した．さらに結膜の充血，眼脂が増強し，シールド潰瘍を認めたため，パピロック®ミニ点眼液をタクロリムス点眼薬に変更し，フルメトロン®点眼液の回数を4回に増量した．感染予防と角膜上皮保護のために，クラビット®点眼液，タリビッド®眼軟膏を追加した．

解説 特徴的な臨床像，検査所見からアレルギー性結膜疾患の重症型，春季カタルの診断は容易である．抗アレルギー点眼薬，カルシニューリン阻害点眼薬，ステロイド点眼薬が併用されるが，重症度に応じ，ステロイド点眼薬の種類，濃度，点眼回数を選択する．初診時，結膜の充血や粘液膿性の眼脂はあるが，角膜所見は認められていなかったため，ステロイドは中程度のものを選択し，症状の改善とともに漸減していった．しかし，3カ月後の再燃時には，重症な角膜所見を伴っていたため，早期の消炎を期待し，カルシニューリン阻害点眼薬をタクロリムスに変更し，ステロイドの点眼回数を増量した．角膜潰瘍はアレルギー炎症によるものだが，ステロイド点眼中であり，感染予防を考え，抗菌薬の点眼，軟膏を併用した．

2. サルコイドーシス

免疫異常からみた疾患の特徴とステロイドが効くメカニズム

　サルコイドーシスは，原因不明の全身性肉芽腫性疾患であり，非乾酪類上皮細胞肉芽腫病変が肺，リンパ節，眼，皮膚，心臓，筋肉など全身の多臓器に生じる．特に，**呼吸器，皮膚，眼に病変を生じる頻度が高い**．眼病変は肺外病変のなかで最も頻度が高く，サルコイドーシス患者の40〜50％にみられ，特徴的な所見から本症の発見のきっかけとなる場合が多い．

　眼病変は両眼性で，肉芽腫性ぶどう膜炎であり，ぶどう膜炎の所見としては，①豚脂様角膜後面沈着物，②瞳孔縁に生じる虹彩結節（Koeppe結節），③虹彩実質から生じるBusacca結節，④前房隅角の線維柱帯小結節と⑤テント状周辺虹彩前癒着，⑥雪玉状硝子体混濁やそれが連なってできる真珠の首飾り（string of pearls），⑦周辺部眼底に散在する網脈絡膜小白斑と萎縮性病変，⑧結節状の網膜静脈周囲炎，⑨視神経乳頭面上の肉芽腫などである[7]．

　サルコイドーシスのぶどう膜炎の臨床的な問題点は，ぶどう膜を中心として肉芽腫による眼内炎症が慢性に経過し，白内障，緑内障，嚢胞様黄斑浮腫（cystoid macula edema）など視力に影響するさまざまな眼合併症を生じることである．これらを避けるために，また，合併症が重篤化しないために，**重症度に応じたステロイドによる消炎**が必要となる．

●治療方針[8]

　前眼部炎症に対しては，ステロイド点眼による消炎とともに，虹彩癒着に対し散瞳薬（ミドリン®P点眼液）を用いる．癒着により房水の流出が妨げられ眼圧が上昇した場合には，ステロイド点眼薬による消炎とともに，眼圧下降薬を使用する．ステロイド頻回点眼によっても，前眼部の消炎が不十分な場合や，眼底病変をきたしている場合は，水溶性副腎皮質ステロイドの結膜下注射を行う．嚢胞様黄斑浮腫，硝子体混濁や脈絡膜炎（後部ぶどう膜炎）などの眼底病変で視力低下をきたした場合には，持続性副腎

皮質ステロイドの後部テノン囊下注射を行う．

局所治療で消炎や視力の改善が得られない場合，ステロイドの全身投与（内服）を用いることも可能だが，全身投与が病変の遷延化に関与している可能性も指摘されており，**両眼性の不可逆性の視機能低下を起こしうる眼病変以外は極力使用しないことが原則**である[9]．

ステロイド治療に踏み切るタイミング

活動性の肉芽腫性ぶどう膜炎が認められれば，重症度に応じたステロイド局所投与を開始する．

処方のポイント

❶ 中等～重症例

> **処方例　肉芽腫性前部ぶどう膜炎（重症）**
> ＊①，②で開始し効果がなければ③，それでもだめなら④を追加する．
> ①0.1％リンデロン®点眼液　1日4～8回
> ②ミドリン®P点眼液　1日1～4回
> 　＊虹彩後癒着が改善しないとき：ミドリン®P点眼液＋サイプレジン®点眼液＋ネオシネジン点眼液　1日4回
> ③水溶性副腎皮質ステロイド（デカドロン®またはリンデロン®）結膜下注射　2 mgまたは4 mg
> ④持続性副腎皮質ステロイド（リンデロン®濁液またはケナコルト-A®）後部テノン囊下注射　20 mgまたは40 mg

➡ 効果がみられなかったら

両眼性の活動性病変があり，視機能障害のおそれが出てきた場合には，ステロイドの全身投与を行う．第1選択薬はプレドニゾロン（プレドニン®）の経口投与であり，初期投与量は30～40 mg/日・連日，重症の場合60 mg/日・連日を2週間～1カ月継続．その後1～2カ月ごとに5～10 mg/日ずつ減量する．最終投与量を2.5～5 mg/日相当とし，1～数カ月続けて終了する．全投与期間は3カ月～1年以上．治療中止は視力，その他を含む視機能の改善，眼内病変の改善・沈静化・消失などの経過から判定する．

❷ 軽症例

消炎のためにフルオロメトロン（フルメトロン®）点眼薬と，虹彩（前部ぶどう膜）の安静と癒着防止のために散瞳薬を用いる．

> **処方例** 前部ぶどう膜炎（軽症）
>
> 0.1％フルメトロン®点眼液　1日3～4回
> ミドリン®P点眼液　1日1回　就寝前

Point：ステロイド点眼による眼圧上昇に注意．

➡ 効果がみられなかったら

2～3週間経過をみて改善のない場合，ステロイド点眼薬を0.1％ベタメタゾン（リンデロン®）に変更する．

➡ 副作用が出たら

眼圧上昇，眼感染症などのステロイド点眼薬の副作用を認めた場合，ステロイド点眼薬の減量，中止を目指す．

📋 ケーススタディ

症例　30歳の男性．2カ月前から，両眼の霧視を自覚．最近，充血と視力低下が出現したため来院した．両眼矯正視力（1.0）．眼圧右23 mmHg，左16 mmHg，細隙灯顕微鏡所見で両眼に豚脂様角膜後面沈着物，虹彩結節，虹彩後癒着，前房に炎症細胞の出現が観察された．隅角鏡検査では，隅角結節，テント状周辺虹彩前癒着を認めた．眼底には雪玉状硝子体混濁，周辺部には結節状の網膜静脈周囲炎を認めた．

経過および治療　眼所見は，両眼性の肉芽腫性ぶどう膜炎の所見を呈していたことから，原因となる疾患の鑑別のため，血液学的検査，胸部X線検査，ツベルクリン反応を施行した．ぶどう膜炎に対し，0.1％リンデロン®点眼液1日8回，ミドリン®P点眼液1日3回，眼圧上昇に対し，キサラタン®点眼液1日2回を処方した．胸部X線検査にて，両側肺門部リンパ節腫脹（bilateral hilar lymphadenopathy：BHL），血清学的検査では，血清アンジオテンシン変換酵素（ACE）活性上昇，尿中・血清Ca高値，ツベルクリン反応陰性，Gallium-67 citrateシンチグラムにおける著明な集積を認め，サルコイ

● サルコイドーシス

ドーシスによるぶどう膜炎と診断した．点眼治療により，虹彩後癒着は解消し，虹彩結節は消失した．眼圧も正常化し，前房内に軽度の炎症細胞が残存し，周辺部に軽度の硝子体混濁を認めるのみとなった．0.1％フルメトロン®点眼液1日3回，ミドリン®P点眼液1日2回を継続中である．

解説 ぶどう膜炎の症状として，霧視，飛蚊症，視力低下，充血，眼痛などの自覚症状で発症することが多い．サルコイドーシスでは全身症状を伴っていても症状を自覚しない場合もある．本症例では臨床像からサルコイドーシスが疑われたが，肉芽腫性ぶどう膜炎の鑑別診断のために血液，尿検査，X線検査など，全身検査を行った．眼所見は中等度のぶどう膜炎と考え，高濃度ステロイド点眼薬と散瞳薬を開始し，症状の改善に伴って，ステロイド点眼薬を漸減した．散瞳薬は継続する場合が多い．

3. Vogt-小柳-原田病

免疫異常からみた疾患の特徴とステロイドが効くメカニズム

　Vogt-小柳-原田病は，感冒様の前駆症状に引き続いて非外傷性の両眼性ぶどう膜炎，頭痛などの髄膜炎症状，耳鳴りや難聴などの内耳症状を伴って発病し，発病から数カ月を経ると皮膚白斑，白髪，夕焼け状眼底などの脱色素現象を生じる特異な経過をとる全身系統疾患である．

　発症機序は，メラノサイトに対する自己免疫反応であり，自己抗原としてメラノサイト関連抗原，特にチロシナーゼファミリー由来のペプチドが重要である[10]．免疫遺伝学的背景にも特徴があり，HLA-DR4と高い正の相関があり，本症の疾患感受性遺伝子と考えられている[11]．自己免疫反応の首座は脈絡膜を中心としたぶどう膜で，急性期にはぶどう膜全体にびまん性慢性肉芽腫性炎症が起こる．**免疫反応の抑制と早期の消炎の目的でステロイドが用いられる．**

　臨床病期は前駆期，眼病期，回復期，再発・再燃期の4つに分類される．前駆期では，軽い頭痛，めまい，嘔気，微熱，感冒様症状などが突然生じる．その数日後に，突発性に視力低下，変視症を自覚する．両眼同時か片眼発症でも1週間以内に僚眼が発病する．

　発病初期の眼底所見では，眼底後極部に1～数個の滲出性網膜剥離を特徴とする．視神経は軽度発赤，前眼部にも炎症がみられる．急性期の病態は，虹彩，毛様体，脈絡膜の炎症が主体であり，滲出性網膜剥離は炎症により二次的に網膜に障害が及んだ結果である．この時期には，耳鳴り，難聴などの内耳症状，頭痛や後部硬直などの髄膜炎症状，頭髪のピリピリ感などの全身症状を伴う．髄液検査では，リンパ球増加，聴覚検査では感音性難聴を認める．発病から数カ月経つと眼内炎症は沈静化し回復期となるが，皮膚白斑，脱毛，白髪（頭髪，眉毛，睫毛）などの皮膚症状，夕焼け状眼底を生じる．発病から数カ月経過後に眼内炎が再燃することがある．遷延型では，豚脂様角膜後面沈着物や虹彩結節を伴う肉芽腫性ぶどう膜炎

の病型を呈することが多い．

●**治療方針**

現時点は，特異的な免疫反応だけを抑制することは不可能であり，**抗原提示を含め免疫反応全体を抑制することが治療の中心**となる．**初期にステロイドのパルス療法や初期大量点滴漸減療法による強力な消炎治療を行**う[12]．適切な治療を行えば視力予後は良好な疾患であるが，初期治療の遅れやステロイドの投与が不十分だった場合，遷延型に移行することもある．

再燃・再発した場合には，インドシアニングリーン蛍光眼底造影により脈絡膜の炎症病変の有無を確認し，異常所見があれば，局所治療を強化する．肉芽腫性病変の再発が疑われる所見（造影後期で低蛍光斑が多発）が認められればステロイド内服を増量する．

処方のポイント

発病早期にステロイドの大量投与により免疫反応を全身的に抑制する方法が第1選択である．投与法としてパルス療法や大量点滴漸減療法が行われている．ステロイドの減量が早すぎると炎症の遷延，再燃のリスクが高まるので注意が必要である．

●**中等～重症例**

> **処方例** パルス療法
> ＊①を行った後，②を行う．
> ①メチルプレドニゾロン（ソル・メドロール®）　1,000 mg/日　点滴静注　3日間
> ②プレドニン®
> 　40 mg/日　2週間
> 　35 mg/日　2週間
> 　30 mg/日　4週間
> 　20 mgから5 mgを4週間ずつ減量
> 　10 mgから2.5 mgずつ減量
> ＊消炎が不十分な場合，パルス療法を1～2クール追加

●Vogt-小柳-原田病

> **処方例** ステロイド大量点滴漸減療法
>
> ＊①，②，③の順に漸減．
> ①長期作用性ステロイド　ベタメタゾン（リンデロン®）点滴静注
> 　（プレドニゾロン換算）
> 　　200 mg/日　3日間
> 　　160 mg/日　3日間
> 　　120 mg/日　3日間
> 　　 80 mg/日　3日間
> ②短期作用性ステロイド　プレドニン®　60 mg/日　点滴静注　3日間
> ③ステロイド内服　40 mg/日から漸減

> **処方例** 前部ぶどう膜炎
>
> ＊①＋（②または③）
> 〈ステロイド局所投与〉
> ①0.1％リンデロン®点眼液　1日4〜8回
> 〈瞳孔管理〉
> ②ミドリン®P点眼液　1日1〜数回
> ③サイプレジン®点眼液　1日1〜数回
> 　＊強い前眼部炎症では，アトロピン1日1回点眼．

Point：ステロイドの減量が早すぎると炎症の遷延，再燃のリスクが高まる．20 mgからの減量は定期的な眼科検査のもとに行う．ステロイド離脱前は5 mg投与を1カ月，続いて5 mgの隔日投与を1カ月施行し，徐々に下垂体副腎皮質機能を回復させる．
ステロイドの全身投与時の副作用に注意する．

➡ 効果がみられなかったら（再燃・再発時）

再燃は，一般に20 mg以降のステロイド減量中，あるいは治療中断時にみられることが多い．前眼部の炎症の再燃が多いが，後極部に生じることもある．

経過中に再発を起こした場合は，ステロイドを2段階程度増量してからより慎重に漸減する．前眼部の炎症の再燃にはステロイド点眼薬の頻回点眼で対処する．

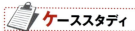

症例 50歳の女性．数日前から軽度の頭痛，めまい感があり，髪をとかすときピリピリした感じが気になっていた．今朝から視力低下と物がゆがんで見えるような感じを自覚し来院した．右矯正視力 (0.4)，左矯正視力 (0.6)．眼圧正常．細隙灯顕微鏡検査で，前房に軽度の炎症細胞浸潤，眼底後極部に1～数個の漿液性網膜剥離を認め，視神経乳頭は軽度発赤していた．

経過および治療 蛍光眼底撮影を行い，漿液性網膜剥離に一致した脈絡膜からの点状，斑状の蛍光色素の漏出を認め，髄液検査でリンパ球増加，聴力検査で感音性難聴を伴っていたことから，Vogt-小柳-原田病と診断した．すぐに，ステロイド大量点滴漸減療法を開始し，1週間後には，眼底の漿液性網膜剥離は著明に改善し，矯正視力も0.8となり蛍光眼底撮影所見にも改善がみられた．現在ステロイドを漸減しながら経過をみている．

解説 治療はステロイドの全身大量投与であり，ステロイドの使用方法が疾患の予後に影響する．ステロイドの開始は発症10日以内が望ましい．現時点では，ステロイドのパルス療法と初期大量点滴漸減療法のどちらを選択しても予後に大きな違いはないが，入院期間に制限がある場合などではパルス療法を選択する．

4. 視神経炎

免疫異常からみた疾患の特徴とステロイドが効くメカニズム

　視神経の炎症（視神経炎）のうち，視神経乳頭に腫脹があるものを視神経乳頭炎（前部視神経炎），腫脹がないものを球後視神経炎と呼ぶ．視神経炎発症時に，多発性硬化症などの全身疾患の所見がみられなければ，特発性視神経炎と呼ばれるが，特発性視神経炎は，視神経の炎症を伴った，多発性硬化症と同様の脱髄病変を意味する．急性特発性視神経炎は，多発性硬化症へ移行する可能性がある[13]．多発性硬化症は，中枢神経の髄鞘に対する自己免疫機序で発症すると考えられており，主に白質に散在性の病変をつくるが，日本人では欧米人に比べ視神経脊髄型が多いとされる．視神経脊髄炎（neuromyelitis optica：NMO），Davic病は両側の視神経炎と横断性脊髄炎とが一般には数週間以内に起こったもので，なかでも抗アクアポリン4抗体の陽性視神経炎は重症で著しい視力低下を伴う[14]．**視機能維持および視神経炎の消炎，免疫抑制により早期の視力の改善と重症化を防ぐためにステロイドを用いることがある．**

●治療方針

　多数例の視神経炎に対し，ステロイドの全身投与の有効性を検討した報告では，ステロイドによる治療の有無にかかわらず，1年後の視力予後は，良好に保たれる（93％が視力0.7以上）ことが報告されている[15]．しかし，視機能の改善を促進する効果，および短期的には多発性硬化症への移行を抑制する効果がステロイドパルス治療には期待できる．

ステロイド治療に踏み切るタイミング

　視力低下が著しく早期の回復が望ましいと思われる症例，また頭部MRIにて脳室近傍病変を多数認める症例には副作用に十分注意を払いながらパルス療法を行う．

視神経炎

処方のポイント

ステロイドを投与する場合はパルス療法が選択されることが多い．治療効果の判定は視力，コントラスト感度検査，色覚，中心フリッカーテスト，視覚誘発電位，静的，動的視野検査などで経時的に評価する．ステロイドの使い方として，ぶどう膜炎の治療のように，ゆっくり症状をみながら離脱する必要は基本的にはない．

● 急性期の視神経炎

> **処方例　パルス療法**
> ＊①を行った後②を行う．③または④を併用．
> ①メチルプレドニゾロン（ソル・メドロール®）　1,000 mg/日　点滴静注　3日間
> ②プレドニゾロン（プレドニン®）　1 mg/kg/日　11日間
> 　＊その後3日おきに20 mgずつ減量．
> 　＊10 mg　3日間投与後終了．
> ③メチコバール®　500μg錠　1回1錠　1日3回
> ④ビタメジン®　50 mgカプセル　1回1カプセル　1日3回
> 　＊ビタミン製剤をステロイド療法と併用し，ステロイド療法後の後療法として用いる．

Point：治療の有無にかかわらず2週間以内に視力の回復が始まることが多く，回復過程は数週～6カ月程度とされる．急性期のパルス治療を1クール行った後，徐々に視力が回復してくればそのままステロイド内服に切り替え漸減する．
急性期の球後視神経炎にはステロイド内服を用いることはない．短期間での再発が多いことや多発性硬化症への移行率が高いとされるためである．視神経炎の既往がある患者に軽度の視機能障害が生じ，外来治療で治療が必要な場合に限って投与することがある．

➡ 効果がみられなかったら

パルス療法を1クール終了後悪化する場合には，2クール目のパルス療法を検討すると同時に，脱髄以外の原因の視神経炎との鑑別をもう一度行うことも大切である．

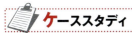

ケーススタディ

症例 35歳の女性．3日前に急に右眼の奥にひっぱられるような痛みを感じ，同時に右眼のかすみを自覚し，昨日風呂あがりに右眼のかすみ感が増強し改善しないため受診．右矯正視力（0.1），左矯正視力（1.2）．前眼部，中間透光体異常なし．眼圧12 mmHg（正常）．眼底検査にも異常所見はみられない．今まで特に病気をしたこともなく，会社の検診でも高血圧，糖尿病などはない，といわれている．

経過および治療 対光反応で，右眼のrelative afferent pupillary defect（RAPD）陽性，右眼の中心暗点，中心フリッカー値の低下を認め，既往歴，年齢，などを考え急性特発性視神経炎（球後視神経炎）と診断した．視力低下が著しく，早期の視力改善が望ましいと考え，入院のもとパルス療法を選択した．また，脱髄病変の検索のため頭部MRI検査（FLAIR法）を依頼した．

解説 急性特発性視神経炎は15～45歳までの女性に多い．視力低下の経過としては，数日で完成する著しい視力低下が特徴．1日で完成する場合は血管性障害（虚血性視神経症）を，数週間～数カ月の場合は，圧迫性視神経症を考える．眼球運動で増悪する球後痛を自覚する．風呂あがりや運動後の体温上昇に伴って視力低下を自覚する（Uhthoff徴候）のも視神経脱髄の徴候である．本症例では，視力低下が著しかったためステロイドの全身投与を選択した．

文　献

[総論]
1) Armaly MF：STATISTICAL ATTRIBUTES OF THE STEROID HYPERTENSIVE RESPONSE IN THE CLINICALLY NORMAL EYE. I. THE DEMONSTRATION OF THREE LEVELS OF RESPONSE. Invest Ophthalmol, 4：187-197, 1965
2) 杉本麗子：ステロイド緑内障．臨眼, 56：78-79, 2003
3) 大路正人，他：小児におけるステロイドレスポンダーの頻度．臨眼, 45：749-752, 1992

[アレルギー性結膜炎]
4) アレルギー性結膜疾患診療ガイドライン編集委員会：アレルギー性結膜疾患診療ガイドライン（第2版）．日眼会誌, 114：831-870, 2010
5) 高村悦子，他：春季カタルに対するシクロスポリン点眼液0.1％の全例調査．日眼会誌, 115：508-515, 2011
6) 春季カタル治療薬研究会：免疫抑制点眼薬の使用指針：春季カタル治療薬の市販後全例調査からの提言―．あたらしい眼科, 30：487-498, 2013

[サルコイドーシス]

7) 日本サルコイドーシス/肉芽腫性疾患学会，他：サルコイドーシスの診断基準と診断の手引き－2015
http://www.jssog.com/www/top/shindan/shindan2-1new.html

8) 日本サルコイドーシス/肉芽腫性疾患学会，日本呼吸器学会，日本心臓学会，日本眼科学会，厚生省科学研究―特定疾患対策事業―びまん性肺疾患研究班：サルコイドーシス治療に関する見解―2003．日本呼吸器学会雑誌，41：150-159，2003

9) 島川眞知子，他：眼サルコイドーシスの副腎皮質ステロイド治療．眼紀，53：444-447，2002

[Vogt-小柳-原田病]

10) Yamaki K, et al：Tyrosinase family proteins are antigens specific to Vogt-Koyanagi-Harada disease. J Immunol, 165：7323-7329, 2000

11) 大野重昭：第96回日本眼科学会総会宿題報告「免疫と眼」-眼疾患の免疫遺伝学的研究．日眼会誌，96：1558-1579，1992

12) 岩永洋一，望月 学：Vogt-小柳-原田病の薬物療法．眼科，47：943-948，2005

[視神経炎]

13) Beck RW, et al：High- and low-risk profiles for the development of multiple sclerosis within 10 years after optic neuritis : experience of the optic neuritis treatment trial. Arch Ophthalmol, 121：944-949, 2003

14) 抗アクアポリン4抗体陽性視神経炎診療ガイドライン作成委員会：抗アクアポリン4抗体陽性視神経炎診療ガイドライン．日眼会誌，118：446-460，2014

15) Beck RW, et al：A randomized, controlled trial of corticosteroids in the treatment of acute optic neuritis. The Optic Neuritis Study Group. N Engl J Med, 326：581-588, 1992

第2部 各疾患別ステロイドの使い方

10. 耳鼻咽喉科疾患

田中翔太，増山敬祐

総論

◆ はじめに

　耳鼻咽喉科・頭頸部外科領域では次の3つの目的でステロイドを使用することが多い：①好酸球性炎症の抑制（アレルギー性鼻炎，好酸球性副鼻腔炎，好酸球性中耳炎など），②末梢神経障害の改善（突発性難聴，顔面神経麻痺，嗅覚障害など），③感染症による気道狭窄の改善（急性喉頭蓋炎，扁桃周囲膿瘍など）．本項では，これらの中からアレルギー性鼻炎と突発性難聴について解説する．

◆ アレルギー性鼻炎

　アレルギー性鼻炎の治療法は抗原の除去・回避，薬物療法，アレルゲン免疫療法，手術療法に大別される．抗原の除去・回避は，有効な方法ではあるが，抗原の完全な除去は不可能であり，抗原回避が必要であるということ自体が，患者のQOLを低下させてしまうという問題もある．アレルゲン免疫療法は，治癒または長期寛解を期待できる唯一の方法であるが，用いられるアレルゲンの種類は限られ，治療期間は少なくとも3～5年と長期にわたる．手術療法は，症例によっては非常に有効であるが，侵襲の大きな治療方法であり，薬物療法に抵抗性の重症例に限って行われるべきである．薬物療法はあくまでも対症療法ではあるが，薬剤の種類，投与経路，投与時期，併用方法を適切に選択することにより，有効性と安全性と経済性を両立させた治療が可能である．

　薬物治療として現在最も高い頻度で使用されている薬剤は，**内服抗ヒスタミン薬，内服抗ロイコトリエン薬，鼻噴霧用ステロイド**の3種類である．これまでそれら3種類の有効性を比較した多くの臨床試験が行われており，鼻症状に対する有効性は，**鼻噴霧用ステロイドが最も高い**と報告されている．そのため，近年欧米で発表されたEBMに則ったガイドラインでは，鼻噴霧用ステロイドが第1選択薬とされている．本項では，アレルギー性

鼻炎に対して最も有効な鼻噴霧用ステロイドを中心とし，ステロイド治療全般に関して概説する．

◆突発性難聴

　突発性難聴は突然発症する感音難聴である．循環障害，ウイルス感染，免疫異常などが原因として考えられているが，その病態はいまだ不明であり，治療法も確立されていない．診断基準としては，厚生労働省難治性聴覚障害に関する研究班によって2015年に改訂された基準が使用されている．欧米では，隣り合う3周波数で各30 dBHL以上の難聴が72時間以内に生じたとする基準が一般的であり，本邦の基準も国際的な基準に合わせるように改訂された．

　突発性難聴に対するエビデンスに基づいた推奨医療を提供することを目的として，2012年にAAO-HNS（American Academy of Otolaryngology-Head and Neck Surgery）によって突発性難聴の診断ガイドラインが発表された．診断，治療に関する13の推奨項目と推奨度が示されているが，一次治療としてrecommendationといえるものはない．一次治療としてのステロイドの推奨度は投与法によらずoptionに留まっているが，ほかに有効な選択肢がないため，突発性難聴の治療の中心は以前と変わらずステロイドである．また，サルベージ治療としての**ステロイド鼓室内投与**がrecommendationとされており，広く行われるようになってきている．

1. アレルギー性鼻炎

免疫異常からみた疾患の特徴とステロイドが効くメカニズム

　アレルギー性鼻炎とは，鼻粘膜におけるⅠ型のアレルギー反応である．感作陽性者が抗原を吸入すると，鼻粘膜のマスト細胞上に結合したIgEが抗原によって架橋され，マスト細胞内に貯蔵されていた種々の炎症性メディエーターが放出される．そのなかでヒスタミンやプロスタグランディンD_2は知覚神経終末や血管へ直接作用し，即時相反応（くしゃみ，水用性鼻漏，鼻閉）を引き起こす．即時相反応に並行して，マスト細胞表面ではアラキドン代謝により脂質メディエーター（ロイコトリエン，トロンボキサン，血小板活性化因子）が産生され，Th2リンパ球，上皮細胞，線維芽細胞などからはサイトカイン・ケモカインが産生される．これらの炎症性メディエーターにより，活性型好酸球を中心とした種々の炎症細胞浸潤が惹起され，炎症性の粘膜腫脹を主体とした遅発相反応が抗原曝露後6～10時間後に形成される．

　ステロイドの抗炎症作用は強力で，前述の即時相にも遅発相にも効果を示す．対象となる細胞はマスト細胞だけでなく，免疫担当細胞であるTh2細胞や形質細胞や好酸球，非免疫担当細胞である上皮細胞や線維芽細胞と非常に幅広い．炎症を抑える機序も，①マスト細胞からの脱顆粒を抑制することでアラキドン酸代謝を抑制する，②Th2細胞からのサイトカインやケモカインの産生を抑制することで形質細胞からのIgE産生も抑制する，③好酸球のアポトーシスを誘導し，鼻粘膜組織への炎症細胞浸潤を抑制する，など多岐にわたる．これらの結果として，アレルギー性鼻炎の主症状である鼻汁，くしゃみ，鼻閉すべてに効果を発揮することとなる．

処方のポイント

　本項作成にあたっては，次の3つのガイドラインを主に参考にしている：① 国際的なガイドラインの基準である「Allergic Rhinitis and its

Impact on Asthma (ARIA) guidelines：2016 Revision」（以降ARIA2016）[1]，②EBMに則って作成されたガイドラインとしては最も新しい，「2015年版American Academy of Otolaryngology-Head and Neck Surgery Foundation（AAO-HNSF）Clinical Practice Guideline：Allergic Rhinitis（以降AAO-HNSF2015）」[2]，③本邦にて出版された2016年版「鼻アレルギー診療ガイドライン―通年性鼻炎と花粉症―」（以降鼻アレルギー診療ガイドライン2016）[3]．

❶ アレルギー性鼻炎に対するステロイドの投与経路

アレルギー性鼻炎の治療として用いられるステロイドには，①筋肉内注射，②経口投与，③鼻腔内投与と3つの投与経路が存在する．

❶ 筋肉内注射

以前は，デポステロイドのシーズン前1回筋肉内注射が行われていたが，現在ではほとんど行われることはなくなっている．

ARIA2016でも，ステロイドの筋肉内注射は鼻噴霧用ステロイドに比べて効果が低く，重大な副作用を引き起こす可能性があるため，使用することは推奨できないとしている．鼻アレルギー診療ガイドライン2016では，全身ステロイドの一種としてとり上げられてはいるが，治療薬の選択肢には含まれていない．

❷ 経口投与

経口ステロイド（ベタメタゾン）と鼻噴霧用ステロイド（モメタゾンフランカルボン酸）の効果を比較した研究では，鼻症状に対する両者の効果には差がなかったと報告されている．より副作用が生じにくい鼻噴霧用ステロイドに比した有用性が証明されていないため，AAO-HNSF2015では，初期治療として経口ステロイドは勧められないとされている．

一方，鼻噴霧用ステロイドでコントロールできない重症例に対して，ステロイドの経口投与が処方されることがある．ARIA2016では，エビデンスレベルは低いものの，鼻噴霧用ステロイドなどほかの治療方法では鼻症状や眼症状がコントロールできない場合に限って，短期間の内服ステロイドを推奨するとしている．本邦では，ベタメタゾンと抗ヒスタミン薬（d-クロルフェニラミンマレイン酸塩）の配合剤である，セレスタミン®が広く用いられてきた．しかしながら，いずれのガイドラインでも，副作用の

発現率が高い第1世代抗ヒスタミン薬は使用すべきではないとしており，第1世代抗ヒスタミン薬であるd-クロルフェニラミンマレイン酸塩を含むセレスタミン®の使用は推奨できない．鼻アレルギー診療ガイドライン2016では，適切な投与量や投与方法に関するデータは不足していると銘打ったうえで，処方の例として**プレドニゾロン20〜30 mg/日の1週間以内の短期投与**を提案している．

❸ 鼻腔内投与

数多くの二重盲検ランダム化比較試験において，鼻噴霧用ステロイドはプラセボに比べ，アレルギー性鼻炎患者の鼻症状や眼症状を優位に抑制し，QOLや睡眠を改善させると報告されている[4]．また，総論でも述べたように，鼻噴霧用ステロイドはその他の薬剤に比べて有効性に優り，安全性も高い．そのため，ARIA2016やAAO-HNSF2015では，**アレルギー性鼻炎に対する薬物治療の第1選択は鼻噴霧用ステロイドである**としている．

しかしながら，こういった医学的な事実はあるものの，薬物の鼻腔内投与よりも経口投与を好む患者も実際に存在する．経口抗ヒスタミン薬を好む患者の場合は，コンプライアンス維持のために，初期治療として第2世代経口抗ヒスタミン薬を用いることは問題ないとしている．一方，鼻アレルギー診療ガイドライン2016では，種々の薬物と鼻噴霧用ステロイドは同列に扱われており，どの薬剤が第1選択とは決められていない．2016年版からは，鼻噴霧用ステロイドが初期療法の1つとしてようやく記載されるようになったが，今後は本邦のガイドラインでもEBMに則った薬剤の順位付けがなされることを期待したい．

以降は，鼻噴霧用ステロイド使用の実際について述べる．

❷ アレルギー性鼻炎に対する鼻噴霧用ステロイド投与の実際

❶ 本邦において使用可能な薬剤と投与量

本邦において使用可能な鼻噴霧用ステロイドは表1にあげた5種類がある．各薬剤間の効果の優劣は証明されていないため，投与回数の違いや使用感の違いにより，患者の好みに合わせて薬剤選択をする．

一般的には1日1回投与の薬剤が好まれる傾向にあり，モメタゾンフランカルボン酸エステル水和物（ナゾネックス®）やフルチカゾンフランカルボン酸エステル（アラミスト®）が多く使用されている．

●アレルギー性鼻炎

表1 本邦において使用可能な鼻噴霧用ステロイド（後発医薬品は除く）

商品名	一般名・用量
リノコート®	ベクロメタゾンプロピオン酸エステル 成人：1日2回，各鼻腔内へ1回1噴霧ずつ，1噴霧あたり25μg
フルナーゼ®	フルチカゾンプロピオン酸エステル 小児：1日2回，各鼻腔内へ1回1噴霧ずつ，1噴霧あたり25μg 成人：1日2回，各鼻腔内へ1回1噴霧ずつ，1噴霧あたり50μg
ナゾネックス®	モメタゾンフランカルボン酸エステル水和物 小児：1日1回，各鼻腔内へ1回1噴霧ずつ，1噴霧あたり50μg 成人：1日1回，各鼻腔内へ1回2噴霧ずつ，1噴霧あたり50μg
アラミスト®	フルチカゾンフランカルボン酸エステル 小児：1日1回，各鼻腔内へ1回1噴霧ずつ，1噴霧あたり27.5μg 成人：1日1回，各鼻腔内へ1回2噴霧ずつ，1噴霧あたり27.5μg
エリザス®	デキサメタゾンシペシル酸エステル 成人：1日1回，各鼻腔内へ1回1噴霧ずつ，1噴霧あたり200μg

小児適応のある薬剤は，成人と分けて記載している．

処方例　アレルギー性鼻炎に対するステロイド

ナゾネックス®　1回2噴霧　1日1回
アラミスト®　1回2噴霧　1日1回

---

❷ 副作用

　鼻噴霧用ステロイドで認められる副作用の大半は局所的なものであり，**軽度の鼻内刺激感，乾燥感，灼熱感，鼻出血**などがある．短期間の使用では，鼻出血の発生率はプラセボ薬と有意差を認めないが，長期間使用による発生率の増加が報告されている．鼻出血を減らすためには，**鼻中隔には当てないように，やや外側に向けて噴霧する**ことが重要である．

　全身的な副作用として，小児の通年性鼻炎に対する長期間使用例では，成長に対する悪影響が心配されることが多い．長期間使用の成長に対する影響を検討した研究では，バイオアベイラビリティーの低いフルチカゾンプロピオン酸エステルやモメタゾンフランカルボン酸エステル水和物では影響がなかったという報告がなされているが，ベクロメタゾンプロピオン酸エステルでは，軽度の成長速度の低下が報告されている（2014年には，小児に対するフルチカゾンフランカルボン酸エステルの52週投与で，わずかな成長速度抑制があったことが報告されている．しかし，薬剤の使用量が通常の小児投与量の倍量であり，通常投与量での成長速度に対する影

響はわかっていない）．これらの結果を受けて，AAO-HNSF2015では，小児に対して鼻噴霧用ステロイドを連用する場合は，成長に対する悪影響が報告されていない薬剤を選択するのが良識的ではないかとしている．

❸ 投与のタイミングと期間

通年性アレルギー性鼻炎と季節性アレルギー性鼻炎では，薬剤の投与タイミングや期間に違いがあるため，それぞれ分けて考える必要がある．

❶ 通年性アレルギー性鼻炎

一年を通して同じように症状があるのであれば，継続使用する方が高い効果を期待できるため，基本的には鼻噴霧用ステロイドを一年中使用することが推奨される．しかし，症状が強い時期と弱い時期がある症例で，症状が弱い時期には薬物治療を希望しない場合も想定される．そのような症例では，季節性アレルギー性鼻炎と同じような対応も検討してもよい．

❷ 季節性アレルギー性鼻炎

鼻噴霧用ステロイドは，症状のピークを迎えてから使用するよりも，花粉の飛散前から使用した方が高い効果を得られるという報告がある[5]．花粉の飛散前から使用するべきなのか，飛散開始直後にはじめるべきなのか，症状出現直後からでもよいのか，というところははっきりしていないが，鼻アレルギー診療ガイドライン2016では，花粉飛散予測日または症状が少しでも現れた時点で使用を開始することを推奨している．使用終了のタイミングに関しては，明確な基準はない．原因抗原が判明している場合は，花粉の本格飛散が終了する時期が1つの目安である．

❹ 効果判定と追加薬剤

鼻噴霧用ステロイドの効果は，**投与開始後3～36時間の間に出現する**と報告されている．そのため，明確な基準はないものの，長くても1週間経過すれば治療効果は最大になっていると考え，その時点で効果判定をするのが妥当であろうとAAO-HNSF2015では述べている．

➡ 効果がなかったら

それでは，鼻噴霧用ステロイド単独では鼻症状の改善が不十分な場合，どういった治療を追加するのが妥当なのだろうか．本邦においては内服抗

ヒスタミン薬や抗ロイコトリエン薬を併用することが多く，鼻アレルギー診療ガイドライン2016でもそれらの薬剤が推奨されている．しかし，鼻噴霧用ステロイドにそれらの薬剤を追加しても，鼻症状に対する効果の増強が見込めないという報告が大半であり，AAO-HNSF2015ではそれら薬剤の併用は推奨されないとしている．ただし，鼻症状以外の改善を目的としている場合は，それらの薬剤を併用するメリットもあり，別個に考えるべきである（咽喉頭・皮膚・眼の掻痒感に対する抗ヒスタミン薬や，喘息合併に対する抗ロイコトリエン薬など）．

一方，点鼻抗ヒスタミン薬の追加は有効であるという報告が多数なされており，AAO-HNSF2015ではこの薬剤の追加を推奨している．本邦では非鎮静性の点鼻抗ヒスタミン薬が市販されていないため，今後単剤か鼻噴霧用ステロイドとの合剤として発売されることが期待される．また，点鼻血管収縮薬の併用も有効であるという報告が多く，こちらも併用薬剤として推奨されている．ただし，薬剤性鼻炎の発生を防ぐため，使用期間は3日以内としている．

最後に

これまで述べてきたように，鼻噴霧用ステロイドは，アレルギー性鼻炎に対する治療薬として，非常に高い有効性と安全性を有している．今後は日本のガイドラインもEBMに則って作成され，鼻噴霧用ステロイドが第1選択として記載されることを期待したい．また，罹患率が高い疾患であるので，日本の医療費を無駄に増やさないためにも，併用療法としての有効性が否定されている薬剤を漫然と追加することは慎みたいところである．

2. 突発性難聴

免疫異常からみた疾患の特徴とステロイドが効くメカニズム

　突発性難聴の診断には，厚生労働省難治性聴覚障害に関する研究班によって2015年に改訂された基準（**表2**）にあるように，①突然発症であること，②高度感音難聴であること，③原因不明であること，が不可欠である[6]．

　一般的には，ウイルス感染や循環不全が原因として想定されているが，定義上から原因が判明したものは除外されてしまうので，疾患のメカニズムを論じるのは困難な疾患概念となっている．疾患のメカニズムが判明し

表2　突発性難聴診断基準

主症状
1. 突発発症
2. 高度感音難聴
3. 原因不明
参考事項
1. 難聴（純音聴力検査での隣り合う3周波数で各30 dB以上の難聴が72時間以内に生じた）
(1) 急性低音障害型感音難聴と診断される例を除外する
(2) 他覚的聴力検査またはそれに相当する検査で機能性難聴を除外する
(3) 文字どおり即時的な難聴，または朝，目が覚めて気づくような難聴が多いが，数日をかけて悪化する例もある
(4) 難聴の改善・悪化の繰り返しはない
(5) 一側性の場合が多いが，両側性に同時罹患する例もある
2. 耳鳴
難聴の発生と前後して耳鳴を生ずることがある
3. めまい，および吐気・嘔吐
難聴の発生と前後してめまい，および吐気・嘔吐を伴うことがあるが，めまい発作を繰り返すことはない
4. 第8脳神経以外に顕著な神経症状を伴うことはない
診断の基準：主症状の全事項をみたすもの

（文献6より引用）

ていないため，ステロイドが効果を及ぼすメカニズムも明確にはなっていない．

処方のポイント

本項作成にあたっては，2012年にAAO-HNS（American Academy of Otolaryngology-Head and Neck Surgery）によって作成された突発性難聴のガイドライン（以降AAO-HNS2012）[7] ガイドラインを主に参考にしている．

❶ 突発性難聴に対するステロイドの投与経路

突発性難聴の治療として用いられるステロイドには，①全身投与（経口，経静脈），②鼓室内投与の2つの投与経路が存在する．

❶ 全身投与

AAO-HNS2012では，信憑性のあるシステマティックレビューとしてCochrane review（2006年発表，2009年アップデート）とConlinやParnesらのレビュー（2007年発表）[8] がとり上げられ，ステロイドの全身投与の有効性は明らかではないと結論づけられていた．その後Cochrane reviewが2013年に再度アップデートされ[9]，Crane達によるレビュー[10] が2015年に発表されたが，ステロイド全身投与のプラセボに対する優位性は証明できないという結論は変わっていない．これらの結果を受けてステロイドの全身投与は行われていないかというと，ほかに有効な手立てもないためAAO-HNS2012ではoptionという扱いで推奨されている（表3）．

❷ 鼓室内投与

一次治療としてのステロイド鼓室内投与は，全身投与と比較したRCTやシステマティックレビューにて非劣性であることが報告されている．そのため，AAO-HNS2012では，一次治療としてのステロイド鼓室内投与は，全身投与と効果は同等とされている．しかし，一般的には全身投与の方が簡便であるため，糖尿病などの併存症のため全身投与が難しい症例に対して行なわれるのが一般的である．また，鼓室内投与と全身投与の併用は，全身投与単独と治療効果に差がないという報告がなされており推奨されていない．

表3 エビデンスに基づいた声明のまとめ（AAO-HNS2012）

突発性難聴患者のマネージメント（エビデンスに基づいた声明）			推奨度
診断	推奨項目1	伝音難聴の除外	Strong recommendation
	推奨項目2	調整因子	Recommendation
	推奨項目3	CT	Strong recommendation against
	推奨項目4	聴力検査による感音難聴の確認	Recommendation
	推奨項目5	血液検査	Strong recommendation against
	推奨項目6	後迷路性難聴の除外	Recommendation
共有意思決定	推奨項目7	患者教育	Strong recommendation
治療	推奨項目8	一次治療としてのステロイド	Option
	推奨項目9	高圧酸素療法	Option
	推奨項目10	その他の薬物療法	Recommendation against
	推奨項目11	サルベージ治療（ステロイド鼓室内投与）	Recommendation
経過観察	推奨項目12	治療結果の評価	Recommendation
	推奨項目13	リハビリテーション	Strong recommendation

（文献7より引用）

一方，**一次治療で効果が認められなかった症例に対する鼓室内投与は有効である**と報告されており，AAO-HNS2012サルベージ治療として推奨されている（表3）．

❷ 突発性難聴に対するステロイド投与の実際

❶ 全身投与

エビデンスのある治療法が確立していないため，施設ごとにステロイドの種類，投与量，投与期間は異なっている．

一般的には経口投与されることが多く，プレドニゾロンであれば30〜60 mg/日から，デキサメタゾンであれば8 mg/日から，1〜2週間かけて漸減する方法が用いられる．聴力障害が高度の場合や糖尿病や感染症などの合併症がある場合は，入院したうえでの静脈内投与を考慮されることが多い．投与量や投与期間は経口投与とほぼ同等である．

2週間以内に投与する方が効果は高く，4〜6週経過してからの投与では効果は期待できないとされている．薬剤の種類，量，投与期間による治療効果の違いは示されていない．

> **処方例** 突発性難聴に対するステロイド
>
> プレドニン® 5 mg錠 1回6錠 1日2回 朝昼食後
> ＊1週間かけて漸減．

❷ 鼓室内投与

一次治療として行う場合でも，サルベージ治療として行う場合でも投与方法に大きな違いはない．報告によって投与方法はさまざまであるが，本邦においては，投与薬剤はデキサメタゾンが選択されることが多い．

実際の手順は，

①鼓膜麻酔を施行

②25 or 23 Gのカテラン針を用いて，デキサメタゾンを0.2〜0.5 mL鼓室内に注入（座位もしくは側臥位）

③15〜30分間嚥下を禁止した状態で患側を上にして側臥位を維持する

のように行われることが一般的である．注入前に脱気用の空気穴を開けた方が投与はしやすく，鼓膜の穿刺部位は前上方としていたり，正円窓方向としていたりさまざまである．投与頻度は週1回，週2回，毎日とあるが，**投与回数は4回前後が一般的**である．一時的な合併症としては，耳閉感，めまい，耳漏などがあり，永久穿孔をきたすこともあるので注意が必要である．

ケーススタディ

症例 75歳男性．9月6日にヘッドホンで音楽を聴こうとした時，左耳が全く聞こえないことに気がつき，近医耳鼻科診療所を受診した．鼓膜所見には異常がなく，純音聴力検査では左耳の高度感音難聴を認め，突発性難聴の診断で当科へ紹介となった．9月8日に当科初診となり，純音聴力検査では水平型の左感音難聴（5周波数平均85 dB）を認め（図），突発性難聴（Grade 3）と診断した．併存症として重度の糖尿病があったため，デキサメタゾンの鼓室内投与を行う方針となった．

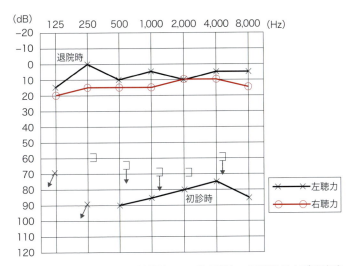

図 ケーススタディ（突発性難聴，75歳 男性）：初診時および退院時の純音聴力検査結果

初診時水平型左高度感音難聴を認める．退院時は左聴力は右とほぼ等しく改善している．

治療 デキサメタゾン（デカドロン®注射液3.3 mg）の鼓室内投与を週1回，4週間にわたり施行した．治療開始後数日から自覚症状が徐々に改善し，最終投与後1週間の検査時には健側とほぼ同程度まで回復した（図）．

おわりに

突発性難聴はさまざまな原因によって急速に生じた感音難聴の総称であり，一元的に治療し，治療効果判定をすることには限界がある．自然経過で改善する症例があることや，報告によってステロイドの種類，投与量，投与期間が異なることも，治療効果の評価を難しくしている一因である．現状としては，患者にリスクとベネフィットを伝えたうえで，ステロイドを適正に使用していく他には選択肢がないと思われる．最近ではIGF-1の鼓室内投与や経口投与の有効性が報告されており，突発性難聴の予後を改善させうる新規治療の開発に期待がもたれている．

文 献

[アレルギー性鼻炎]

1) Brozek JL, et al：Allergic Rhinitis and its Impact on Asthma (ARIA) guidelines：2016 revision. J Allergy Clin Immunol, 140：950-958, 2017

2) Seidman MD, et al：Clinical practice guideline：Allergic rhinitis. Otolaryngol Head Neck Surg, 152：S1-S43, 2015

3)「鼻アレルギー診療ガイドライン―通年性鼻炎と花粉症― 2016年（改訂第8版）」（鼻アレルギー診療ガイドライン作成委員会/編），ライフ・サイエンス，2016

4) Rodrigo GJ & Neffen H：Efficacy of fluticasone furoate nasal spray vs. placebo for the treatment of ocular and nasal symptoms of allergic rhinitis：a systematic review. Clin Exp Allergy, 41：160-170, 2011

5) Higaki T, et al：Early interventional treatment with intranasal corticosteroids compared with postonset treatment in pollinosis. Ann Allergy Asthma Immunol, 109：458-464, 2012

[突発性難聴]

6) 小川 郁，宇佐美真一：急性高度難聴の診断基準改訂について．Audiol Jpn, 58：471-472, 2015

7) Stachler RJ, et al：Clinical practice guideline：sudden hearing loss. Otolaryngol Head Neck Surg, 146：S1-35, 2012

8) Conlin AE & Parnes LS：Treatment of sudden sensorineural hearing loss：I. A systematic review. Arch Otolaryngol Head Neck Surg, 133：573-581, 2007

9) Wei BP, et al：Steroids for idiopathic sudden sensorineural hearing loss. Cochrane Database Syst Rev, ：CD003998, 2013

10) Crane RA, et al：Steroids for treatment of sudden sensorineural hearing loss：a meta-analysis of randomized controlled trials. Laryngoscope, 125：209-217, 2015

11. 感染症

青柳哲史，賀来満夫

総論

◆はじめに

感染症に対しては，ステロイドの使用を避けた方がいいという考え方が一般的である．その理由として，ステロイド投与が好中球やマクロファージの遊走能，貪食能および殺菌能を抑制し微生物の排除を遅らせる点，ステロイド投与による免疫抑制が新たな感染症を引き起こす可能性，加えて耐糖能異常や電解質異常など副作用を危惧する点などがある．

◆感染症におけるステロイド投与の有効性

微生物の排除と生体の免疫応答が適切なバランスを保てれば，感染は自然と収束に向かう．しかし，侵入した微生物に対する生体の過剰な免疫応答の結果，敗血症，急性肺傷害（ARDS）など重症病態を呈する．ステロイド投与は，微生物に対する生体の過剰な免疫応答を抑制し，臓器傷害を軽減するという考えで，さまざまな感染症での有効性が検討されてきた．

特に細菌性市中肺炎に対するステロイド投与のRCTは1950年代から行われている．2015年にSiemieniuk[1]らやHorita[2]らは市中肺炎のステロイド投与の有効性についてシステマティックレビューを発表した．いずれの論文も，ステロイド投与が市中肺炎によるすべての入院患者の死亡率を有意に抑制するものではないが，入院期間や病状の安定化までの期間を有意に短縮する．一方，集中治療ケアが必要な症例では，ステロイド投与が有意に死亡率を抑制し，ARDSへの移行を抑制する．以上より市中肺炎による入院患者へのステロイド投与は，重症例に限って行ってもいいかもしれないが，ルーチンの使用は推奨されない．しかし，研究によってステロイドの種類や投与期間が異なる点，肺炎の重症度と評価を行うタイミングにバラつきがある点からも，さらなる検討は必要であり，肺炎治療におけるステロイド投与は一定の見解を得ていない．

感染症におけるステロイド投与の有効性を評価した表をしめす（表）[3]．

表 感染症におけるステロイド投与の有効性(5段階評価)

ステロイド投与の有効性	疾患
1. 有効性あり,死亡率の改善あり	細菌性髄膜炎 結核性髄膜炎 結核性心外膜炎 亜急性甲状腺炎 破傷風 ニューモシスチス肺炎中等〜重症例
2. 有効性あり,長期的に見れば有効性あり	化膿性関節炎
3. 有効性あり,臨床症状を緩和する	帯状疱疹 伝染性単核球症 急性喉頭蓋炎(クループ) 肺炎球菌性肺炎(ICU以外) 咽頭炎 蜂巣炎 慢性中耳炎 脳嚢虫症 肺結核 リンパ節―気管支結核 結核性胸膜炎
4. 有効性が無い,もしくは確実ではない	急性気管支炎(RSV) ウイルス性出血熱 百日咳 重症の市中肺炎(ICU)
5. 有害である	ウイルス性肝炎 脳マラリア

ICU:intensive care unit, RSV:respiratory syncytial virus
(文献3を参考に作成)

　細菌性髄膜炎,ニューモシスチス肺炎,結核性髄膜炎などの疾患でステロイド投与が死亡率を改善し,これらの疾患で抗菌薬投与に加えステロイド投与が推奨される.また,ステロイド投与による症状緩和を認める感染性疾患も多くあり,急性感染症における短期ステロイド投与は必ずしも有害とはならないことが多い.しかし,一般的な感染症診療において,感染臓器・病原微生物を確実に把握し,検出された病原微生物に対する適切な抗菌薬を使用することが大原則であり,ステロイド投与はあくまで補助療法であることを忘れてはならない.

　本項では,抗菌薬投与に加えステロイド投与のエビデンスの確立している疾患「細菌性髄膜炎」と「ニューモシスチス肺炎」について個別に解説を行う.

1. ニューモシスチス肺炎

免疫異常からみた疾患とステロイドが効くメカニズム

　ニューモシスチス肺炎（Pneumocystis pneumonia：PCP）は *Pneumocystis jirovecii* という微生物を原因に，主に細胞性免疫が顕著に低下した者に生じる日和見感染症の1つである．特に AIDS 指標疾患のなかで最も遭遇機会の多い疾患であるが，その他ステロイドや免疫抑制薬の長期使用，抗 TNF-α 抗体などの生物学的製剤の使用，悪性腫瘍（特に血液腫瘍），骨髄/臓器移植などさまざまな免疫不全状態が PCP を発症するリスクファクターとなる．

　P. jirovecii は肺に感染した後に Type-1 肺胞上皮細胞に感染するが直接的な組織傷害性をほとんどもたない．病原体の排除には肺胞マクロファージ（Mφ）の関与のみでは十分ではなく，CD4＋T リンパ球から分泌される IFN-γ や CD8＋T リンパ球から分泌される TNF-α による肺胞 Mφ の活性化，および好中球の動員・貪食が生体防御において重要となる．一方，CD4＋T リンパ球の活性・細胞数が低下した場合に，病原体の排除が遅れることで好中球を中心とする過剰な免疫反応を惹起され，肺傷害を引き起こすと考えられている[4]．

　リウマチや悪性腫瘍などを基礎疾患に有する（non-HIV）PCP は，HIV を基礎疾患に有する PCP と比較し，検出される菌量が多く，急速の発症で肺傷害の程度が強く，予後不良であることが知られている[5]．基礎的なメカニズムとして non-HIV PCP では HIV PCP より免疫能が比較的保たれており，菌体に反応する免疫応答がより過剰になると考えられるが不明な点は多い．PCP は感染症としての抗菌薬投与に加え，**過剰な炎症を抑制し肺傷害を軽減する目的でステロイド投与を考慮する必要がある**．

　HIV PCP 症例でのステロイド投与の有効性についての検討は多くある．2015 Chochrane Library では7つの研究，2,029症例の検討で，HIV PCP 患者でステロイド投与が PCP 発症1カ月，4カ月後の死亡率を40％

減少させ，人工呼吸器の装着率を有意に抑制するという報告がある[6]．

ステロイド治療に踏み切るタイミング

　ニューモシスチス肺炎の治療に対して感染症の治療としてsulfamethoxazole-trimethoprim（ST）合剤が第一選択薬となる．用量はtrimethoprim換算で1回5 mg/kg，1日3〜4回内服を21日間行う．その他の治療薬に関していくつか推奨されている薬剤があるが，そちらに関しては成書を参照にされたい．

　前述のようにPCPにおけるステロイド投与の有用性はHIV PCP例でコンセンサスがある．具体的には患者の呼吸状態が，酸素投与を行わずに動脈血液ガス検査でPaO_2＜70 mmHgあるいはAlveolar-arterial O_2 gradient（$AaDO_2$）≥35 mmHgの中等症〜重症例でステロイド投与が推奨される[7]．一方，non-HIV PCP例におけるステロイド投与についてガイドラインは存在しないが，HIV PCP例より重症化することが多く，PCPによる肺傷害が菌体排除に関連する生体の過剰な免疫応答であると考えられており，non-HIV PCP例でも上記呼吸状態のクライテリアを満たす例でステロイド投与を行った方がいいとする意見も多い．

処方のポイント

　ステロイドの投与は，*P. jirovecii*に対する有効な抗菌薬投与下で行われるべきである．また，血液ガス検査で上記基準を満たせば抗菌薬投与後72時間以内にステロイド投与を行うことを推奨する．

処方例　HIVを含むPCP例

1〜5日目	プレドニゾロン	1回40 mg	1日2回内服
6〜10日目	プレドニゾロン	1回40 mg	1日1回内服
11〜21日目	プレドニゾロン	1回20 mg	1日1回内服

Point：内服できない場合は，静注メチルプレドニゾロンを経口プレドニゾロン量の75％量で投与する．経口，点滴の場合においても投与期間は合計21日間の投与を推奨する．

ステロイド非投与下におけるPCPの治療で，抗菌薬投与2～3日で**呼吸状態の増悪**を認める場合があるが，菌体排除のための生体の過剰免疫応答によるものと考えられている．このような状況下のステロイドの有効性は評価されていないが，ステロイド投与を考慮してもよいという意見もある．

▶ 効果がみられなかったら[8]

初期治療で用いた抗菌薬を投与して4～8日で呼吸状態の改善を認められない場合は治療失敗と判断するが，すでにステロイド投与が行われている例でのステロイド増量の有効性のエビデンスはない．ST合剤の内服困難例では点滴投与への変更，あるいはPCP治療に有効なほかの抗菌薬への変更を検討してもよい．

また，PCP症例の15％にほかの呼吸器日和見感染症を合併していることがあり，ほかの日和見感染症の評価も同時に行う必要もある．加えて，呼吸状態の増悪（頻呼吸，低酸素血症）を認める場合には人工呼吸器装着も検討する．

▶ 副作用が出たら

HIV PCP例においてステロイド投与による高血圧，高血糖，消化管出血，精神障害などの報告がある[7]が，HIVに伴った日和見感染症の増悪の報告は少ない．

一方，PCPの治療に用いられるST合剤の使用で皮疹，悪心・嘔吐など消化器症状，好中球減少症，発熱などの副作用があることを念頭に入れて治療を行う必要がある．

ケーススタディ

症例 55歳男性．

現病歴：入院3週間前より微熱および倦怠感があり，入院1週間前より歩行時の息切れを自覚するようになった．近医受診し胸部X線および胸部CT画像（図1）で両側びまん性粒状影およびすりガラス陰影を指摘され，間質性肺炎の診断でA病院に入院．職歴から過敏性肺臓炎を疑われ気管支肺胞洗浄（BAL）を含む気管支鏡検査を施行し，抗酸菌感染症を否定したうえでステロ

●ニューモシスチス肺炎

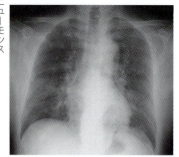
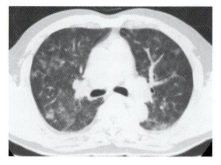

図1 HIVを基礎疾患に有するPCP症例の胸部X線（左）と胸部CT画像（右）

イドパルス療法を行った．しかし，その後も呼吸状態および胸部画像所見の悪化傾向があり，当院の感染症科に紹介となった．問診よりHIV感染を疑い，HIV抗体陽性（その後の確認検査でHIV確定）で当科入院となった．

経過：入院時の動脈血液ガス検査（room air）：pH 7.42, PaO_2 65.3 mmHg, $PaCO_2$ 35.0 mmHg, 血液検査：WBC 4,000/mm^3（CD4 50/mm^3），CRP 1.3 mg/dL, LDH 450IU/L, $β$-D gulcan 250 pg/mL, 喀痰の *P. jirovecii* PCR検査陽性であった．

治療 HIVを基礎疾患に有し，臨床的に低酸素血症および胸部画像ですりガラス陰影を認めることからPCPと判断した．入院後すみやかにST合剤（trimethoprim換算：320 mg）1回4Tを1日3回内服およびプレドニゾロン（PSL）1回40 mg 1日2回内服から開始した．6日目よりPSLの漸減投与を行いPSL 1回40 mg 1日1回，11日目よりPSL 1回20 mg 1日1回とし合計21日間の治療を行った．なお，HIVに対する抗HIV薬の投与はPCPの治療開始14日目より開始した．

解説 本症例では，HIVを基礎疾患に有するPCP症例で，入院時の動脈血液ガス検査でPaO_2＜70 mmHgと呼吸状態も悪く，ステロイド投与の適応があると判断された．PCPはAIDS日和見感染症のなかで遭遇頻度は高く，基礎疾患を有さない成人が息切れなど呼吸器症状を呈し，胸部画像上すりガラス陰影を認めるような場合はHIV感染の有無を評価する必要性がある．

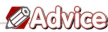

　PCPの診断において，BALで得られたサンプルのサイトスピン標本をWright-Giemsa染色やGrocott染色し菌体を確認し診断できる．しかし，呼吸状態含め全身状態の悪い患者においてBALを行うことは困難な状況が多い．β-D-glucanは *Pneumocystis* を含む多くの真菌の細胞壁成分であり，血液を用いたβ-D-glucan検査は真菌感染症の診断に広く使用されている．特にHIV感染症におけるPCPの診断においてβ-D-glucanの検査は非常に有用であり，高い感度を有することが報告されている．一方，non-HIV PCP例ではHIV PCP例と比較し感度が低いとの報告があり注意が必要である．近年，特にnon-HIV PCPの診断においてBAL，喀痰，咽頭ぬぐい液および血液サンプルを用いたPCR検査の有用性が多く報告されており，今後臨床の現場で広く使用が可能になることを望まれる．

2. 細菌性髄膜炎

免疫異常からみた疾患とステロイドが効くメカニズム

　細菌性髄膜炎の原因微生物は年齢により大きく異なるため，本項では成人の細菌性髄膜炎を中心にステロイド使用についての解説を行う．

　細菌性髄膜炎は内科的エマージェンシーな疾患で，時に全身性あるいは神経学的な合併症を有する．全身的な合併症として敗血症性ショック，播種性血管内凝固症候群（DIC），急性肺傷害（ARDS）などがあり，神経学的な合併症として知的機能障害，水頭症，てんかん，難聴などがある．細菌性髄膜炎における早期のステロイド治療は，難聴やその他の神経学的な合併症，あるいは一部の患者における死亡率を改善すると考えられ抗菌薬の補助療法として使用されてきた．

　基礎的なメカニズムとして，原因微生物に対する宿主の免疫応答で誘導されるTNF-α，IL-1，IL-6，IL-8など炎症性サイトカインが難聴や脳浮腫など神経学的合併症に関与する[9]．実際，細菌性髄膜炎の患者へのステロイド投与は，髄液圧，髄液/血清糖濃度比，髄液中のIL-6，IL-8，IL-10などサイトカイン濃度を非投与例と比較し有意に低下させる[10]．以上より細菌性髄膜炎におけるステロイド投与の意義は，過剰な炎症を抑制することで神経学的な合併症を減らすことである．

　細菌性髄膜炎におけるステロイド投与の死亡率へ及ぼす検討は，多く行われている．2015 Chochrane Libraryでは25の研究，4,121症例の検討で，成人・小児ともにステロイド投与はあらゆる原因微生物による細菌性髄膜炎の死亡率を改善しないとの報告がある[11]．原因菌別の解析で，ステロイド投与により *Streptococcus pneumoniae* による髄膜炎では有意に死亡率の抑制効果があるが，*Haemophilus influenzae* や *Neisseria meningitidis* による髄膜炎での死亡率改善効果を認めなかった．また，ステロイド投与による死亡率改善効果については，全身性の炎症反応を抑制することで，ARDS，ショックへの移行を予防している可能性もあるといわれて

いるが詳細なメカニズムは不明である．

ステロイド治療に踏み切るタイミング

細菌性髄膜炎は，治療開始時の状態が予後を決定し，治療の遅れと抗菌薬の選択ミスは避けなくてはならない．ステロイド投与は**抗菌薬の投与前に行うべきで，抗菌薬投与の後ではステロイド投与は行わない．ステロイド投与を行うタイミングは，髄膜炎を臨床的に疑った場合に，①髄液穿刺を行った直後，②CT撮影を行った後に髄液穿刺を行う場合，先に血液培養を採取した直後の2パターンがある**．図2に細菌性髄膜炎におけるステロイド投与のアルゴリズムを示す．

処方のポイント

前述のように，S. pneumoniaeによる髄膜炎でステロイド投与が死亡率および神経学的合併症を抑制することから，積極的にステロイドの使用が推奨される．H. influenzaeやN. meningitidisなどほかの病原体による細菌性髄膜炎では，ステロイド投与による有意差な死亡率の抑制効果を認めないが，死亡率の低下傾向があり，神経学的合併症を有意に抑制することから，細菌性髄膜炎の全ての症例でステロイドを積極的に使用するという意見もある．

一方，起因菌がS. pneumoniaeでないと判明した時点でステロイド投与を中止すべきという意見もある．本邦の「細菌性髄膜炎診療ガイドライン2014」で，成人におけるNon-S. pneumoniaeによる細菌性髄膜炎のステロイド投与の推奨度はグレードC（ステロイド投与を行うように勧める：レベルIV以上のエビデンスはないが，一定の医学的根拠がある）である[12]．

> **処方例** 細菌性髄膜炎の治療
>
> ＊初回投与は抗菌薬投与10～20分前に投与する．
> デキサメタゾン1回0.15 mg/kgあるいは1回10 mg　6時間ごとの静脈内投与，4日間

● 細菌性髄膜炎

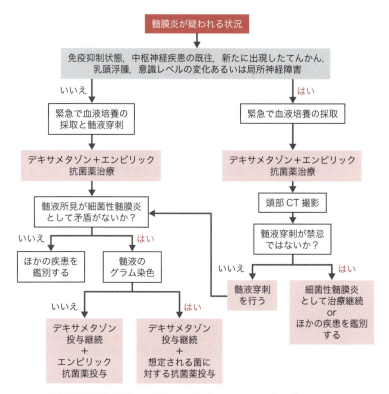

図2 細菌性髄膜炎を疑った場合のマネジメントアルゴリズム
(Up to date：Initial therapy and prognosis of bacterial meningitis in adults より引用)

➡ 中止のタイミング

髄液のグラム染色や髄液・血液培養で *S. pneumoniae* 以外の微生物が検出された場合，デキサメタゾン投与の中止を考慮してもいい．また，髄液検査で髄膜炎が否定された場合，無菌性髄膜炎と判明した場合はデキサメタゾン投与を中止する．

➡️ 副作用が出たら

細菌性髄膜炎症例のステロイド投与が再発性の発熱に関係するとの報告があるが，その他の副作用（消化管出血，反応性関節炎，心外膜炎，帯状疱疹，単純ヘルペス感染症，新たな真菌感染症や持続的発熱）に関して影響を及ぼさない[11]．

📋 ケーススタディ

症例 67歳女性．

現病歴：入院4日前から咽頭痛，咳が出現，近医受診し総合感冒薬が処方されていた．入院2日前から頭痛が出現，入院当日朝より発語の低下，反応性が鈍くなり当院受診．受診時，意識レベルGCS 4（JCS 100），39℃台の発熱，髄膜刺激症状（項部硬直，Kernig徴候）を認めた．

既往歴：糖尿病を指摘されていたが，治療歴はない．

生活歴：息子夫婦，3歳，5歳の孫と同居〔5歳児は7価肺炎球菌ワクチン（PCV）接種済み，3歳児は13PCV接種済み〕．その他：本人の23価肺炎球菌ワクチン（23PPSV）の摂取歴なし．

経過：髄膜炎が疑われ，すみやかに血液培養検査を施行し，直後にデキサメタゾン9 mg（0.15 mg/kg）投与を行い，続いてエンピリカルにカルバペネム系抗菌薬を髄膜炎治療量で投与した．頭部CT画像で頭蓋内病変を確認してから髄液穿刺を施行し，初圧250 mmH$_2$O（正常50〜180 mmH$_2$O），髄液の外観は淡黄色混濁，細胞数234/mm^3（多核球99％），タンパク472 mg/dL（正常≤45 mg/dL），髄液糖2 mg/dL／血糖202 mg/dL（比＜0.4）と細菌性髄膜炎を示唆する所見であった．グラム染色でグラム陽性双球菌を認め，入院翌日に培養検査で *S. pneumoniae* を検出，2日後に薬剤感受性試験でペニシリンGへ感受性を確認した（MIC＜0.1 mg/mL）．また，血液培養からも *S. pneumoniae* が検出された．加えて，前述の頭部CTで慢性副鼻腔炎を指摘されており，鼻汁培養でも *S. pneumoniae* が検出されている．

治療 肺炎球菌性髄膜炎の診断でデキサメタゾン1回9 mgを6時間ごと，4日間投与継続し，感受性結果を確認してペニシリン系抗菌薬に変更し合計14日間の抗菌薬投与を行い，後遺症なく軽快退院となった．

解説 本症例では，臨床経過・理学所見で髄膜炎を積極的に疑う状況である．頭部画像検索の前に髄液・血液培養検査を行った後，すみやかにデキサメタ

ゾンが投与され，加えてエンピリカルな抗菌薬投与が行われている．細菌性髄膜炎は治療介入が早期であればあるほど予後がよいことが知られている[13]．髄液検査や頭部画像検索を慎重に行うがあまり治療介入の時期を逸してはならない．疑った場合には，血液培養のみ採取しすみやかに躊躇することなく治療介入を行うことを推奨する．1回のデキサメタゾンおよび抗菌薬投与によるデメリットよりも，治療が遅れることによるデメリット（神経学的後遺症あるいは転帰）の方が大きい疾患であることを忘れてはならない．

Advice

本邦の細菌性髄膜炎の頻度は年間1,500人程度と推定され[12]，決して頻度の高い疾患でないが，積極的に疑わないと診断が困難な疾患の1つである．学童〜成人の細菌性髄膜炎の原因微生物で *S. pneumoniae* 頻度が最も高い．

2010年から小児で7PCVが導入され，小児の髄膜炎を含む侵襲性肺炎球菌感染症（invasive pneumococcal disease：IPD）の症例が減少し，2013年から13PCVが定期接種化された．一方，65歳以上の高齢者では，2000年以降一部の自治体が公費助成で23PPSVの接種を行っていたが，2013年より定期接種化された（現在，65歳以上の高齢者に13PCV接種は可能）．ワクチンカバー株による髄膜炎・IPD症例は減少傾向にあるが，ワクチンでカバーされない *S. pneumoniae* によるIPD症例が報告されており，今後の動向に注意が必要である．

文献

[総論]

1) Siemieniuk RA, et al：Corticosteroid Therapy for Patients Hospitalized With Community-Acquired Pneumonia：A Systematic Review and Meta-analysis. Ann Intern Med, 163：519-528, 2015
2) Horita N, et al：Adjunctive Systemic Corticosteroids for Hospitalized Community-Acquired Pneumonia：Systematic Review and Meta-Analysis 2015 Update. Sci Rep, 5：14061, 2015
3) McGee S & Hirschmann J：Use of corticosteroids in treating infectious diseases. Arch Intern Med, 168：1034-1046, 2008

[ニューモシスチス肺炎]

4) Thomas CF Jr & Limper AH：Pneumocystis pneumonia. N Engl J Med, 350：2487-2498, 2004
5) Limper AH, et al：Pneumocystis carinii pneumonia. Differences in lung parasite number and inflammation in patients with and without AIDS. Am Rev Respir Dis, 140：1204-1209, 1989

6) Ewald H, et al：Adjunctive corticosteroids for Pneumocystis jiroveci pneumonia in patients with HIV infection. Cochrane Database Syst Rev, : CD006150, 2015
7)「Guidelines for the Prevention and Treatment of Opportunistic Infections in HIV-Infected Adults and Adolescents」(The Centers for Disease Control and Prevention, the National Institutes of Health, and the HIV Medicine Association of the Infectious Diseases Society of America), 2013
http://www.wormsandgermsblog.com/files/2013/11/HIV-guidelines1.pdf
8) Sax PE, et al：Treatment and prevention of Pneumocystis infection in HIV-infected patients, Up To Date
https://www.uptodate.com/contents/treatment-and-prevention-of-pneumocystis-infection-in-hiv-infected-patients?source=see_link&sectionName=Corticosteroid%20regimen&anchor=H23512991#H23512922

[細菌性髄膜炎]
9) van Furth AM, et al：Roles of proinflammatory and anti-inflammatory cytokines in pathophysiology of bacterial meningitis and effect of adjunctive therapy. Infect Immun, 64：4883-4890, 1996
10) Mai NT, et al：Immunological and biochemical correlates of adjunctive dexamethasone in Vietnamese adults with bacterial meningitis. Clin Infect Dis, 49：1387-1392, 2009
11) Brouwer MC, et al：Corticosteroids for acute bacterial meningitis. Cochrane Database Syst Rev, : CD004405, 2015
12)「細菌性髄膜炎診療ガイドライン2014」(日本神経学会, 他/監), 南江堂, pp1-123, 2014
13) Aronin SI, et al：Community-acquired bacterial meningitis：risk stratification for adverse clinical outcome and effect of antibiotic timing. Ann Intern Med, 129：862-869, 1998

医薬品索引

（医薬品名，医薬品分類名）

数字・欧文

数字

- 5-ASA 製剤····· 268, 278, 279
- 5-アミノサリチル酸製剤·· 266
- 6-MP ······························· 275

C・D

- CsA ································· 269
- disease modifying antirheumatic drugs ····················· 97
- DMARDs ···················· 97, 99
- DMDs ····························· 250
- DPI ································· 184
- dry powder inhaler ······· 184

H〜N

- H_1 拮抗薬·························· 300
- HMG-CoA 還元酵素阻害薬 ································ 49, 57
- nonsteroidal anti-inflammatory drugs ····················· 97
- NSAIDs····· 49, 97, 108, 186, 259, 263

P〜U

- pMDI ······························ 184
- prednisolone ···················· 75
- pressurized metered-dose inhaler ····················· 184
- PSL···· 75, 77, 146, 278, 283
- RAS 系阻害薬················· 159
- ST 合剤····· 82, 148, 286, 354
- UDCA ···························· 283
- ursodeoxycholic acid····· 283

和文

あ

- アクロマイシン ············· 314
- アサコール ····················· 269
- アザチオプリン ············ 88, 216, 245, 275
- アザニン ························· 104
- アズマネックス ············· 182
- アドエア ·················182, 194
- アドレナリン ················· 187
- アニュイティ ················· 182
- アミノフィリン ············· 187
- アラミスト ···········341, 342
- アルメタ ························· 294
- アレグラ ························· 301
- アレロック ····················· 295
- アレンドロネート ············ 44
- アンテベート ················· 295
- アンブラーグ ···················· 96
- 胃粘膜保護薬 ···················· 49
- イノバン ···············300, 304
- イバンドロネート ············ 44
- イムセラ ························· 250
- イムラン ············88, 104, 275
- インスリン ························ 48
- インターフェロン ·········· 284
- ヴェノグロブリン ·········· 311
- ヴェノグロブリン IH········ 88
- ウステキヌマブ ············· 267
- ウルソ ···················283, 288
- ウルソデオキシコール酸 ·······················267, 283
- ウレパール ····················· 294
- エピネフリン ·········300, 304
- エピペン ························· 304
- エリザス ························· 342
- エレンタール ················· 282
- エンドキサン ···········81, 88, 89, 95, 149, 175, 223
- オマリズマブ ················· 302
- オルベスコ ····················· 182

か

- カイトリル ························ 95
- 外用薬 ····························· 291
- 活性型ビタミン D 製剤····44, 83
- カナキヌマブ··107, 108, 109
- 眼圧下降薬 ····················· 325
- 吸入ステロイド ·······182, 213
- キュバール ····················· 182
- グラチラマー酢酸塩········ 250
- クリーム ························· 290
- 経口糖尿病薬 ···················· 48
- 経口分子標的薬 ·············· 100
- 経口薬 ······························· 22
- ケナコルト-A ···················· 99
- 献血グロベニン-I ··········· 236
- 献血ベニロン ················· 232
- 抗アルドステロン製剤······· 54
- 抗アレルギー点眼薬 ·······················321, 322
- 抗ウイルス薬 ················· 254
- 抗菌薬 ····························· 322

抗血小板薬 159, 161	ジラゼプ 161	テクフィデラ 250
抗甲状腺薬 260	ジルテック 300	テトラサイクリン 314
抗コリンエステラーゼ薬 242	ジレニア 250	テリパラチド 44
抗精神病薬 50, 151	水溶性ハイドロコートン 193	デルモベート 295
抗線維化薬 198	水溶性副腎皮質ステロイド 325	糖尿病治療薬 32
抗ヒスタミン薬 343	ステラーラ 267	ドパミン 300, 304
抗リウマチ薬 99	生物学的製剤 97, 99, 279	ドライパウダー製剤 184
抗ロイコトリエン薬 344	セルセプト 81, 175	トリアムシノロンアセトニド 98
コパキソン 250	セルベックス ..49, 79, 87, 94	ドルナー 96
コメリアン 161	セレスタミン 340	トロンボポエチン受容体作動薬 125
コルヒチン 109	ゼンタコート 267	
	ソリタT3号 95	
さ	ソル・メドロール 80, 94, 193, 232, 250, 300, 304, 309, 311, 314, 330, 334	**な**
サイプレジン 331		ナゾネックス 341, 342
ザジテン 296	ゾレア 302	ナタリズマブ 250
サラゾスルファピリジン .. 268	ゾンネ 314	軟膏 290
サラゾピリン 268, 272		ニコチン酸アミド 314
サルブタモール 195	**た**	ネオーラル 88, 104, 149, 175, 238, 245
サルメテロール 182	タイサブリ 250	
散瞳薬 325, 327	タガメット 110	**は**
ジアフェニルスルホン 314	タクロリムス 88, 244, 271, 322	パピロックミニ 322
シクレソニド 182	ダナゾール 125	バファリン 96
シクロスポリン .. 88, 149, 151, 166, 175, 236, 238, 244, 269, 322	タリムス 322	バラシクロビル 254
	短時間作用性β₂刺激薬 ... 191	パルクス 96
シクロホスファミド ...88, 149, 151, 166, 175, 222	チウラジール 260	パルミコート 182
	注射薬 24	ビス製剤 57
持続性副腎皮質ステロイド 325	長時間作用性抗コリン薬.. 193	ヒスタミン 339
疾患修飾性抗リウマチ薬 97	長時間作用性β₂刺激薬 ... 193	非ステロイド性抗炎症薬... 49, 57, 97, 186, 259, 263
疾患修飾薬 250	貼付薬 290	ビスホスホネート製剤 44, 83, 260
ジピリダモール 161	デカドロン 51, 326	ビタメジン 334
シムビコート 182, 194	デキサメタゾン 51, 117, 124, 347	ヒドロキシクロロキン 81
シメチジン 110		

索 引 365

ヒドロコルチゾン 62
ヒュミラ 267
ピランテロール 182
ヒルドイド 293, 294
ビンカアルカロイド 125
ファムシクロビル 254
フィンゴリモド 250
フォサマック 260
ブデソニド 182, 267, 277
フマル酸ジメチル 250
プラケニル 81
フルオロメトロン 321, 322
フルタイド 182
フルチカゾン 182
フルチカゾンフランカルボン酸エステル 341
フルティフォーム 182
フルナーゼ 342
フルメトロン ..321, 322, 327
プレタール 96
プレディニン OD 149
プレドニゾロン 51, 60, 62, 75, 77, 107, 108, 110, 116, 123, 126, 128, 154, 159, 210, 218, 254, 259, 326, 334, 347, 354
プレドニン 51, 78, 79, 87, 89, 94, 98, 99, 103, 147, 166, 193, 210, 218, 223, 236, 244, 250, 254, 259, 270, 273, 282, 285, 288, 300, 308, 311, 313, 316, 326, 330, 334

プログラフ 81, 88, 89, 245
プロスタグランディン D_2 339
プロスタンディン 96
プロトゲン 314
プロトピック 295
プロトンポンプ阻害薬 83
プロレナール 96
ベクロメタゾン 182
ベタメタゾン
 .... 81, 321, 327, 331
ペルサンチン 161
ペンタサ 268, 282
ボアラ 294
ボスミン 300, 304
ボナロン 260
ホルモテロール 182

ま

マイザー 305
ミコフェノール酸モフェチル 175
ミゾリビン 149, 166
ミドリン 326, 327, 331
メストレキセート 88
メチコバール 334
メチルプレドニゾロン
 .... 80, 159, 231, 330, 334
メチルプレドニン 124
メトトレキサート
 .... 88, 99, 216

メルカゾール 260
免疫抑制点眼薬 323
免疫抑制薬 ...81, 88, 93, 104, 129, 159, 161, 166, 175, 198, 204, 210, 216, 244, 279, 319
モメタゾン 182
モメタゾンフランカルボン酸エステル水和物 341

や・ら

ヨードカリ 316
リアルダ 269
リセドロネート 44
リツキサン 82, 104, 150
リツキシマブ
 .... 125, 130, 150, 221
リノコート 342
リメタゾン 25
リンデロン
 .... 81, 321, 326, 327, 331
レニン - アンジオテンシン系阻害薬 159
レミケード 267
レルベア 182, 194
ロイケリン 275
ローション 290
ロキソニン 49
ロコイド 296

事項索引
（疾患名，重要語）

欧文

A

AAHS ················· 136
ABCアプローチ ············· 191
ACTH ·················· 60
acute inflammatory demyelinating polyneuropathy ················· 229
acute lymphoblastic leukemia ················· 116
acute motor axonal neuropathy ················· 229
acute myeloid leukaemia ················· 120
acute promyelocytic leukemia ················· 120
adrenocorticotropin ········ 60
AIDP ················· 229
AIDS ················· 127
AIH ············· 264, 283
AIHA ················· 127
ALL ················· 116
AMAN ················· 229
AML ················· 120
ANCA ··········· 91, 168, 221
ANCA-associated vasculitis ················· 168
ANCA関連血管炎 ············· 93, 168, 221
anti-C1q vasculitis ········ 91
Anti-glomerular basement membrane（antiGBM）disease ················· 91
anti-neutrophil cytoplasmic antibody ······· 91, 168, 221
APL ················· 120
aquaporin-4 ················· 248
ARDS ············· 351, 358
ARS ·················· 85
autoimmune associated hemophagocytic syndrome ················· 136
autoimmune hemolytic anemia ················· 127
autoimmune hepatitis ············· 264, 283
A型肝炎 ················· 287

B

bacteria associated hemophagocytic syndrome ················· 135
BAHS ················· 135
Bell麻痺 ················· 253
BHL ················· 219
bilateral hilar lymphadenopathy ················· 219
B型肝炎 ········ 115, 284, 287
B型慢性肝炎 ················· 284
B細胞リンパ腫 ············· 117

C

Campylobacter jejuni ····· 229
CAPS ················· 105
CD ············· 263, 276
Chapel Hill Consensus Conference 2012 ············· 92
CHOP療法 ················· 117
chronic inflammatory demyelinating polyneuropathy ················· 235
chronic lymphocytic leukemia ················· 127
chronic obstructive plumonary disease ····· 189
Churg-Strauss症候群 ····· 168
CIDP ················· 235
CINCA症候群 ············· 107
CLL ················· 127
CNSループス ·············· 82
collagen disease ············· 72
Coombs試験 ················· 128
COP ············· 197, 209
COPD ················· 189
corticotropin releasing factor ·················· 60
CREST症候群 ········· 263, 265
CRF ·················· 60
Crohn's disease ····· 263, 276
Cronkhite-Canada症候群 ················· 263
Cryoglobulinemic vasculitis ·················· 91
cryopyrin-associated periodic syndrome ············· 105
cryptogenic OP ············· 209
CV ·················· 91
cystoid macula edema ··· 325
C型肝炎 ················· 287
C型慢性肝炎 ············ 284, 285

D

Davic病 ················· 333

dermatomyositis 85
diffuse large B-cell lymphoma 117
DIHS 308
DLBCL 117
DM 85
drug-induced hypersensitivity syndrome 308

E・F

EB 304
EBV-AHS 135
EGPA 91, 168
eosinophilic granulomatosis with polyangiitis (Churg-Strauss) 91, 168
familial Mediterranean fever 105
FMF 105
focal segmental glomerular sclerosis 150, 153
FSGS 151, 153

G

GBS 229
GCA 91
Giant cell arteritis 91
glucocorticoid receptor 16
GPA 91, 94, 168, 221
GR 16
granulomatosis with polyangiitis 91, 168, 221
Guillain-Barré syndrome 229

H

hemolytic uremic syndrome 132
hemophagocytic lymphohistiocytosis 135
hemophagocytic syndrome 135
Henoch-Schönlein 91
HIV PCP 354
HLH 135
HPS 135
HSV-1 253
Hunt症候群 253
HUS 132
HUV 91
Hypocomplementemic urticarial vasculitis 91

I

IAHS 135
idiopathic pulmonary fibrosis 196
idiopathic thrombocytopenic purpura 122
IgA vasculitis 91
IgAV 91
IgA血管炎 91
IgA欠損症 127
IgA腎症 157
IgG4-RD 102
IgG4-related disease 102
IgG4関連疾患 102, 264
immune thrombocytopenia 122

infection associated hemophagocytic syndrome 135
intravenous immunoglobulin 231
IPF 196
ITP 122
IV-Ig
.... 88, 125, 126, 231, 236

L・M

LAHS 135
latex-fruit syndrome 301
lymphoma associated hemophagocytic syndrome 135
macrophage activation syndrome 135
MAS 135
MDS 127
Menetrier症候群 263
microscopic polyangiitis 91, 168
MPA 91, 168
Muckle-Wells症候群 107
multiple sclerosis 247
myasthenia gravis 240
myelodysplastic syndrome 127

N・O

neuromyelitis optica 248, 333
NF-κB 17
NMO 247, 333
NOMID 107

non–HIV PCP	353
NSIP	197
OAS	301
OP	209
oral allergy syndrome	301
organizing pneumonia	209

P

PAN	91
PCP	148, 353
PE	231, 236
periodic fever, aphthous stomatitis, pharyngitis, and adenitis	105
PFAPA	105
plasma exchange	231
PM	85
PMX–DHP	200
Pneumocystis pneumonia	148, 353
Polyarteritis nodosa	91
polymyositis	85

R

RA	97
Ramsay Hunt症候群	253
rapidly progressive glomerulonephritis	168
RAS	159
relative infant dose	65
renal–limited AAV	168
rheumatoid arthritis	97
RID	65
RPGN	168

S

Schönlein–Henoch 紫斑病	263
SJS	308
SLE	76, 127, 287
stem cell factor	298
Stevens–Johnson症候群	308
systemic lupus erythematosus	76, 127

T

TA	91
Takayasu arteritis	91
TEN	308
thrombotic microangiopathy	132
thrombotic thrombocytopenic purpura	132
TINU症候群	173
TMA	132
TNF receptor–associated periodic syndrome	105
TNF受容体関連周期性症候群	107
top–down therapy	277
toxic epidermal necrolysis	308
TRAPS	105
trimethoprim	354
TTP	132
T細胞性リンパ腫	118

U〜W

UC	263, 268
ulcerative colitis	263, 268
VAHS	135
viral associated hemophagocytic syndrome	135
Vogt–小柳–原田病	318, 329
Wegener肉芽腫症	168, 221

和文

あ

亜急性甲状腺炎	257, 258
悪性関節リウマチ	99
悪性腫瘍	164
悪性リンパ腫	117, 127, 135
アジソン病	61
アスピリン喘息	186, 298, 303
アスピリン不耐症	298, 303
アトピー性角結膜炎	321
アトピー性皮膚炎	292
アドレナリン受容体刺激	185
アナフィラキシーショック	298, 303
アフェレーシス療法	82
アメーバ赤痢	266, 269
アルドステロン作用	51
アレルギー性結膜炎	318, 321
アレルギー性肉芽腫性血管炎	72
アレルギー性鼻炎	301, 337, 339
易感染性	55
息切れ	191, 212
意識障害	50

移植 ………………………… 127	ガンマグロブリン大量静注療法 ……………………………… 308	巨細胞性動脈炎 ……………… 91
遺伝子多型 …………………… 16	顔面神経麻痺 ……………… 337	巨大乳頭結膜炎 …………… 321
遺伝性神経筋疾患 …………… 87	関連血管炎 ………………… 168	ギラン・バレー症候群 …… 229
インフラマソーム ………… 105	気管支喘息 ………………… 180	筋炎 …………………………… 87
ウイルス感染 ………………… 48	器質性肺炎 …………… 197, 209	クッシング症候群 …………… 52
ウイルス関連血球貪食症候群 ……………………………… 135	季節性アレルギー性鼻炎 ……………………………… 343	クリーピング ……………… 259
ウイルス関連症候群 ……… 304	喫煙 ………………………… 189	クリオグロブリン血症性血管炎 ………………………………… 91
ウェゲナー肉芽腫症 ………… 72	気道狭窄 …………………… 337	クリオピリン関連周期熱症候群 ……………………………… 105
うつ症状 ……………………… 50	逆流性腎症 ………………… 153	グルココルチコイドレセプター
栄養療法 …………………… 279	嗅覚障害 …………………… 337	……………………………… 16
悪心 ………………………… 355	球後視神経炎 ……………… 333	クローン病 …………… 263, 276
嘔吐 ………………………… 355	丘疹 ………………………… 294	経気管支肺生検 …………… 224
	急性化膿性甲状腺炎 ……… 257	血液悪性腫瘍 ……………… 116
か	急性肝炎 …………………… 287	血液疾患 …………………… 113
加圧式定量吸入器 ………… 184	急性間質性腎炎 ……… 143, 172	血液浄化療法 ……………… 200
咳嗽 ………………………… 212	急性間質性肺炎 …… 79, 98, 99	結核 …………………………… 48
潰瘍性大腸炎 ………… 263, 268	急性喉頭蓋炎 ……………… 337	結核性髄膜炎 ……………… 352
喀痰 ………………………… 191	急性骨髄性白血病 ………… 120	血管炎 ………………………… 98
角膜移植 …………………… 319	急性前骨髄球性白血病 …… 120	血管炎症候群 ………………… 91
家族性寒冷蕁麻疹 ………… 107	急性特発性視神経炎 ……… 333	血管拡張療法 ………………… 94
家族性地中海熱 …………… 109	急性肺傷害 …………… 351, 358	血球減少症 …………………… 76
花粉 ………………………… 321	急性リンパ性白血病 ……… 116	血球貪食症候群 …………… 135
川崎病 ………………………… 91	急速進行性糸球体腎炎 ……………………………… 142, 168	血球貪食性リンパ組織球症 ……………………………… 135
肝炎 ………………………… 115	急速進行性腎炎 ……………… 82	月経異常 ………………… 53, 59
ガングリオシド …………… 229	吸入ステロイド …………… 181	血漿交換療法 ……………… 308
幹細胞因子 ………………… 298	胸腺腫 ………………… 127, 242	結晶性関節炎 ……………… 100
カンジダ症 ………………… 115	胸腺摘除術 ………………… 242	血小板活性化因子 ………… 339
間質性肺炎 ……… 88, 99, 196	強直性脊椎炎 ………………… 72	血小板減少 ………………… 122
関節炎 ………………………… 78	強皮症 ………………………… 72	血小板減少症 ………… 79, 132
関節リウマチ …………… 72, 97	胸部不快感 ………………… 191	結節性甲状腺腫 …………… 257
感染症 ……… 32, 48, 114, 164	強膜炎 ………………………… 99	結節性紅斑 ………………… 315
感染症関連 HPS …………… 135	胸膜炎 …………………… 79, 99	結節性多発動脈炎 ……… 91, 94
感染性筋炎 …………………… 87		

結節性動脈周囲炎 ………… 72	交差反応性 ………………… 25	サイトメガロウイルス感染 ………………………… 114
血栓性血小板減少性紫斑病 ………………… 82, 132	好酸球性炎症 ……………… 337	
血栓性微小血管障害症 …… 132	好酸球性多発血管炎性肉芽腫症 …………………91, 168	サイトメガロウイルス腸炎 ………………………… 266
血栓塞栓症 ………………… 148	好酸球性中耳炎 …………… 337	再発性多発軟骨炎 ………… 72
原発性硬化性胆管炎 ……… 264	好酸球性肺炎 ……………… 212	サリチル酸中毒 …………… 30
原発性胆汁性胆管炎 ……… 264	好酸球性副鼻腔炎 ………… 337	サルコイドーシス ………… 72, 216, 318, 325
原発性副腎不全 …………… 61	甲状腺がん ………………… 257	
顕微鏡的多発血管炎 …………………… 91, 168	甲状腺眼症 ………………… 257	シェーグレン症候群 … 72, 265
	甲状腺機能低下症 …… 87, 257	糸球体腎炎 ………………… 151
抗 AChR 抗体 ……………… 240	甲状腺疾患 ………………… 257	自己炎症性症候群 ………… 105
抗 AQP4 抗体 ……………… 249	甲状腺中毒症 ………… 257, 261	自己免疫疾患 ………… 164, 173
抗 ARS 抗体陽性間質性肺炎 …………………………… 89	口唇口蓋裂 ………………… 66	自己免疫疾患関連血球貪食症候群 ……………… 136
抗 GBM 抗体病 …………… 91	好中球減少症 ……………… 355	自己免疫性肝炎 ……… 264, 283
高 IgD 症候群 ……………… 108	後天性免疫不全症候群 …… 127	自己免疫性疾患 …………… 127
抗 IgE レセプター抗体 …… 298	高度感音難聴 ……………… 345	自己免疫性膵炎 …………… 264
抗 MDA5 抗体陽性間質性肺炎 …………………………… 90	紅斑 …………………… 292, 298	自己免疫性水疱症 …… 290, 313
	紅皮症 ……………………… 297	自己免疫性溶血性貧血 …… 127
抗 MuSK 抗体 ……………… 240	後部ぶどう膜炎 …………… 325	脂質異常症 ………… 49, 57, 154
抗 TNF-α 抗体 …………… 266	抗平滑筋抗体 ……………… 264	脂質異常症治療薬 ………… 87
抗炎症作用 ………………… 17	後療法 ……………………… 198	視神経炎 ……………… 318, 333
口蓋扁桃摘出術 …………… 159	鼓室内投与 ………………… 346	視神経脊髄炎 ……………… 333
効果減弱 …………………… 31	骨合併症 …………………… 114	視神経乳頭炎 ……………… 333
抗可溶性肝抗原 …………… 264	骨髄異形成症候群 ………… 127	持続性タンパク尿 ………… 79
高カルシウム尿症 ………… 31	骨粗鬆症 ……… 44, 57, 100, 260	弛張熱 ……………………… 107
抗ガングリオシド抗体 …… 229	コルチゾール ……………… 60	紫斑 …………………… 53, 59
交感性眼炎 ………………… 318	混合性結合組織病 ………… 72	耳閉感 ……………………… 348
抗凝固療法 ………………… 32		脂肪肝 ……………………… 286
高血圧 ……… 51, 58, 154, 355	**さ**	周期性発熱・アフタ性口内炎・咽頭炎・リンパ節炎症候群 ………………………… 109
高血糖 ……………………… 355	催奇形性 ……………… 64, 66	
膠原病 ……………………… 72	細菌関連血球貪食症候群 ………………………… 135	
膠原病類縁疾患 …………… 72		重症筋無力症 ……………… 240
抗好中球細胞質抗体 …………………… 91, 168, 221	細菌性市中肺炎 …………… 351	重症腎炎 …………………… 79
	細菌性髄膜炎 ………… 352, 358	集中困難 …………………… 50
虹彩炎 ……………………… 318	剤型 ………………………… 23	手術 ………………………… 62

出血 ……………………… 122	ステロイド抵抗性筋炎 …… 87	体重増加 ………………… 52
授乳婦 …………………… 64	ステロイド等価換算 …… 27	帯状疱疹 ………………… 48
春季カタル …… 318, 321, 323	ステロイドパルス療法 …… 80, 144, 171, 198, 204, 210, 251, 308	苔癬化 …………………… 295
消化管 …………………… 263		耐糖能異常 ……………… 48
消化管潰瘍 ……………… 31		耐糖能障害 ……………… 260
消化管出血 ……………… 355	ステロイド補充 ………… 63	胎盤移行性 ……………… 67
消化性潰瘍 …………… 49, 57	ステロイド離脱 ………… 114	胎盤通過性 ……………… 29
硝子体混濁 ……………… 325	ステロイド緑内障 ……… 319	大量静注パルス療法 …… 250
漿膜炎 …………………… 79	精神障害 …………… 50, 58, 355	大量ステロイド ………… 113
食欲亢進 ………………… 52	精神神経障害 …………… 132	高安動脈炎 ……… 72, 91, 94
痔瘻 ……………………… 280	成人スチル病 …………… 72	多汗 ………………… 53, 59
耳漏 ……………………… 348	咳 ………………………… 191	多幸感 …………………… 50
心外膜炎 ………………… 79	赤芽球癆 ………………… 127	多尿 ………………… 53, 59
腎機能障害 ……………… 132	全身性エリテマトーデス ……………… 49, 72, 76, 127	タバコ …………………… 189
神経質 …………………… 50		多発血管炎性肉芽腫症 ……………… 91, 94, 168, 221
進行性腎不全 …………… 79	全身性血管炎 ………… 79, 99	
腎疾患 …………………… 140	全身性肉芽腫性疾患 …… 325	多発性筋炎 …………… 72, 85
腎症 ……………………… 77	喘息 ………………… 180, 212	多発性硬化症 …… 247, 333
腎障害 ………………… 238, 245	喘息発作 ………………… 186	多発性骨髄腫 …… 119, 287
尋常性天疱瘡 …………… 313	先天性甲状腺機能低下症 ……………………………… 257	多毛症 ………………… 52, 59
腎静脈血栓症 …………… 148		単純血漿交換療法 ……… 231
腎生検 ………………… 142, 145	前部視神経炎 …………… 333	胆囊炎 …………………… 265
腎臓限局型AAV ………… 168	前部ぶどう膜炎 ………… 318	タンパク尿 …………… 140, 145
深部静脈血栓症 ………… 148	せん妄 …………………… 50	知的機能障害 …………… 358
腎不全 …………………… 142	造血幹細胞移植 ………… 109	チャドクガ ……………… 305
蕁麻疹 …………………… 298	巣状分節状糸球体硬化症 ……………………… 150, 153	虫刺症 …………………… 303
水頭症 …………………… 358		中毒性表皮壊死症型薬疹 … 308
水疱性類天疱瘡 ………… 314	相対的乳児投与量 ……… 65	腸管内除菌療法 ………… 271
スギ花粉 ………………… 321	搔破痕 …………………… 294	腸管ベーチェット病 …… 263
ステロイド筋症 …… 52, 58, 87	側頭動脈炎 ……………… 72	腸結核 …………… 269, 278
ステロイド鼓室内投与 … 338		通年性アレルギー性鼻炎 … 343
ステロイド骨粗鬆症 …… 260	**た**	低カリウム血症 ……………… 31, 32, 54, 59, 87
ステロイドサイコーシス … 151	胎児毒性 …………… 65, 67	
ステロイド大量療法 …… 87	胎児発育不全 …………… 67	低ガンマグロブリン血症 … 127
	代謝 ……………… 19, 25, 30	低酸素血症 ……………… 355

低補体血症性蕁麻疹様血管炎 …………………… 91	ネフローゼ症候群 …… 79, 140	肥満関連腎症 …………… 153
摘脾術 ………… 124, 129	粘液水腫性昏睡 ………… 257	びまん性大細胞型B細胞リンパ腫 ………………… 117
デポステロイド ………… 340	粘膜寛解 ………………… 280	日和見感染症 …………… 355
電解質異常 ……………… 87	囊胞様黄斑浮腫 ………… 325	非リンパ系腫瘍 ………… 120
てんかん ………………… 358		ピロリ菌除菌 …………… 123
天疱瘡 …………………… 313	**は**	頻呼吸 …………………… 355
統合失調症様症状 ……… 50	肺炎球菌性髄膜炎 ……… 361	フェリチン ……………… 135
糖尿病 ………… 48, 57, 114	敗血症 …………………… 351	副作用 ………… 19, 44, 55
動脈硬化 …………… 49, 57	敗血症性ショック ……… 358	副腎クリーゼ …………… 98
ドクガ …………………… 305	肺サルコイドーシス …… 217	副腎皮質ホルモン ……… 60
毒蛾皮膚炎 ……………… 305	肺傷害 …………………… 353	副腎不全
特発性間質性肺炎 ……… 196	肺塞栓症 ………………… 148	…… 52, 59, 60, 114, 267
特発性器質化肺炎 ……… 209	肺胞出血 …………… 81, 82	浮腫 …………………… 54, 59
特発性血小板減少性紫斑病 …………………… 122	白内障 ……… 50, 58, 319, 325	ぶどう膜炎 ……………… 318
	橋本病 …………………… 257	不眠 ………………… 50, 53
特発性視神経炎 ………… 333	播種性血管内凝固症候群 … 358	蚊刺過敏症 ……………… 304
特発性肺線維症 ………… 196	バセドウ病 ……………… 257	閉塞性黄疸 ……………… 287
突発性難聴 ………… 337, 345	ハチ刺症 ………………… 303	ベーチェット病 …… 72, 318
トロンボキサン ………… 339	白血球除去療法 ………… 271	ヘルペスウイルス … 114, 253
	発熱 ………… 132, 212, 355	扁桃周囲膿瘍 …………… 337
な	パルス療法 …………… 24, 36	扁桃腺摘出 ……………… 110
内因性コルチゾール …… 60	皮下出血 ………… 53, 59, 122	便培養 …………………… 269
内因性ぶどう膜炎 ……… 318	非乾酪性類上皮細胞肉芽腫 …………………… 216	膨疹 …………………… 298
内分泌・代謝疾患 ……… 87		ホジキンリンパ腫 ……… 117
難聴 ……………………… 358	鼻腔内投与 ……………… 341	母乳 …………………… 65
ニキビ様発疹 ………… 52, 59	鼻出血 …………………… 342	
肉芽腫性ぶどう膜炎 …………………… 325, 326	微小変化型ネフローゼ症候群 …………………… 145	**ま**
		膜性腎症 …………… 151, 163
ニューモシスチス肺炎 …… 114, 148, 352, 353	皮疹 …… 78, 290, 292, 355	マクロファージ活性化症候群 …………………… 135
	非特異的間質性肺炎 …… 197	
尿路結石 ………………… 31	微熱 ……………………… 78	末梢神経障害 …………… 337
妊娠 ………… 29, 64, 127	皮膚筋炎 …………… 72, 85	満月様顔貌 ……… 45, 52, 55
妊婦 ……………………… 64	皮膚血管炎 ……………… 99	慢性炎症性疾患 ………… 102
ネフローゼ ……………… 151	皮膚疾患 ………………… 290	
	非ホジキンリンパ腫 …… 117	

慢性炎症性脱髄性多発ニューロパチー …………… 235
慢性好酸球性肺炎 …… 212
慢性糸球体腎炎 …………… 157
慢性腎炎症候群 …………… 142
慢性皮膚ループス ………… 81
慢性閉塞性肺疾患 ………… 189
慢性リンパ性白血病 ……… 127
脈絡膜炎 …………………… 325
無菌性骨壊死 ………… 49, 58
無痛性甲状腺炎 …………… 257
メバロン酸キナーゼ欠損症 …………………… 108
メバロン酸尿症 …………… 108
めまい ……………………… 348
メラノサイト ……………… 329
免疫グロブリン大量静注療法 …………………… 231

免疫グロブリン大量療法 …… 88
免疫性血小板減少症 ……… 122
免疫性神経疾患 …………… 227
免疫複合体 ………………… 157
免疫抑制療法 ……………… 125
免疫力低下 ………………… 55
妄想 ………………………… 50
網膜剥離 …………………… 319
モンシロドクガ …………… 305

や

薬剤性過敏症症候群 ……… 308
薬剤性筋疾患 ……………… 87
薬剤性肺炎 ………………… 99
薬疹 ………………… 290, 307
薬物性肝障害 ………… 284, 286
薬物相互作用 ……………… 30

溶血性尿毒症症候群 ……… 132
溶血性貧血 ……… 79, 128, 132
痒疹結節 …………………… 295

ら

卵巣腫瘍 …………………… 127
リウマチ性多発筋痛症 …… 72
リウマチ熱 ………………… 72
離脱症候群 ………………… 41
両側肺門リンパ節腫脹 …… 219
緑内障 ……… 50, 58, 319, 325
鱗屑 ………………………… 294
リンパ腫関連血球貪食症候群 …………………… 135
ループス腎炎 …………… 76, 81
ループス膀胱炎 …………… 79
ロイコトリエン …………… 339

改訂第3版 ステロイドの選び方・使い方ハンドブック

2007年8月1日　第1版第1刷発行	編　集　山本一彦
2010年3月25日　第1版第4刷発行	発行人　一戸裕子
2011年4月10日　第2版第1刷発行	発行所　株式会社 羊 土 社
2017年3月10日　第2版第4刷発行	〒101-0052
2018年3月25日　第3版第1刷発行	東京都千代田区神田小川町2-5-1
2024年3月5日　第3版第3刷発行	TEL　03（5282）1211
	FAX　03（5282）1212
	E-mail　eigyo@yodosha.co.jp
	URL　www.yodosha.co.jp/
© YODOSHA CO., LTD. 2018	装　幀　日下充典
Printed in Japan	印刷所　広研印刷株式会社
ISBN978-4-7581-1822-4	

本書に掲載する著作物の複製権，上映権，譲渡権，公衆送信権（送信可能化権を含む）は（株）羊土社が保有します．
本書を無断で複製する行為（コピー，スキャン，デジタルデータ化など）は，著作権法上での限られた例外（「私的使用のための複製」など）を除き禁じられています．研究活動，診療を含み業務上使用する目的で上記の行為を行うことは大学，病院，企業などにおける内部的な利用であっても，私的使用には該当せず，違法です．また私的使用のためであっても，代行業者等の第三者に依頼して上記の行為を行うことは違法となります．

JCOPY ＜（社）出版者著作権管理機構　委託出版物＞
本書の無断複写は著作権法上での例外を除き禁じられています．複写される場合は，そのつど事前に，（社）出版者著作権管理機構（TEL 03-5244-5088, FAX 03-5244-5089, e-mail：info@jcopy.or.jp）の許諾を得てください．

羊土社のオススメ書籍

ステロイドのエビデンス
ステロイドの使い方の答えはここにある

川合眞一／編

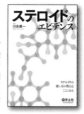

感染症やワクチン接種に影響するステロイドの用量は？妊婦・授乳婦にステロイド投与はできる？…等，臨床現場でよく出会う疑問を，エビデンスに基いて解消！ステロイドを使用する，あらゆる診療科の疑問に答えます！

- 定価5,060円（本体4,600円＋税10％） A5判
- 374頁 ISBN 978-4-7581-1783-8

薬局ですぐに役立つ
薬の比較と使い分け100

児島悠史／著

「この薬，前の薬とどこが違うの？」と聞かれて返答に困ったことはありませんか？
本書は，類似薬の違いを約730点の参考文献を明記して解説．医師の処方意図がわかり，服薬指導や疑義照会，処方提案にも自信がもてます！

- 定価4,180円（本体3,800円＋税10％） B5判
- 423頁 ISBN 978-4-7581-0939-0

症状と患者背景にあわせた
頻用薬の使い分け 第3版

藤村昭夫／編

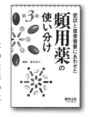

風邪，頭痛，めまい，咳，便秘など，よく出合う症状別に頻用する薬の特徴を比較して解説．患者背景や本人の希望などを考慮した薬選びのコツや使い分けがよくわかる．処方例も充実し日常診療にすぐ活かせる一冊！

- 定価3,960円（本体3,600円＋税10％） A5判
- 336頁 ISBN 978-4-7581-2377-8

改訂版
ステップビヨンドレジデント1
救急診療のキホン編 Part1

心肺蘇生や心電図、アルコール救急、ポリファーマシーなどにモリモリ強くなる！

林 寛之／著

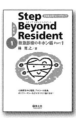

救急の神髄はLOVE＆RESPECT！大人気シリーズ第1巻を全面改稿した待望の改訂版！救急診療でまず身につけたい技と知識を，おなじみの"ハヤシ節"と最新の世界標準のエビデンスでやさしく伝授します！

- 定価4,950円（本体4,500円＋税10％） B5判
- 400頁 ISBN 978-4-7581-1821-7

発行 羊土社 YODOSHA
〒101-0052　東京都千代田区神田小川町2-5-1　TEL 03(5282)1211　FAX 03(5282)1212
E-mail：eigyo@yodosha.co.jp
URL：www.yodosha.co.jp/

ご注文は最寄りの書店、または小社営業部まで